中华中医药学会肿瘤分会
中国中医药信息学会道地药材分会　组织编写

抗癌中草药
KANGAI ZHONGCAOYAO

◎ 林才志　杨建宇　王晓婷　主编

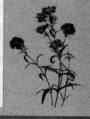

化学工业出版社
·北京·

本书按照功效将 300 余味具有抗癌效验的中草药分为六章，每味中草药详述其药物基源、性味功效、抗癌药理作用以及临床抗癌配伍应用。希望本书的出版能有助于总结中医药防癌抗癌取得的新成果，启发中医药抗癌的新思路。

　　本书适用于各级中医师、中西医结合临床医师以及癌症患者和关注健康的普通大众。

图书在版编目（CIP）数据

抗癌中草药/林才志，杨建宇，王晓婷主编. —3 版. —北京：
化学工业出版社，2019.5（2024.8重印）
ISBN 978-7-122-33999-7

Ⅰ.①抗…　Ⅱ.①林…②杨…③王…　Ⅲ.①抗癌药（中药）
Ⅳ.①R286

中国版本图书馆 CIP 数据核字（2019）第 038012 号

责任编辑：李少华　　　　　　　　　　装帧设计：刘丽华
责任校对：张雨彤

出版发行：化学工业出版社（北京市东城区青年湖南街 13 号　邮政编码 100011）
印　　装：河北延风印务有限公司
850mm×1168mm　1/32　印张 10¼　字数 275 千字
2024 年 8 月北京第 3 版第 7 次印刷

购书咨询：010-64518888　　售后服务：010-64518899
网　　址：http://www.cip.com.cn
凡购买本书，如有缺损质量问题，本社销售中心负责调换。

定　　价：38.00 元

编写人员名单

主　　编　　林才志　　杨建宇　　王晓婷

副 主 编　　郭正刚　　王睿林　　郭宏昌

编写人员　　（按姓氏笔画排序）

　　　　　　王仲霞　　王晓婷　　王睿林

　　　　　　方文岩　　孔翔宇　　毕建珂

　　　　　　刘冠军　　许文涛　　许永梅

　　　　　　孙永强　　严雪梅　　杨玉英

　　　　　　杨奇君　　杨建宇　　杨勇英

　　　　　　杨晓洁　　时悦棋　　何婷婷

　　　　　　余思邈　　张林军　　张朝杰

　　　　　　陈文英　　林才志　　赵海燕

　　　　　　胡乃强　　郭正刚　　郭宏昌

　　　　　　景　　婧

主　　审　　祝之友　　周宜强

前言

由于精神压力、环境改变、不良生活习惯等多种因素的综合作用，目前癌症已成为导致死亡的首位病因，严重威胁人们的健康。中医药在防癌抗癌、减少放化疗副作用、延长生存期、提高生存质量等方面一直被认为具有肯定的效果，在攻克癌症方面被寄予很大希望。

作者在总结抗癌中草药的最新研究成果和临床应用经验的基础上编写了本书，按照功效将 300 余味具有抗癌效验的中草药分为六章，每味中草药详述其药物基源、性味功效、抗癌药理作用以及临床抗癌配伍应用。希望本书的出版能有助于总结中医药防癌抗癌取得的新成果，启发中医药抗癌的新思路。

需要郑重说明，作者诊治的每一位肿瘤病人的处方都不是照抄照搬别人的或者是书上的。因为中医最讲究的是治本，最讲究辨证论治，个性化治疗，最忌万人一药、千人一方，大都是根据每位病人的不同情况有针对性地求本处方治疗，几乎是一人一方。因此，对本抗癌系列书中所有处方的使用，都要在中医师（最好是肿瘤专业的执业中医师）的指导下应用，切不可盲目套用，以免发生意外。需要特别说明的是，有些抗肿瘤中药是大辛大热有很大偏性的，即俗语所说是有毒的，如果不在中医肿瘤执业医师指导下合理使用，恐怕会有性命之虞。因此，凡是直接应用本系列抗癌书上的处方者，务必要在执业中医师指导下合理应用，以免后患无穷。

　　本书适用于各级中医师、中西医结合的临床医师以及癌症患者和关注健康的普通大众。

　　由于时间有限，疏漏之处在所难免，敬请广大读者指正！

编者
2019 年 2 月

目录

第三章　除痰散结药 / 74

第六章　清热解毒药 ／ 211

第一章

温经消积药

本类药的药味多辛香，药性均温热，具有温里祛寒、温经通络、芳香健脾、助阳通滞、行气止痛、顺气降逆、疏肝解郁或消积散结等功效，用于治疗多种癌瘤中属里寒证或气机不畅所致的气滞、气逆者。里寒证患者常见脘腹冷痛、呕吐泻痢或畏寒肢冷、面色苍白、小溲清长、舌淡苔白、脉象沉细；甚或大汗亡阳、四肢厥逆、脉微欲绝等症。气滞患者常表现为患处闷、胀、痛，气逆者常表现为呕恶、呃逆或喘息。如肺失宣降则见胸闷不畅，咳嗽气喘；肝气郁滞则见胁肋疼痛，胸闷不舒，疝气疼痛，乳房胀痛或结块，以及月经不调；脾胃气滞则见脘腹胀满疼痛，嗳气泛酸，恶心呕吐，便秘或腹泻等症。

本类抗癌药均能不同程度地抑杀癌细胞，但主治有异，如用于治消化系统肿瘤的有高良姜、白豆蔻、吴茱萸等，用于治生殖系统肿瘤的有桂枝、石榴皮、木香、花椒等，应区别使用；有不少药物能提高机体免疫功能，增强抗癌能力，如白豆蔻、小茴香等；部分药物能增强放疗、化疗的作用或减轻放疗、化疗的副作用，如苍耳子、白芷、小茴香等。此外，本类药物尚具有抗病原微生物、消炎、助消化、镇吐、镇痛、降血压、降血糖等作用。

寒凝气滞常致血瘀、痰凝、湿阻、食积等，宜配合活血化瘀药、宣肺化痰药、健脾化湿药、消食导滞药，以提高疗效。本类药药性辛热而燥，易于耗气伤阴，凡属热证、阴虚证、气虚证及孕妇忌用或慎用。

艾叶 (《名医别录》)

为菊科植物艾的叶片。若连枝割下，晒干捣绒，名艾绒。苦、辛，温。具有温经止血、散寒止痛功能。艾叶的提取物在 100ug/ml 剂量下，对人肝癌细胞株 SMMC-7721、人胃癌细胞株 SGC-7901、人宫颈癌细胞株 Hela 细胞的抑制率均＞50％，具有抗肿瘤活性和抗噬菌体的作用，并能增强网状内皮细胞的吞噬功能。此外，艾叶有止血和抑制细菌、病毒的作用。艾叶油尚有祛痰、止咳、平喘、镇静等作用。

【用法用量】内服：煎汤，3～10g。外用：适量，捣敷、煎水熏洗或炒热温熨；捣绒做艾炷或制成艾条灸。艾叶油（胶囊装）每次服 0.1ml，每日 3 次。

【治癌效验】临床常用治胰腺癌、肺癌、脊髓肿瘤等癌瘤中属寒凝经络或脾肾阳虚者。

1. 胰腺癌 沉香、木香、乳香、羌活、干姜、炮穿山甲、冰片、没药各 5g，麝香 0.5g。共研细末，加艾绒 150g 制成艾条，先针后灸。取穴：天突、章门、中脘、涌泉。（《实用抗癌验方》）

2. 肺癌 生艾叶 20g，大蒜 20 瓣，百部、木瓜各 12g，陈皮、山豆根、蜂房、全蝎、生姜各 10g，瓦楞子 30g，生甘草 3g。水煎服，每日 1 剂。（《肿瘤资料选编》）

3. 脊髓肿瘤 艾叶 30g，防风、荆芥、白芷、枯矾各 9g。水煎去渣，取汤洗患处。（《抗癌植物药及其验方》）

【使用注意】本品气味芳香不宜久煎；性温燥，用量不宜过大，否则可引起胃肠道急性炎症，中枢神经兴奋出现谵妄、惊厥及肝损害等，阴虚血热者慎用。散寒止痛宜生用，温经止血宜炒炭用。

苍耳子 (《神农本草经》)

本品为菊科植物苍耳的果实。辛、苦，温。有小毒。具有散风祛湿、通窍止痛功能。苍耳对食道癌 EC 瘤细胞有抑制活性；苍耳子热水浸出液对腹水型肉瘤 S180、人子宫颈癌有抑制效果。此外，本品还有抗革兰阳性球菌和真菌、抗排异、镇咳、降压、降血糖等作用。

【用法用量】 煎服：煎汤，3～10g；或入丸、散。

【治癌效验】 临床常用治鼻咽癌、脑肿瘤、神经系统恶性肿瘤、阴茎癌等癌瘤中属寒凝、痰湿积聚者。

1. **鼻咽癌** ①苍耳子 12g，辛夷 10g（包煎），北沙参 15g，川石斛 12g，玉竹 12g，白花蛇舌草 15g，龙葵 30g，海藻 12g，野菊花 15g，焦山栀 10g，生地黄、赤芍各 15g，白茅根 30g，藕节 15g，麦冬 30g，象贝母 10g，玄参 12g，桃仁 6g，夏枯草 15g，大枣 7 枚。水煎服，每日 1 剂，分 2 次服。[上海中医药杂志，1989，(1)：27] ②苍耳子、辛夷、白芷、龙胆、生石决明、钩藤各 9g，夏枯草、蜈蚣、僵蚕各 6g，全蝎 0.9g，牡蛎 30g。水煎服，每日 1剂。（《福建中草药处方》）③苍耳子 7.5g，辛夷 15g，白芷 30g，薄荷 1.5g。共为细末，每服 6g。（《抗癌植物药及其验方》）

2. **颅内肿瘤** 苍耳子 12g，魔芋（久煎 2h，切勿误食药渣）30g，重楼 12g，远志肉 4g，石菖蒲 6g。水煎服，每日 1 剂，分 3次服。（《肿瘤的辨证施治》）

3. **神经系统恶性肿瘤** 天南星、生半夏（有毒，宜久煎）各30g，苍耳草、白蒺藜各 15g，加生姜适量，水煎服。每日 1 剂。（《实用抗癌手册》）

4. **阴茎癌** 土茯苓 60g，金银花 12g，威灵仙 9g，白鲜皮 9g，甘草 6g，苍耳子 15g。每日 1 剂，煎 2 次分服。另用茶叶加食盐适量煎汁局部冲洗。（江西瑞金县人民医院方）

【使用注意】 本品有一定毒性，过量可中毒而致呕吐、腹痛、腹泻等症，切忌大剂量使用。本品性偏升散，血虚头痛者慎用。

桂枝 （《神农本草经》）

为樟科植物肉桂的嫩枝。辛、甘，温。具有发汗解表、温经通阳功能。桂皮醛有抗肿瘤活性。体外筛选桂枝对肿瘤细胞有抑制效果。此外，本品还有利尿、抗菌、抗病毒、解热和抗超敏反应等作用。

【用法用量】内服：煎汤，3～10g；或入丸、散。

【治癌效验】临床常用治肝癌、恶性淋巴瘤、卵巢癌、子宫癌、肺癌等癌瘤中属寒凝血瘀或阳虚者。

1. **原发性肝癌**　桂枝、柴胡、肉桂、炮姜、附子、白术、茯苓、滑石、急性子、牵牛子、槟榔各15g，高良姜、陈皮、青皮、延胡索各10g，茵陈、熟地黄各30g，砂仁5g，斑蝥10个。水煎服，每日3次，连服1个月。(《妙方秘笈》)

2. **恶性淋巴瘤**　桂枝、乌药、桃仁、红花、升麻各10g，干姜、附子、熟地黄、牵牛子、槟榔各30g，小茴香20g，三棱、莪术、大黄、玄明粉各15g。水煎服。(《抗肿瘤中药的治癌效验》)本剂药物含攻下药，且分量较大，宜慎用。

3. **卵巢癌**　桂枝、桃仁、大黄各15g，茯苓40g，牡丹皮、白芍、阿胶各20g，甘遂5g。水煎服，每日1剂。(《抗癌良方》)

4. **子宫癌**　桂枝、茯苓、三棱、莪术、黄药子、茜草、白头翁、半枝莲各20g，黄柏、黄芩、牡丹皮、赤芍、红花、桃仁各15g。水煎服，每日1剂。(《抗癌良方》)

5. **肺癌**　①桂枝、王不留行各30g，制附片12g（先煎4h），黄芪60g，丹参、莪术、炙甘草各15g，干姜6g，大枣12枚。水煎服，每日1剂。(《抗肿瘤中药的治癌效验》)②桂枝、白芷、苍术、茯苓、紫菀、石菖蒲、米碎木、浙贝母、鱼腥草各15g，姜半夏、杏仁、重楼、延胡索、黄芩各10g，拳参30g，鸡内金20g，甘草6g。水煎服，每日一剂。[广西中医药，2016，(4)：48-50]

6. **癌性腹水方**　桂枝10g，黄芪60g，当归30g，茯苓15g，白术30g，干姜20g，附子5g，槟榔20g，大腹皮15g，泽泻15g，猪苓15g，苦参20g，白花蛇舌草30g，杜仲15g，牛膝15g。水煎服，每日一剂。[湖北中医杂志，2011，(2)：39]

【使用注意】本品辛温助热，易伤阴动血，凡温热病及阴虚阳盛，血热妄行诸证均忌用；孕妇及月经过多者慎用。

石榴皮 （《名医别录》）

为石榴科植物石榴的果皮。酸、涩，温。具有温经涩肠、止泻杀虫功能。石榴皮对胃癌 SCG-7901 细胞、前列腺癌 PC-3 细胞小鼠肺腺瘤有强抑制活性。此外，还有驱虫、抑菌和抗真菌的作用。

【用法用量】内服：煎汤，3～10g；或入丸、散。外用：适量，研末调敷或煎水熏洗。

【治癌效验】临床常用治肠癌、子宫癌等癌瘤中属脾胃虚寒兼泻痢者。

1. 结肠癌　石榴皮、败酱草各 15g，铁苋菜 30g，茯苓、白术、怀山药、罂粟壳各 12g，甘草 3g。水煎服。（《抗癌植物药及其验方》）

2. 肠癌　石榴皮 20g。水煎汤去渣，药液加白糖调味空腹顿服。（《抗癌植物药及其验方》）

3. 子宫癌　将鲜石榴（连皮带子）和仙人掌分别捣碎、交替服用，每天于饭后 40min 和睡前各服 15g。（河北新医大方）

【使用注意】泻痢初起忌服。

白豆蔻 （《开宝本草》）

为姜科植物白豆蔻的干燥成熟果实。辛，温。具有化湿行气、温中止呕功能。白豆蔻提取物可增强对肿瘤的免疫功能，破坏癌细胞外周防护因子，使癌组织容易被损害。此外，本品还有增强肠管蠕动、促进胃液分泌、抑制肠内异常发酵、止呕等作用。

【用法用量】内服：煎汤，3～6g，宜后下。

【治癌效验】临床常用治食管癌、胃癌、胆囊癌等癌瘤中属脾胃虚寒、痰凝气滞者。

1. 食管癌　①广木香、白及、乌梅、硼砂各 15g，豆蔻（去皮）15g，铅丹 12.5g，雄黄 5g。共研细末，炼蜜为丸，每日 2 次，每次服 5～10g。饭前白开水送下，或在口中徐徐含化。（《抗癌良方》）

②豆蔻 25g，硼砂 20g，广木香、乌梅各 15g。共为细末，炼蜜为丸，分为 10 份，每日服 1 份，开水送服。（《抗癌植物药及其验方》）

2. 胃癌 豆蔻（去皮）60g，甘草（炙）150g，木香 90g，厚朴（去皮，生姜汁炙熟）500g，缩砂仁、丁香、青皮（去白）、陈皮（去白）各 120g，香附（去毛）1500g。上为细末。每服 6g，加生姜 20 片，盐少许，沸汤点下，不拘时候。（《抗癌中草药大辞典》）

3. 胆囊癌 豆蔻、石菖蒲、连翘、郁金、延胡索各 15g，滑石、黄芩、藿香各 12g，川贝母、木通各 10g，茵陈 30g。水煎服。（《抗癌植物药及其验方》）

【使用注意】 本品辛温，阴虚血燥者忌服。

砂仁 （《药性论》）

为姜科植物阳春砂、海南砂或缩砂的干燥成熟果实。辛，温。具有化湿行气、温中安胎功能。本品对癌细胞有抑制活性。此外，砂仁煎剂对豚鼠离体肠管低浓度兴奋，高浓度则为抑制作用。本品尚有抗溃疡、抑制胃酸分泌、增进胃肠运动及抗血小板凝集等作用。

【用法用量】 内服：煎汤，3～6g，宜后下。

【治癌效验】 临床常用治食管癌、胰腺癌、肝癌、白血病、鼻咽癌等癌瘤中属湿阻气滞或痰气交阻者。

1. 食管癌 砂仁 6g，旋覆花 9g，赭石 30g，莱菔子 9g，郁金 9g，瓜蒌 30g，贝母 9g，沙参 15g，石斛 15g，麦冬 9g，玄参 9g。水煎服。（《抗癌中草药大辞典》）

2. 胰腺癌 生三棱、生莪术、瓦楞子各 18g，香附、木香、砂仁、苏木、红花、陈皮、半夏、枳实、木通各 15g，大黄 9g，厚朴 15g，延胡索 15g，水蛭 18g。制成片剂（每片约 0.3g），每次服 3g，每日服 3 次。（沈阳医学院附属医院方）

3. 肝癌 生莪术、生三棱、生水蛭、瓦楞子各 18g，苏木、红花、延胡索、香附、木香、陈皮、半夏、厚朴、枳实、木通各

15g，砂仁 5g，大黄 9g。研成散剂，口服，每次 3g，每日 3 次。（沈阳医学院附院方）

4. 慢性粒细胞性白血病　砂仁 9g，癞蛤蟆 1 个。将砂仁填入蛤蟆腹内，用黄泥包好，放火上烤酥，研细面，每日 3 次，每次 3g，开水送服。（《抗癌中草药大辞典》）

5. 鼻咽癌　党参 12g，白术 9g，茯苓 12g，山药 12g，制南星 12g，制半夏 12g，陈皮 9g，薏苡仁 30g，苍术 9g，川厚朴 9g，白扁豆 12g，砂仁 3g（后入），猪苓 15g。每日 1 剂，水煎服。（上海中医学院附属医院方）

6. 缓解化疗副反应　砂仁、肉桂各 10g，党参、黄芪、白术各 15g，当归、熟地黄各 12g，川芎 6g，白芍 9g，川续断、补骨脂各 15g，炙甘草 6g，枸杞子 10g。水煎服，每日一剂。［光明中医，2011，（3）：525］

吴茱萸 （《神农本草经》）

为芸香科植物吴茱萸、石虎或疏毛吴茱萸的将近成熟果实。辛、苦，热。有小毒。具有温经散寒、疏肝止痛功能。本品对肿瘤有抑制作用，所含的右旋吴茱萸碱对人鼻咽癌（KB）和小鼠淋巴细胞白血病细胞 P388 有极强的细胞毒活性；乙醇提取物对中国仓鼠肺癌细胞（V79）也有细胞毒活性。此外，本品尚有抑菌、镇吐、降压、镇痛和收缩子宫等作用。

【用法用量】内服：煎汤，1.5～5g。外用：适量。

【治癌效验】临床常用治大肠癌、胰腺癌、脑肿瘤等癌瘤中属脾肾阳虚、寒湿凝滞、肝气郁滞者。

1. 大肠癌　吴茱萸、党参、茯苓、白术、肉豆蔻、补骨脂、赤芍、诃子肉、苍术、焦山楂、槟榔各 10g，五味子、老鹳草各 15g，黄芪、薏苡仁各 30g。水煎服，每日 1 剂。［山东中医杂志，1998，（4）］

2. 胰腺癌　吴茱萸 2g，黄连、生甘草各 3g，乌梅 5g，赤芍、白芍各 12g，白花蛇舌草、石打穿各 20g，炒延胡索、川楝子、莪

术、炙僵蚕各 10g。水煎服，每日 1 剂。[新中医，1998，（10）]

3. 脑肿瘤　吴茱萸 100g，研极细末，用镇江米醋调成糊状贴敷于两足心，用麝香风湿膏固定。用前应用热水洗净双足。2 天一换。（《抗癌植物药及其验方》）

4. 食管肿瘤　草豆蔻仁、吴茱萸各 36g，木香、青皮各 6g，白僵蚕、姜黄、泽泻、柴胡各 12g，当归身、炙甘草各 18g，益智仁、人参、橘皮、升麻、黄芪各 24g，半夏 30g，麦芽面 45g。上为细末，水浸蒸饼为丸如绿豆大。每服 20～30 丸，温水送下，细嚼亦得。勿多饮酒，恐药速下。（《兰室秘藏》）

【使用注意】本品辛热燥烈，易损气动火，不宜多用久服，阴虚有热者忌用。

干姜 （《神农本草经》）

为姜科植物姜的干燥根茎。辛，热。具有温中散寒、回阳健胃功能。干姜中的多种莰烯、姜醇、龙脑等对癌细胞生长有一定抑制活性。此外，本品还能兴奋中枢和心脏，健胃、止呕等。

【用法用量】内服：煎汤，3～10g；或入丸、散。

【治癌效验】临床常用治消化系统肿瘤、胰尾癌等癌瘤中属脾胃虚寒、寒痰凝滞者。

1. 消化系统肿瘤　人参 6g，干姜 5g，炙甘草 6g，白术 9g。水煎去渣，温服，每日分 3 次服。服后可饮适量热粥以助药力。（《抗癌良方》）

2. 胰尾癌　川椒 10g，干姜 10g，党参 15g，白术 10g，白芍 15g，茯苓 10g，猪苓 10g，百合 30g，藿香 10g，佩兰 10g，白花蛇舌草 30g。水煎服。（《抗癌中草药大辞典》）

【使用注意】本品辛热燥烈，阴虚有热、血热妄行者忌服；孕妇慎服。

沉香 （《名医别录》）

为瑞香科常绿乔木植物沉香及白木香含有黑色树脂的木材。

辛、苦，温。具有行气止痛、降逆调中、温肾纳气功能。沉香的热水提取物对人子宫颈癌细胞有抑制活性；沉香树茎皮中的细胞毒成分对淋巴细胞性白血病有显著抑制效果，并有升高白细胞的作用。此外，本品还具有镇吐、止咳、平喘、抗细菌和霉菌的作用。

【用法用量】内服：1～1.5g，研末冲服，亦可用原药磨汁服。

【治癌效验】临床常用治食管癌、胃癌、贲门癌、肠癌、肝癌等癌瘤中属寒凝气滞、脾胃虚寒或下元虚冷、气逆于上者。

1. 食管癌　①沉香、硼砂各 1g，姜半夏 12g，广陈皮 6g，茯苓、山豆根各 9g，射干 6g，乌梅 3 个，生甘草 4.5g，桃仁泥 9g。水煎 2 次，每日 1 剂。（《安徽单验方选集》）②沉香 4.5g，硼砂 4.5g，青黛 3g，共研细末。取白萝卜 500g，生姜 250g，捣碎压汁，荸荠汁 500g，调匀。每日 3 次，每次 3 匙，加上药末 0.2g 冲服。（《癌症秘方验方偏方大全》）③沉香 10g，礞石 15g，冰片 10g，硼砂 60g，火硝 30g，硇砂 6g。共研为细末，每次 3g，噙化缓下，至黏沫吐尽，连服两天即停药。（《肿瘤临床》）④沉香（磨）23g，白术、茯苓各 15g，木冠、当归、陈皮、青皮、大腹子、大腹皮、槟榔、芍药各 30g，甘草 45g，白芷 90g，紫苏叶 120g，枳壳 90g。上药为末，每服 6g。用水 150ml，加生姜 3 片，大枣 1 枚，煎至 105ml，空腹时温服。（《三因极一病证方论》）

2. 胃癌　①沉香、紫苏子、豆蔻各 3g。共研为末，每服 1.5～2g，柿蒂汤送下。（《抗癌植物药及其验方》）②沉香 4g，党参 30g，白术 15g，茯苓 12g，陈皮、天南星各 10g，白花蛇舌草、半枝莲各 30g，炒大黄（研粉吞）10g，豆蔻（后下）6g。水煎服，每日 1 剂。［新疆中医药，1989，（4）：54］

3. 贲门癌　①沉香 50g，硼砂 80g，山慈菇 200g，硇砂、三七各 20g，冰片 30g。诸药共研极细末，每日 4 次，每次 10g，10 天为一疗程。服完一疗程后改为每日 2 次，每次 10g，以巩固疗效。［浙江中医杂志，1989，（6）：246］②沉香曲 12g，姜半夏、姜竹茹各 9g，黄连 3g，煅瓦楞子 30g，生鸡内金 6g，公丁香、广木香、川楝子各 9g，延胡索、失笑散各 12g，砂仁、豆蔻仁各 3g，大蓟、

小蓟、太子参、生大黄（后下）各12g。水煎服，每日1剂。（《千家妙方》）

4. 肠癌　沉香曲9g，木馒头30g，石见穿12g，广木香6g，蜈蚣2条，山慈菇12g，黄柏、浙贝母各9g，生薏苡仁、熟薏苡仁各24g，制大黄9g，夏枯草24g。水煎服，每日1剂。（《肿瘤的辨证施治》）

5. 肝癌　沉香15g，木香12g，槟榔24g，土鳖虫15g，草豆蔻、砂仁各24g，壁虎15g。先将壁虎浸泡于已烧熟的米酒内，一昼夜后，取出焙干，如此再浸再焙3次，与其余各药共研细末。每服3～6g，每日3次，开水冲服。（《湖南中草药单方验方选编》）

【使用注意】本品辛温助热，阴虚火旺或气虚下陷者慎用。

木香 （《神农本草经》）

为菊科植物云木香、川木香的根。辛、苦，温。具有行气散结、调中止痛功能。广木香内酯对人体鼻咽癌细胞有细胞毒作用；木香所含桦木醇对大鼠W256有抗肿瘤活性。此外，本品尚有对抗组胺与乙酰胆碱的解痉作用。此外，还有降压、扩张血管、利尿及抗菌作用。

【用法用量】内服：煎汤，3～10g；或入丸、散。生用专行气滞，煨熟用以止泻。外用：适量，研末调敷或磨汁涂。

【治癌效验】临床常用治食管癌、肝癌、胰腺癌、恶性淋巴瘤等癌瘤中属肝胃气滞、脾胃虚寒者。

1. 食管癌　①广木香10g，公丁香10g，沉香曲12g（或降香10g，藿香12g），石斛12g，川楝子12g，川厚朴10g，南沙参、北沙参各12g，天冬12g，姜半夏12g，姜竹茹12g，旋覆花12g（包煎），赭石30g，仙鹤草30g，当归6g，急性子21g，全蝎螂21g。水煎服，每日1剂。（《肿瘤的防治》）②广木香、白及、乌梅、硼砂各15g，豆蔻（去皮）15g，铅丹12.5g，雄黄5g。共研细末，炼蜜为丸，每次服5～10g，1日2次，饭前白开水送下，或在口中徐徐含化。（《抗癌良方》）

2. 肝癌　①木香、甘松各 30g，炙甘草 180g，香附 500g，煨莪术 240g。上为细末，水糊为丸，如梧桐子大。每服 20 丸，生姜、陈皮煎汤送下，不拘时候。(《太平惠民和剂局方》) ②木香、戎盐（炒）、京三棱各 15g，厚朴 30g，枳实、炙甘草各 9g，干姜、莪术各 6g。上药为末，每服 9g，空腹时用淡生姜汤调下。(《卫生宝鉴》)

3. 胰腺癌　木香、延胡索、紫草根、白芍、牡丹皮、鸡内金各 9g，蒲公英、薏苡仁、金银花各 15g。水煎送服参三七 3g，人工牛黄 0.03g。(《抗癌植物药及其验方》)

4. 恶性淋巴瘤　木香、延胡索、郁金、枳壳、丹参、红花、五灵脂、鸡内金、柴胡、白术、白芍、茯苓各 9g，鳖甲、牡蛎各 15g，砂仁壳、甘草各 6g。水煎服。(《抗癌植物药及其验方》)

5. 贲门癌　炒山楂、炒神曲各 18g，炒麦芽 18g，生鸡内金 9g，青皮、陈皮各 12g，广木香 12g，山豆根 9g，煅牡蛎 30g，夏枯草 15g，海藻 15g，海带 15g，白花蛇舌草 30g，铁树叶 30g，旋覆花 12g，代赭石 30g，姜半夏 12g，姜竹茹 12g，公丁香 12g，降香 12g。[辽宁中医杂志，1981，(10)：9540]

白芷 (《神农本草经》)

为伞形科植物兴安白芷或川白芷和杭白芷的根。辛，温。具有解表、祛风燥湿、消肿止痛功能。白芷所含的异欧前胡素对 Hela 细胞有细胞毒作用。此外，本品尚有抑菌、抗真菌、扩张冠状血管、抗过敏、促进分泌型 IgA 产生等作用。

【用法用量】 内服：煎汤，3～10g；或入丸、散。外用：适量，研末撒或调敷。

【治癌效验】 临床常用治颅内肿瘤、鼻咽癌、乳腺癌、骨癌等癌瘤中属寒湿凝滞或风寒郁滞者。

1. 颅内肿瘤　夏枯草 30g，昆布 15g，海藻 30g，桃仁 9g，白芷 9g，石见穿 30g，王不留行 12g，赤芍 15g，露蜂房 12g，野菊花 30g，生牡蛎 30g，全蝎 6g，蜈蚣 9 条。水煎服。(上海市中医

院方）

2. 鼻咽癌　白芷、连翘、荆芥、金银花、黄芩、桑白皮、玄参、地丁各 15g，防风、薄荷、栀子各 10g，射干、生地黄各 20g，甘草 7g。水煎服，并滴鼻内，每天 3～5 次。（《抗癌植物药及其验方》）

3. 乳腺癌　①蒲公英 10g，瓜蒌 60g，甲珠 6g，地丁 10g，夏枯草 15g，金银花 15g，当归 30g，黄芪 15g，天花粉 6g，白芷 15g，桔梗 15g，赤芍 6g，薤白 15g，远志 10g，肉桂 10g，甘草 6g，每日 1 剂，煎 2 次分服，饭前 2h 空腹时服。（辽宁抚顺新宾人民医院方）②当归 45g，夏枯草 45g，橘核 12g，白芷 6g，僵蚕 6g，丹参 15g，爵床草 30g。口服，每日 1 剂，煎 2 次分服，或用水酒炖服，连服 20～30 剂为 1 个疗程。（福建省第一人民医院方）

4. 骨癌　夏枯草 60g，藁本、川芎、乳香、当归、没药、红花、三七各 30g，白芷、薄荷、桃仁各 15g。水煎服，每日 1 剂。（《抗癌良方》）

花椒 （《神农本草经》）

为芸香科植物花椒或青椒的干燥成熟果皮。亦称川椒。辛，热。有小毒。具有温中止痛、散结杀虫功能。花椒对小鼠肉瘤 S180 有抑制活性。此外，本品尚有抑菌、抗真菌、杀虫、局部麻醉等作用。

【用法用量】内服：煎汤，2～5g；或入丸、散。外用：适量，研末或煎水浸洗。

【治癌效验】临床常用治胃癌、子宫颈癌、阴道癌、脑垂体瘤、皮肤癌、乳腺癌等癌瘤中属脾胃寒凝、湿浊阻滞者。

1. 胃癌　鲜花椒 30g，橘皮 10g，生姜 6g，瘦猪肉 40g。熬熟食用，常服。（《癌症秘方验方偏方大全》）

2. 子宫颈癌　花椒 9g，人参 18g，生鳖甲 18g。共为细末，分为 6 包，每晚服 1 包，开水送下，连服 3 包后腹痛可减轻，连用 24 包为 1 个疗程。（《抗癌本草》）

3. **阴道癌**　川椒、茄根、马兰花、车前草各 15g，生枳壳、大戟各 30g，大黄、五倍子、苦参、皮硝、瓦松各 9g。水煎后，熏洗阴道，每日 1 次。(《抗癌植物药及其验方》)

4. **脑垂体瘤**　玳瑁粉 10g（冲服），炒花椒 10g，鹿茸草 30g，天葵子 20g，川红花 10g，桃仁 15g，川芎 10g，薏苡仁 30g，僵蚕 15g。另用铁扫帚 60g，煎水熬药。(《抗癌中草药大辞典》)

5. **皮肤癌**　蛇床子 30g，龙葵子 30g，五倍子 15g，败酱草 30g，苦参 20g，蒲公英 30g，花椒 15g，白鲜皮 30g。煎汤浸洗患处，每日 1～2 次。本方对皮肤癌溃疡型、菜花样肿瘤效果较好。(《抗癌中草药大辞典》)

6. **乳腺癌**　茯苓、薏苡仁、防己、葶苈子、猫爪草、白花蛇舌草各 30g，淫羊藿 15g，党参、白术各 12g，桂枝 9g，川椒 6g，甘草 6g，大枣 10 个。每日 1 剂，煎 2 次分服。(上海中医药大学龙华医院方)

【**使用注意**】阴虚火旺者忌服。孕妇慎服。

胡椒 (《新修本草》)

为胡椒科植物胡椒的干燥果实。辛，热。具有温中止痛、暖胃祛积功能。胡椒水煎液对小鼠腹水癌 S180 肉瘤有抑制作用。此外，本品尚有抗炎、镇静以及抗惊厥、止痛等作用。

【**用法用量**】内服：煎汤，2～4g；研粉吞服，每次 0.5～1g。外用：适量。

【**治癌效验**】临床常用治胃癌等癌瘤中属脾胃虚寒或寒痰积聚者。

胃癌　①冰片 1.5g，胡椒（黑白均有）7g。研末，装入胶囊，开水送服，每日 4 次。［山东中医杂志，1997，(2)］②参三七 10g，血竭、砂仁、冰片各 2g，僵蚕 5g，胡椒 1.5g。又方制马钱子、胡椒、粳米各 1.5g，蜈蚣 5 条，水蛭 3g，冰片 0.9g，砂仁 2g。两方分别研为细末，各分为 7 包，每次 1 包，一日 3 次。先服前方，30min 后再服后方，食后白开水冲服。［浙江中医杂志，

1988,（8）：368〕

乌药 （《本草拾遗》）

为樟科植物乌药（天台乌药）的根。亦称台乌药。辛，温。具有行气止痛、温肾散寒功能。乌药对小鼠肉瘤 S180 有抑制作用。此外，本品还有升压、发汗、促进血液循环、兴奋心脏、健胃以及止血、抗菌等作用。

【用法用量】 内服：煎汤，5～10g；磨汁或入丸、散。

【治癌效验】 临床常用治食管癌、胃癌、乳腺癌等癌瘤中属肝气郁结、寒郁气滞、气滞血瘀者。

1. 食管癌　乌药、法半夏各 10g，炒紫苏子、青皮、生姜、焦槟榔、三棱、莪术各 15g，生牡蛎、当归各 25g，吴茱萸、甘草各 7.5g，干蟾蜍 2 个。每日 1 剂，水煎服。另用全蝎 20～50g 加黄酒 500ml 浸 15 天后饮用，每日 50ml。（天津市中医院方）

2. 胃癌　乌药、陈皮、半夏、三棱、莪术、桃仁、红花、木香、高良姜、佛手、木鳖子各 9g，枳壳 6g，炒莱菔子、槟榔、香附子各 15g，海螵蛸 30g。水煎服。（《抗癌植物药及其验方》）

3. 乳腺癌　乌药 15g，藤梨根 30g，红木香 25g。共研为末，每次服 15g，每日 3 次。（《抗癌植物药及其验方》）

丁香 （《药性论》）

为桃金娘科植物丁香的花蕾，又称公丁香。辛，温。具有温中降逆、温肾助阳功能。丁香油中的很多成分都具有转向诱导谷胱甘肽 S 转移酶的活性，表现了较强的抗癌活性，具有对异体生物质（如致癌物）解毒作用。此外，本品还有抗菌、驱虫、健胃、止痛、抗真菌、抗病毒等作用。

【用法用量】 内服：煎汤，1～3g；或入丸、散。外用：适量，研末调敷。

【治癌效验】 临床常用治胃癌、食管癌等癌瘤中属脾胃虚寒、胃气上逆者。

1. 胃癌 ①硇砂 10g，水和，荞麦面包之，煅焦，待冷，取中间湿者焙干 5g，入槟榔 10g，丁香 1 个，研匀。口服，每次 0.3～0.5g，烧酒送下，每日 3 次。愈后吃粳米粥调理。（《实用抗癌验方》）②丁香 15 个研末，甘蔗汁、姜汁和丸莲子大，噙咽之。（《摘元方》）

2. 食管癌 丁香、礞石各 9g，硇砂、硼砂各 6g，冰片 3g。共为细末，炒糖为片。每次 1g，每日数次，含化。（《常见肿瘤诊治指南》）

3. 肺癌 丁香（不见火）、荜茇、砂仁、胡椒、乌梅肉、青皮、巴豆（去皮膜）、木香、蝎梢各等份。上药以青皮同巴豆用浆水浸一宿，次日滤出，同炒至青皮焦，去巴豆，将所浸水淹乌梅肉，炊一熟饭，细研为膏，余药研末和匀为丸，如绿豆大。每服 50～70丸，临睡时用生姜汤送下。（《三因极一病证方论》）

【使用注意】 热病及阴虚内热者忌服。畏郁金。

小茴香 （《新修本草》）

为伞形科植物茴香的干燥成熟果实。辛，温。具有祛寒止痛、理气和胃功能。小茴香对 Hela 细胞及宫颈癌-26 抑制作用较强。此外，本品还有促进胃肠排空、缓解胃肠痉挛等作用。

【用法用量】 内服：煎汤，3～10g；或入丸、散。外用：适量，研末调敷或炒热温熨。

【治癌效验】 临床常用治膀胱肿瘤、宫颈癌、胃癌等癌瘤中属脾肾阳虚或寒痰湿浊凝聚者。

1. 膀胱肿瘤 小茴香 6g，莪术 9g，甘草 6g，川楝子 12g，蜈蚣 2 条，生薏苡仁，熟薏苡仁各 24g。水煎，每日 1 剂，分 3 次服。（《肿瘤的辨证施治》）

2. 宫颈癌 肉桂 3g（后下），台乌药、全当归、青木香、茯苓、制香附、小茴香各 10g。每日 1 剂，水煎服。（《癌症秘方验方偏方大全》）

3. 胃癌 小茴香、干姜、桂枝、甘草、桃仁、杜仲、石斛、

熟地黄各等份研粉，每次口服 6g，每日 2 次。(《肿瘤要略》)

4. 卵巢癌　小茴香、土鳖虫、川楝子各 9g，白花蛇舌草、半枝莲各 60g，薏苡仁 30g，橘核、昆布、桃仁、地龙各 15g，莪术、党参各 12g，红花 3g。水煎服，每日一剂。(《现代中医肿瘤学》)

第二章

扶正补虚药

　　本类药药味多甘，药性寒热有异，具有补益正气、扶助虚弱、增强机体抗病能力、消除癌瘤等功效，本类药可根据其作用和应用范围的不同而分为补气药、补阳药、补血药、补阴药四类，用于治疗多种癌瘤中属气虚、阳虚、血虚、阴虚者。气虚是指机体活动能力不足，补气药最适用于脾气虚或肺气虚的病证。脾气虚患者常见食欲不振、大便溏泄、脘腹虚胀、神倦乏力，甚至浮肿、脱肛；肺气虚患者则少气懒言、动则喘乏、易出虚汗。阳虚诸证往往与肾阳不足有十分密切的关系。肾阳虚患者常见畏寒肢冷、腰膝酸软或冷痛、阳痿早泄、宫冷不孕、白带清稀、夜尿增多、脉沉苔白等。此外，肾阳衰微，不能温运脾胃，可以引起腹泻；肾阳不足、不能纳气，可以出现喘促。血虚患者常见面色萎黄、嘴唇及指甲苍白、头晕眼花、心慌心悸，以及妇女月经后期、量少、色淡，甚至经闭等。阴虚证最常见的有肺阴虚、胃阴虚、肝阴虚、肾阴虚等。肺阴虚患者常见干咳少痰、咯血、虚热、口干舌燥等症；胃阴虚患者多见舌绛、苔剥、咽干口渴，或不知饥饿，或胃中嘈杂、呕哕，或大便燥结等症；肝阴虚患者多见两目干涩昏花、眩晕等症；肾阴虚患者多见腰膝酸痛、手足心热、心烦失眠、遗精，或潮热盗汗等症。

　　扶正补虚药均有不同程度地抑杀癌瘤细胞的作用，但主治有异，如多用治白血病的有人参、党参、大枣、灵芝、五味子、鹿茸、淫羊藿等，多用治鼻咽癌的有西洋参、山药、薏苡仁、枸杞子、菟丝子等，应区别使用；有不少药物能提高机体免疫功能，增强抗癌能力，如白术、茯苓、仙茅、杜仲等；部分药物能减轻放疗、化疗的副作用，如北沙参、玉竹、女贞子、银耳、白芍、乌梅等。此外，本类药物尚具有调节中枢神经和心血管系统功能、保护和改善骨髓造血功能、调节机体适应性、促进新陈代谢、调节血糖、降低血脂、抗疲劳、抗缺氧、抗衰老等作用。

正气内虚有气虚、阳虚、血虚、阴虚、正虚邪实等类型，临床依虚证的不同类型而予以相应的补虚药，如属气虚者加补气药；血虚者加补血药；阴虚者加补阴药；阳虚者加补阳药；属正虚邪实者，应注意邪实之属性，随证配合清热解毒药、活血化瘀药、化痰祛湿药、软坚散结药等祛邪药物同用。人体的气、血、阴、阳是相互依存的，其虚损不足常互相影响，气虚和阳虚表示机体活动能力的衰退，阳虚多兼气虚，而气虚也易导致阳虚；阴虚和血虚表示机体精血津液的损耗，阴虚多兼血虚，而血虚也易导致阴虚。因此，补气药和助阳药，补血药和养阴药，往往配合使用。至于气血两亏、阴阳俱虚的病证，又当根据病情，采用气血两补或阴阳兼顾。

扶正补虚药不适用于仅有实邪的病证。因有"闭门留寇"、加重病情之虑，但在实邪未除，正气已虚的情况下，于祛邪之中，可适当选用补虚药，以"扶正祛邪"，达到战胜疾病的目的。补虚药如使用不当，往往有害而无益，如阴虚有热而用补阳药，阳虚有寒而用补阴药，均能产生不良的后果。补阳药性多温燥，能伤阴助火，故阴虚火旺者不宜使用；补阴药大都甘寒滋腻，凡脾胃虚弱、痰湿内阻、腹胀便溏者亦不宜用。本类药大多甘厚滞腻，易碍脾胃，临床又常常配合调理脾胃、理气健脾助消化药同用。

人参 (《神农本草经》)

为五加科植物人参的干燥根。据不同炮制法又分白参、红参、别直参等。甘、微苦，微温。具有大补元气、健脾益肺、生津安神功能。人参皂苷可减少移植瘤动物的带瘤率及瘤重，增加天然杀伤细胞及干扰素、白细胞介素-2 等细胞因子的水平，从而发挥抗肿瘤效应；人参根总皂苷可使离体培养的肝癌细胞发生向正常肝细胞的逆转效应，并同时伴有一系列生化指标的改变，包括丙酮酸激酶和醛缩酶活性受抑制及琥珀酸、细胞色素 C 还原酶活性增加等。人参中的蛋白质合成促进因子，具有促进核糖核酸、蛋白质、脂质生物合成的作用，提高机体免疫力，对癌的治疗有辅助效果；人参可升高红细胞、血红蛋白和白细胞，减轻放射线对造血系统的损害。此外，人参还有调节中枢神经和心血管系统功能、调节机体适应性、促进机体代谢、抗利尿等作用。

【用法用量】内服：5～10g，文火另煎后将参汁兑入其他药汤内饮服。研末吞服者每次 1～2g，每日服 2～3 次；用于回阳救脱，当用大量（15～30g）煎汁分数次灌服。

【治癌效验】人参为大补元气、扶正祛邪、回阳救脱之常用药，临床常用治食管癌、胃癌、肝癌、肺癌、子宫颈癌、乳腺癌、白血病等癌瘤中属气血亏虚、气阴两伤、久病正虚甚至虚极欲脱或者邪实气虚者。

1. 食管癌　①人参汁、龙眼肉汁、芦根汁、蔗汁、梨汁、人奶、牛乳各等份，加姜汁少许。隔水炖成膏，徐徐频服。（《冷庐医话·秘传噎膈膏》）②人参 10g，麦冬 15g，五味子 10g，陈皮 10g，白扁豆 10g，玉竹 10g，炙鳖甲 20g，红豆杉 15g，白花蛇舌草 30g，半枝莲 15g，龙葵 15g，全蝎 6g，蜣螂虫 10g，焦山楂 10g，炙鸡内金 10g。[江苏中医药，2012，44（9）：12]

2. 胃癌　人参、茯苓、姜制厚朴、炒枳壳、煨三棱、制半夏、白术各等份。面糊丸梧子大，每服 50 丸，用米汤送。（《三因极一病证方论·伏梁丸》）

3. 肝癌　生晒参 3g（另煎），黄芪 12g，丹参 9g，郁金 9g，凌霄花 9g，桃仁泥 9g，八月札 12g，香附 9g，炙鳖甲 12g。水煎服。（《肿瘤的辨证施治》）

4. 肺癌　人参、茯苓、贝母各 60g，蛤蚧 1 对，杏仁 150g，炙甘草、桑白皮各 90g，知母 30g。共为细末，每服 6g，蜜汤下。（《卫生宝鉴·人参蛤蚧散》）

5. 子宫颈癌 人参 18g，生鳖甲 18g，花椒 9g。共为细粉，分为 6 包，每晚服 1 包，开水送下。连服 3 包后腹痛可减轻，连服 24 包为 1 个疗程。(《全国部分名老中医验方》)

6. 乳腺癌 人参、当归、川芎、芍药、桂枝、紫苏叶、桔梗各 3g，白芷、黄芩、木香、乌药、厚朴、枳壳、槟榔、防风、甘草各 2g。水煎服。(《治癌效验汉方处方解说》)

7. 急性白血病 沙参 3g，人参 10g（另煎），丹参 30g，赤芍 15g，当归尾 10g，炮山甲 10g，瓜蒌 20g，干蟾 10g，山慈菇 15g，郁金 10g，枳实 10g，徐长卿 30g，黄芪 20g，山药 10g。水煎服，每日 1 剂。(《抗癌中草药大辞典》)

【使用注意】实证、热证而无虚象者忌服。反藜芦，畏五灵脂，恶皂荚，均忌同用。服人参不宜喝茶和吃萝卜，以免影响药力。

党参 (《本草从新》)

为桔梗科植物党参及同属多种植物的干燥根。甘，平。具有补中益气、养血和胃功能。水煎剂、水煎醇浸剂或水浸醇沉剂、提取液能增强机体免疫功能，遏制肿瘤的发展；具有反突变作用，可预防肿瘤的发生；还有化疗增效作用。此外，本品还有调节造血功能、升高白细胞、降血压、升高血糖等作用。

【用法用量】内服：煎汤，9～15g，大剂量 30～60g；熬膏或入丸、散。

【治癌效验】临床常用治胃癌、肠癌、乳腺癌等癌瘤中属脾胃虚弱、气血（津）两亏或气虚邪实者。

1. 胃癌 ①党参、茯苓、熟地黄、天冬各 15g，白术、赭石、生半夏各 9g，甘草、吴茱萸各 3g，鸡内金、羊肚枣、砂仁各 6g，麦谷芽各 30g，白花蛇舌草 15g，大枣 5 个，三七粉 1.5～2g。水煎口服，每日 1 剂。饭后 2～3h 或饭前空腹服，三七粉随药冲服。(《抗肿瘤中药的治癌效验》) ②党参 20g，黄芪 30g，炒白术 12g，薏苡仁 15g，半夏 15g，陈皮 15g，茯苓 30g，甘草 6g，半枝莲 15g，白花蛇舌草 15g，山慈菇 15g，丹参 12g，三棱 10g，沙参

12g，麦冬 12g，白芍 15g。[中华中医药学刊，2012，30（11）：2582]

2. 肠癌　党参 9g，白花蛇舌草、红藤、败酱草、紫丹参、白毛藤、木馒头、生牡蛎、乌蔹莓、瓜蒌子、金刚刺各 30g，八月札、炮山甲各 15g，生枳实、地榆炭各 12g。制成煎剂，口服，每日 1 剂，煎 2 次分服。（《抗肿瘤中药的治癌效验》）

3. 转移性乳腺癌　生黄芪 30g，党参 12g，白术 9g，淫羊藿 30g，肉苁蓉 12g，山萸肉 9g，天冬 12g，天花粉 15g，枸杞子 12g，女贞子 15g，南沙参 15g，白花蛇舌草 30g，蛇莓 30g，蛇六谷 30g，石上柏 30g，龙葵 30g，半枝莲 30g，山慈菇 15g，莪术 30g，露蜂房 12g，海藻 30g。每日 1 剂，水煎 2 次分服。[《首批国家级名老中医效验秘方精选（续集）》]

4. 肺癌　党参 25g，浙贝母 15g，天冬 15g，桃仁 15g，鱼腥草 30g，山慈菇 15g，仙鹤草 15g，薏苡仁 25g，守宫 5g，枳壳 10g。水煎服，每日一剂。[山东中医杂志，2007，（4）：269]

【使用注意】本品对虚寒证最为适用，如属热证，则不宜单独应用。本品反藜芦，不宜同用。

西洋参 （《本草从新》）

为五加科植物西洋参的根。苦、微甘，寒。具有补气养阴、清火生津功能。西洋参所含的人参总苷对小鼠艾氏腹水癌有一定抑制作用，人参皂苷 Rh2 和人参皂苷 Rh1 均对小鼠 S180 有抑制作用，尤以人参皂苷 Rh2 作用最强；西洋参能增强 T 淋巴细胞产生淋巴因子，其中的一种蛋白质合成促进因子能促进核糖核酸、蛋白质、脂质生物合成，提高机体免疫力，明显增强自然杀伤细胞的活性；西洋参对癌的其他疗法有增效作用。此外，本品还有镇静、镇痛、解痉、抗疲劳、抗缺氧、利尿、抗心律失常、抗溶血等作用。

【用法用量】内服：6～10g，另煎和服。

【治癌效验】临床常用于治疗胃癌、肺癌、鼻咽癌等癌瘤中属气阴两虚或气虚邪实者。

1. **胃癌** 西洋参 6g，银耳 15g，冰糖 15g。文火浓煎，取汁当茶饮。(《抗癌中草药大辞典》)

2. **肺癌** ①天南星、蛇胆粉、白及、陈皮、瓜蒌各 30g，北沙参 60g，西洋参 15g，炙鳖甲 45g，制乳香 20g，制没药 20g，辰砂 12g。共研细末，每次 1g，每日 3 次。(《抗癌中草药大辞典》) ②西洋参 5g，黄芪 60g，白术 10g，茯苓 15g，黄精 10g，麦冬 15g，枸杞子 15g，麻黄 6g，杏仁 10g，姜半夏 10g，姜竹茹 10g，鳖甲 15g，夏枯草 15g，白花蛇舌草 15g，半枝莲 15g，甘草 5g。水煎取汁 250ml，每日 1 剂，分 2 次服。[中医药学刊，2005，3：557]

3. **鼻咽癌** 西洋参 12g，山豆根 12g，夏枯草 12g，白芷 9g，苍耳草 15g，天花粉、生地黄、石上柏、紫草根、牡蛎各 30g。每日 1 剂。(《现代实用抗癌中药》)

4. **多发性骨髓瘤发热** 西洋参 8～15g，黄芪 30～60g，生地黄、熟地黄各 9～15g，白术、麦冬、厚朴、枳实、黄芩、陈皮、柴胡、炙甘草、生大黄（后下）各 6～9g，升麻 3～6g。水煎服。(《抗癌植物药及其验方》)

5. **肝癌** 西洋参 10g，熟大黄 9g，水蛭 10g，鳖甲 10g，穿山甲 10g，延胡索 10g，丹参 30g，三七 10g，白术 15g，郁金 15g，茵陈 15g，茯苓 10g，车前子 50g，鸡内金 30g，川楝子 20g，柴胡 12g，白花蛇舌草 30g。水煎服，每日一剂。[山东中医杂志，2010，(3)：215]

【使用注意】 本品性寒，能伤阳助湿，故中阳衰微，胃有寒湿者以及实证、火郁之证忌服。忌铁器火炒，反藜芦。

白术 (《神农本草经》)

为菊科植物白术的根茎。苦、甘，温。具有补气健脾、燥湿利水功能。白术有直接杀伤肿瘤细胞的效果，其抗肿瘤作用与它对免疫功能的调节作用密切相关。白术注射液皮下注射可使小鼠肉瘤肿瘤组织的坏死程度以及免疫细胞的浸润程度均明显提高。白术注射液能抑制 C57 小鼠 Lewis 瘤的肺转移，并有明显的抗突变和抗启动作用。此外，本品还有利尿、降低血糖、增加白蛋白、纠正白蛋白/球蛋白比例、保护肝脏及防止四氯化碳引起的肝糖原减少、抗溃疡、抗血凝和镇静等作用。

【用法用量】内服：煎汤，10～15g。燥湿利水宜生用，补气健脾宜炒用，健脾止泻宜炒焦用。

【治癌效验】临床常用治胃癌、食管癌、肝癌、肺癌、胰腺癌、恶性淋巴瘤等癌瘤中属脾胃虚弱、痰饮停滞或气虚邪实者。

1. 胃癌　①白术、茯苓、党参各 12g，甘草 3g，苍术、厚朴、陈皮、萹蓄、麦芽、神曲各 7.5g，生姜 12g，大黄 15g，木香、沉香各 3g，每日 1 剂。（江西瑞昌县人民医院方）②脐带、广木香、瓦楞子各 100g，白术 50g，清半夏 50g，雄黄 25g，血竭 15g。共研细末，每日 3 次，每次 10g。（《实用抗癌验方》）③红参 5g（单煎），白术 30g，茯苓 20g，蒲公英 35g，槟榔 15g，金银花 25g。每日 1 剂。（《抗肿瘤中药的治癌效验》）

2. 食管癌　白术、红参、黄芪各 9g，炙甘草、干姜各 3g，诃子肉 6g，丁香 2.4g。水煎服。（《抗癌植物药及其验方》）

3. 肝癌　①白术、茯苓、丹参、水红花子、鸡内金各 20g，柴胡、草豆蔻、木香、佛手、青皮各 15g，郁金 10g。水煎服，每日 1 剂。（《实用抗癌验方》）②白术 20g，当归、山慈菇、半边莲、太子参各 30g，昆布、海藻各 12g，白花蛇舌草 25g，三棱 10g。水煎服，每日 1 剂。（《实用抗癌验方》）

4. 肺癌　①白术、茯苓、制南星、生晒参（另煎）、仙茅、补骨脂、露蜂房、僵蚕各 10g，生黄芪、太子参、山海螺各 30g，五味子 9g，炮姜 6g，冬虫夏草 3g（研粉冲服）。水煎服。（《抗癌植物药及其验方》）②白术 10g，人参 5g，茯苓 10g，桑白皮 15g，夏枯草 20g，白花蛇舌草 30g。水煎服，每日一剂。［吉林中医药，2002，（11）：15］

5. 胰腺癌　焦白术、茯苓、草蔻仁、陈皮、香附、太子参、郁金、延胡索、五灵脂、半夏、海螵蛸各 9g，薏苡仁、生黄芪各

30g，当归、瓜蒌各 15g，炒柴胡、广木香各 4.5g，每日 1 剂。（中医研究院广安门医院方）

6. **恶性淋巴瘤** ①白花蛇舌草 30～90g，山慈菇、三棱、莪术、炒白术各 15～30g，僵蚕、夏枯草各 30g，昆布、煅牡蛎、煅瓦楞各 30～60g，炮甲片、黄药子各 9～15g，全蝎（研末冲服）6～12g，甘草 6g。每日 1 剂，水煎，分 2 次温服。（《抗癌中草药大辞典》）②炒白术、制何首乌各 15g，僵蚕、姜半夏、制南星各 12g，象贝母、橘叶各 9g，夏枯草 24g。每日 1 剂，水煎分 3 次服。（《抗癌中药方选》）

山药 （《神农本草经》）

为薯蓣科植物薯蓣的块根。甘，平。具有益气养阴、健脾补肺功能。山药含微量元素锗，可抑制癌细胞的转移，并具抗癌增效活性；山药水浸液具有促进干扰素生成和增加 T 细胞数量的作用，可升高肿瘤细胞 cAMP 水平，抑制肿瘤细胞增殖；抑制唾液酸酶，对突变细胞有产生抑制的倾向。此外，本品尚有祛痰、滋补和助消化、降血糖、抗衰老、恢复肾功能等作用。

【**用法用量**】内服：10～30g，大量 60～250g，煎水代茶饮；研末吞服，每次 6～10g；补阴宜生用，健脾止泻宜炒黄用。

【**治癌效验**】临床常用治食管癌、胃癌等癌瘤中属脾胃虚弱、肺肾亏损、气阴两虚或气虚邪实者。

1. **食管癌** ①白砒 20g，三七 100g，山药粉 200g。②蟾酥 500g，硇砂 250g，硼砂 250g，枯矾 30g，玄参 30g，黑豆 45g。共研细末，水泛为丸，如绿豆大小，口服每次①方用 30 丸，②方用 10 丸，每日 3 次，温开水送下。（河南林县人民医院方）

2. **胃癌** ①当归（酒洗）30g，川芎 80g，白芍（盐、酒炒）36g，熟地黄（姜汁浸、炒）24g，人参 15g，白术（土炒）40g，白茯苓 18g，炙甘草 9g，山药（炒）30g，莲子肉（去皮、心）30g，扁豆（姜汁炒）18g。上药为细末，姜汁、神曲糊为丸，如梧桐子大。每服 60～70 丸，空腹时用白开水送下。（《抗癌中草药大辞典》）②党参、黄芪、白术、茯苓、制半夏、薏苡仁、怀山药、半枝莲、白花蛇舌草各 15g，厚朴、莪术、藿香各 10g，黄连、甘草各 6g。水煎服，每日一剂。［中国现代药物应用，2010，（5）：160］

3. **肺癌** 生山药 30g，大熟地 15g，山茱萸 15g（去净核），柿霜饼 12g（冲服），生杭白芍 12g，牛蒡子 6g（炒，捣），苏子（炒，捣）6g，甘草 6g（蜜炙），生龙骨 15g（捣细）。水煎，去滓，温服。每日 3 次。（《医学衷中参西录》）

【使用注意】本品养阴能助湿，故湿盛中满或有积滞及邪热内实者忌服。

大枣 （《神农本草经》）

为鼠李科植物枣树的成熟果实。亦称红枣。甘，温。具有补中益气、养血安神功能。大枣的热水提取物，体外试验对 JTC26 癌细胞生长的抑制率达 90% 以上，其抑制作用与剂量大小有关。此外，大枣尚有抗超敏反应、抗炎、抗消化性溃疡、保护肝脏、增强肌力和增加体重、促进巨噬细胞吞噬功能等作用。

【用法用量】内服：煎汤，3～12 枚或 10～30g；为丸服当去皮核捣烂。

【治癌效验】临床常用治贲门癌、胃癌、子宫癌、宫颈癌、皮肤癌、白血病等癌瘤中属脾胃虚弱、气血不足或气虚邪实者。

1. **贲门癌** 大枣 1 枚（去核），斑蝥 1 枚（去头翅）入内煨熟，去蝥，空心食之，白汤下。（《本草纲目》）

2. **子宫癌** 四叶葎 60～120g，大枣 60～120g。水煎服，每日 1 剂，连服数剂。（《湖南中草药单方验方选编》第 1 辑）

3. **宫颈癌** ①大枣 20 枚，去核，每枚内加红砒 0.1g，用豆秆火烧之存性，研粉。另以青黛 3g，冰片 2g，雄黄 3g，炉甘石 6g，枯矾 3g，制乳香、制没药各 2g，麝香 1g，共为细末，与前粉混合，炼蜜为丸，每丸重 3g，纳入阴道，每 3～4 日 1 丸。［上海中医药杂志，1984，（9）］②信石、红枣、冰片。先将红枣去核，装入信石一小块,用升华法焙制成粉状,粉碎后加入冰片混匀,研细,过 100 目筛即得。外用,撒布于宫颈癌灶处,待 48h 后冲洗干净,改用拔毒生肌散,如此交替使用,直至癌灶处完全愈合为止。月经期暂停,心、肝、肾功能不全者忌用。(武汉医学院二附院方)

4. 颜面皮肤癌　大枣、信石二味。取大枣 10 枚,去核后将信石置于大枣内,研细混匀(以含信石 0.2g 为宜),与麻油调成糊状外敷。根据肿瘤直径大小,采用分次敷药,依次递减的方法,肿瘤直径 2cm 内者 1 次用药 0.2~0.3g 即可治愈;2~5cm 者可酌情分次用药,第 1 次用 0.5g,间隔 2~3 周(最好待第 1 次药痂脱落后),再涂 0.25~0.3g;5cm 以上者第 1 次用药 1g,2~3 周后再涂 0.1~0.5g;如药痂脱落,边缘尚有肿瘤残留,可第 3 次用药 0.1~0.25g。敷药范围应达癌面外缘健康组织 0.5cm。有消化、泌尿系统疾患或肝肾功能不良者禁用。癌肿累及骨质者慎用。[中西医结合杂志,1986,6 (3):146]

灵芝 (《滇南本草》)

本品为多孔菌科植物灵芝(赤芝)或紫芝的子实体。甘,微温。具有补中益肾、养心安神功能。灵芝菌丝体提取物对小鼠皮下移植的纤维肉瘤有明显抑制生长效果,并对纤维肉瘤的肺部转移灶也有抑制作用,对 P3HR-1 与 CIT26-P3 瘤细胞株有明显的细胞毒活性;灵芝水提取液可明显抑制小鼠 S180 实体瘤的生长,延长荷瘤鼠的平均存活时间,并且对 3-甲基胆蒽/肿瘤多肽抗原(3-MCA/TPA)诱导的 BALB/3T3 细胞恶性转化有显著的抑制作用;灵芝提取物可明显抑制人肝癌 SMMC7721 细胞的 DNA 合成;树舌多糖对小鼠肉瘤 S180 也有明显的抑制作用。此外,本品尚有镇静、镇痛、止咳、祛痰、平喘、扩张冠脉、保护缺血心肌、增强心脏收缩力、提高心排血量,降血压、血脂、血糖,提高动物耐缺氧能力;促进肝细胞合成蛋白质以及骨髓细胞蛋白质及核酸的合成,抗放射、抗凝血、抗病毒、清除自由基等作用。

【用法用量】内服:煎汤 6~12g;研末,1.5~3g;或浸酒服;

现多制成糖浆或片剂用。

【治癌效验】临床常用治肺癌、食管癌、胃癌、肝癌、慢性粒细胞性白血病等癌瘤中属正气虚弱、气血不足或正虚邪实者。

1. 肺癌 ①灵芝、鱼腥草、薏苡仁、白毛藤、白花蛇舌草、生牡蛎、半枝莲、黄精、麦冬、地榆、南沙参各 30g，夏枯草、牡丹皮、白术、黄芪、野菊花、石斛、全瓜蒌各 15g，桑白皮、地骨皮、川贝母、杏仁、砂仁各 9g。水煎，早、中、晚 3 次空腹服。(《现代实用抗癌中药》)②灵芝、百合各 25 克，南沙参、北沙参各 15 克。水煎服，每日一剂。[大众卫生报，2006，(4)]

2. 食管癌 ①灵芝 10g，沙虫 40g，虾蟆 27g，马勃 7g，西牛黄 4.5g，麝香 2.5g。共为细末，温开水送服，每日 3 次，每次 1.2～1.8g。(《全国中草药新医疗法展览汇编》)②扁木灵芝 30g，炖猪心或猪肺。一次顿服，每日 2～3 剂。(《抗癌植物药及其验方》)

3. 慢性粒细胞性白血病 菌灵芝 30g，加水煎熬 2h，煎 3 次，口服。同时服蜂乳以增强疗效。(《癌症秘方验方偏方大全》)

茯苓 (《神农本草经》)

为多孔菌科真菌茯苓的菌核。甘、淡，平。具有利水渗湿、健脾安神功能。茯苓多糖、茯苓多糖复合物、羟甲基茯苓多糖和茯苓次聚糖等对实验动物的多种癌瘤有抑制和杀伤活性。对 S180、EAC 腹水型瘤株的抑制作用与口服 5-FU 类似，且抑制作用与剂量相关，但毒性较低。此外，本品还有利尿、镇静、保肝、抑菌和强心等作用。

【用法用量】内服：煎汤，10～15g；或入丸、散。用于安神，可以朱砂拌用。

【治癌效验】临床常用治食管癌、胃癌、肝癌、鼻咽癌、舌癌、乳腺癌、膀胱癌、肺癌、溃疡性黑色素瘤等癌瘤中属脾虚湿盛、痰饮内停、湿热壅结者。

1. 食管癌 ①茯苓 4.5g，厚朴 12g，紫苏梗 18g，枳壳 15g，

赭石 30g，橄榄 24g，硼砂 3g，橘红 9g，清半夏 30g，生姜 9g。水煎服。治疗过程中可另用海藻 24g，昆布 18g，白矾 3g。(《抗肿瘤中药的治癌效验》) ②茯苓、黄芪各 50g，清半夏 15g，水蜈蚣 25g。1 天 1 剂，1 剂加水 500ml，分煎 2 次后混匀，1 天 3 次分服。[浙江中西医结合杂志，2007，(11)：692]

2. 肝癌　茯苓、生黄芪、党参、炒白术、香附、板蓝根、生地黄、赤芍、瓜蒌仁各 12g，茵陈、枳壳、姜半夏、鹿角霜各 9g，薏苡仁 24g，大黄、当归各 6g。水煎服。(《肿瘤的辨证论治》)

3. 舌癌　茯苓、陈皮、贝母各 9g，清半夏 12g，玄参、生牡蛎各 15g，制川乌、制草乌各 4.5g。水煎服。(《抗癌植物药及其验方》)

4. 乳腺癌　①茯苓 9g，青皮、黄芪各 4.5g，人参、川芎、柴胡、甘草、皂角子各 3g，当归、白芍、生地黄、木瓜各 6g。水煎服，每日 1 剂。(《癌症的中医治疗》) ②茯苓、薏苡仁、防己、葶苈子、瞿麦、猫爪草、白花蛇舌草各 30g，淫羊藿 15g，党参、白术各 12g，桂枝 9g，甘草、川椒各 6g，大枣 10 个。水煎服。(《抗癌植物药及其验方》)

5. 膀胱癌　茯苓、猪苓、石韦、半枝莲、金银花、白花蛇舌草各 30g，黄柏 15g。水煎服。(《云南抗癌中草药》)

6. 肺癌　茯苓、猪苓、通关散、天冬、重楼、鱼腥草、对节巴、九里光、桔梗、薏苡仁各 30g。水煎服。(《云南抗癌中草药》)

7. 溃疡性黑色素瘤　茯苓、雄黄、矾石各等份。共研末，麻油调敷患处，同时内服金银花、连翘各 50g 的水煎液。(《抗癌植物药及其验方》)

8. 胃癌　生黄芪 30g，党参、白术、白芍、茯苓、陈皮、砂仁、当归、生地黄各 20g，延胡索、川楝子、藤梨根、半枝莲、白花蛇舌草各 15g，炙甘草 10g。水煎服，每日一剂。[实用中医内科杂志，2005，(5)：427]

薏苡仁

为禾本科植物薏苡的成熟种仁。甘、淡，微寒。具有健脾渗湿、利水排脓功能。薏苡仁的一些提取物对实验动物的艾氏腹水癌、肉瘤 S180 等多种肿瘤均有直接抑制作用。一些成分可使肿瘤细胞质变性，或使核分裂停止于中期。此外，本品尚有镇静、镇痛、降温、解热、抑制骨骼肌收缩、诱发排卵、降血糖、抗炎、增强肾上腺皮质功能、细胞免疫功能、体液免疫功能等作用。

【用法用量】内服：煎汤，10～30g。本品力缓，用量须大，宜久服。健脾炒用，其余生用。除入汤剂、丸散外，亦可作羹或与粳米煮粥、饭食用，为食疗佳品。

【治癌效验】临床常用治肺癌、肠癌、胃癌、肝癌、绒毛膜上皮癌等癌瘤中属脾虚湿盛、湿热内蕴、风湿痹阻或热毒内结者。

1. 肺癌　薏苡仁 20g，金荞麦 30g，桃仁 12g，臭壳虫 6g，通关藤 15g。水煎 3 次，每次煎 20min，合并药液，分 3 次服，每日 1 剂，半月为 1 个疗程。(《抗肿瘤中药的治癌效验》)

2. 肝癌　①生薏苡仁、败酱草、紫丹参、白毛藤、生牡蛎、重楼、红藤各 30g，党参、地鳖虫各 9g，炮山甲 12g，海藻、皂角刺、夏枯草各 15g。水煎服，每日 1 剂。(《抗肿瘤中药的治癌效验》)②薏苡仁 15g，仙鹤草 80g，黄芪 30g，太子参 30g，白术 30g，阿胶 15g，鳖甲 30g，白芍 15g，半枝莲 30g，威灵仙 30g，五灵脂 15g，炒麦芽 40g。水煎服，每日一剂。[中国中西医结合杂志年增刊，1994：228]

3. 胃癌　薏苡仁、白屈菜、刺五加、软枣根各 30g，三棱、莪术各 9g。水煎服，每日 1 剂。(《抗肿瘤中药的治癌效验》)

4. 绒毛膜上皮癌　薏苡仁、红豆、冬瓜仁、鱼腥草各 30g，黄芪、败酱草、白芷各 15g，茜草、阿胶珠、当归、党参各 9g，甘草 6g。水煎服。腹内结块加蒲黄、五灵脂；腔内出血加贯众炭；腹胀加厚朴花；胸痛加郁金、陈皮；咯血加白及、茜草。《肿瘤的诊断与防治》

5. 大肠癌　薏苡仁 60g，生晒参、灵芝、三七各 10g，黄芪、白术、苦荞头、无花果、猪苓、山慈菇各 15g，北豆根 10g，丹参 30g，败酱草 30g。水煎服，每日 1 剂。(《中国老年学杂志》)

6. 前列腺癌　薏苡仁 30g，茵陈、瞿麦、海金沙、丹参、太子参各 15g，甘草梢 6g，三棱、莪术、炮山甲、茯苓、猪苓各 12g，赤芍、白术各 10g，当归尾、桃仁各 9g。以上药物水煎，每日 1 剂，分 2 次服。(《中国肿瘤秘方大全》)

7. 其他　从薏苡仁提取的抗肿瘤中药注射液康莱特，可供静脉注射和动脉灌注，广泛用于治疗肺癌、肝癌、肠癌等。

蜂蜜 (《神农本草经》)

为蜜蜂科昆虫中华蜜蜂或意大利蜂在蜂巢中酿成的糖类物质。亦称白蜜。甘，平。具有补中缓急、润肺通便功能。蜂蜜有中度抗肿瘤和显著抗肿瘤转移活性，可加强环磷酰胺和氟尿嘧啶的抗肿瘤疗效，且可减少其毒性作用。此外，本品还有抗菌、消炎、促进伤口愈合等作用。

【用法用量】内服：15～30g，冲服；或入丸剂、膏剂。外用：适量，敷患处。

【治癌效验】临床常用治食管癌、肺癌等癌瘤中属脾胃虚弱者。

1. 食管癌　①生姜、红糖、蜂蜜各 250g。将生姜捣碎，挤出姜汁，加红糖、蜂蜜放入砂锅内，再加水到 1000ml，加热溶化装入瓶内封存，置于冰箱保存备用。口服，每次 30ml，每日 3 次。(《新编抗肿瘤药物手册》) ②威灵仙、白蜂蜜各 30g，水煎服，每日 1 剂，分早晚服，连服 1 周。(《癌症秘方验方偏方大全》)

2. 肺癌　蜂蜜 15g，蒲公英 15～25g，绿茶 1～1.5g，甘草 3g。先将蒲公英、甘草放在药罐内，加水 500ml，煮沸 10min，去渣后加入蜂蜜、绿茶，再稍煮，分 3 次温饮，每日服 1 剂。[中国中医药报，2006，(11)]

蜂乳 (中国药学会 1962 年学术会议《论文文摘集》)

为蜜蜂科昆虫中华蜜蜂、意大利蜂工蜂咽腺分泌的乳白色胶状物和蜂蜜配制而成的液体。也称蜂王浆。甘、酸，平。具有滋补强壮、益肝健脾功能。蜂乳的醚溶性部分 ω-羧基-$\Delta 2$-癸烯酸具有强烈抑制移植性 AKR 白血病、6C3HED 淋巴瘤、TA3 乳腺癌及艾氏腹水癌等癌细胞生长的作用，意大利蜂幼虫浆口服或注射，能使艾氏腹水癌鼠寿命延长，腹水出现较迟，癌细胞发育有退行性变化。此外，本品还有抗菌、加强机体抵抗力及促进生长，调节内分泌、循环和造血系统、血糖等作用。

【用法用量】内服：0.3～0.6g；冲服，每日 2～3 次。

【治癌效验】临床常用治肺癌、急性淋巴细胞性白血病等癌瘤中属正气亏虚，久病体弱者。

1. 肺癌 ①蜂王精胶囊，每次 2 粒，每日 3 次。(《肿瘤临证备要》) ②蜂王浆，空腹服用，每次 15g，每日 1 次。[蜜蜂杂志，1991，(8)]

2. 急性淋巴细胞性白血病 鲜王浆，空腹服用，每次 3.5g，每日早、中、晚各服 1 次。(《抗癌食物中药》)

蜂胶 (《江西中草药》)

为蜜蜂科昆虫中华蜜蜂等所分泌的黄褐色或黑褐色的黏性物质。甘，温。具有蚀疮散结、补中生肌功能。蜂胶中提取的由蜜蜂采摘的花粉、树液以及蜜蜂唾液酶等成分构成的胶质壳物质，具有抑制癌细胞繁殖和抑制癌细胞转移的活性；蜂胶中的咖啡酯有抗结肠癌的效果。此外，本品还有抗菌、抗病毒等作用。

【用法用量】内服：10～30g，烊化冲服。外用：适量，溶化外敷。

【治癌效验】临床常用治鼻咽癌、白血病等癌瘤中属寒凝气滞血瘀者。

1. 鼻咽癌 蜂胶片，每片重 0.3g，口服，每次 4 片，每日 3 次。(南京中医药大学方)

2. 白血病 蜂胶 30g，阿胶粉 10g。先将蜂胶熔化，加鸡蛋 1 个及阿胶粉，搅匀后饮服，每天 1 剂，分 2 次服。(《新编醋蛋治

百病》)

3. 口腔黏膜白斑（癌前病变）　以蜂胶制成 50％ 含量的蜂胶复合药膜，贴在病变黏膜上。一般要维持 30～60min，每日 2 次，2 周为 1 个疗程。[中西医结合杂志，1985，(8)]

五味子 (《神农本草经》)

为木兰科植物北五味子和南五味子（华中五味子）的成熟果实。酸，温。具有敛肺滋肾、涩精止泻、宁心安神功能。五味子能增加机体吞噬能力，对人体子宫颈癌细胞培养株系 JTC26 体外筛选有抑制作用；五味子素对癌细胞的增殖、DNA 的合成和代谢均有一定抑制活性；五味子果实提取物对白血病及体外培养的人鼻咽癌细胞有细胞毒作用。此外，本品有增加肾上腺皮质功能、兴奋中枢、舒张血管、强心、护肝、降压、镇痛、镇咳、祛痰、促进代谢，以及抗病毒、抗菌、增强网状内皮系统细胞吞噬功能等作用。

【用法用量】内服：煎汤，6～12g；或研末服，每次 1～3g。

【治癌效验】临床常用治肺癌、胃癌、白血病、多发性骨髓瘤等癌瘤中属肺气不足、肾精虚衰、阴津耗损或气阴两虚者。

1. 肺癌　①卷柏 30g，地榆 15g，生地黄 30g，熟地黄 15g，半枝莲 30g，泽兰 3g，全蝎 9g，露蜂房 30g，五味子 9g。每日 1 剂。(《抗癌中草药大辞典》) ②五味子、重楼、生地黄、麦冬、石斛、太子参、葶苈子、瓜蒌各 15g，紫河车、阿胶各 10g，白花蛇舌草 30g。水煎服。(《抗癌植物药及其验方》) ③五味子、人参、冬虫夏草各 6g，太子参、茯苓、黄芪各 15g，枸杞子、白术、黄精各 12g，杏仁、川贝母各 9g，甘草 3g，陈皮 8g，白花蛇舌草 20g。水煎服，每日 1 剂。(《癌的扶正培本治疗》)

2. 胃癌　①五味子 6g，北沙参、麦冬、生地黄、百部、地榆各 13g，炒栀子、王不留行各 9g，蒲公英、徐长卿各 16g，石见穿、紫草根各 31g。②复方斑蝥片（每片含斑蝥 0.015g，木通、车前子各 0.028g，滑石 0.03g）。①方用 1000ml 水煎 2 次，每日 1 剂，同时服斑蝥片，每次 1 片，每日服 2 次。(《抗癌中药方选》)

3. 白血病 ①熟地黄、茯苓、黄芪、白花蛇舌草、龙葵、山豆根、紫草各 30g，山药 15g，山茱萸、肉苁蓉、巴戟天、补骨脂、人参（党参）、麦冬、五味子各 10g，当归 6g。水煎，每日 1 剂，连服 3～4 周为 1 个疗程（《癌症效方 240 首》）②北五味子 3g，人参须 12g，山药 15g，生白芍、麦冬、龙骨、酸枣仁各 9g，北沙参、党参、生地黄、牡蛎、山茱萸、浮小麦各 30g，大枣 10 个。水煎，每日 1 剂。（《抗癌中草药制剂》）

4. 多发性骨髓瘤 五味子、甘草各 10g，麦冬、何首乌、桑寄生、女贞子、杜仲、天麻、川断各 15g，白芍 25g，党参、牛膝、旱莲草、丹参、鸡血藤各 30g，全蝎 6g，蜈蚣 2 条。水煎服。（《抗癌植物药及其验方》）

棉花根 （《上海常用中草药》）

为锦葵科植物草棉、树棉及陆地棉的根。辛、甘、热。有毒。具有补虚平喘、调经止血功能。本品的抗癌活性主要与所含的棉酚有关，棉酚是低毒萘类化合物，它可被肿瘤细胞中的 Thyrozinase 酶转化为高毒的棉酮类化合物，从而抑制瘤细胞的生长和杀伤癌细胞。此外，本品还有祛痰平喘止咳、抗菌及抗病毒、促进子宫收缩等作用。

【**用法用量**】内服：煎汤，根 30～60g，或根皮 9～30g。

【**治癌效验**】临床常用治肺癌、食管癌、肝癌、精原细胞瘤、恶性淋巴瘤等癌瘤中属气血不足、久病体虚者。

1. 肺癌 棉花根、山海螺各 30g，补骨脂、天葵子各 15g。水煎服。（《抗癌植物药及其验方》）

2. 食管癌 棉花根、半枝莲各 50g。分 2 次水煎服，每日 1 剂。（《抗肿瘤中药的治癌效验》）

3. 肝癌 棉花根、半边莲各 30g，鳖甲、丹参各 15g，三棱、莪术各 12g，水蛭 6g，紫金牛、水红花子各 9g。水煎服。（《肿瘤要略》）

4. 精原细胞瘤 棉花根、胡芦巴各 30g，补骨脂 15g，小茴香

6g。水煎服。(《抗癌植物药及其验方》)

5. **恶性淋巴瘤**　棉花根、岩珠、黄芩各 12g，藤梨根、抱石莲、小春花各 30g。水煎服。(《抗癌植物药及其验方》)

【使用注意】孕妇忌服。本品所含棉酚有杀灭精子的作用。

鹿茸 (《神农本草经》)

为脊椎动物鹿科梅花鹿或马鹿等雄鹿头上尚未骨化而带毛的幼角。甘、咸、温。具有补肾阳、益精血、强壮筋骨功能。鹿茸的抗肿瘤作用主要在于促进瘤细胞的分化。此外，本品还有强壮、抗衰老、强心、抗溃疡、促进骨折创伤愈合、增强免疫功能、促进巨噬细胞吞噬功能、抗炎、抗应激等作用。

【用法用量】内服：1～3g，研细末，1 日 3 次分服；或入丸、散，随方配制。

【治癌效验】临床常用治急性白血病等癌瘤中属肾阳虚衰、精血亏虚、久病体虚者。

急性白血病　①鹿茸 37.5g，红参、丹参、五味子、酸枣仁各 6g，当归、黄芪各 10g，红花 4g，雄黄 2g，香油 10g，蜂蜜适量。上药研末，炼蜜为丸，共制 1000 丸。②金银花、漏芦、黄芩、黄连、蒲公英、紫花地丁、鸡血藤、菟丝子各 10g，淫羊藿、丹参各 6g。水煎分 2 次服，每日 1 剂；丸剂，每次 1 丸，每日 2 次。体质较弱者两方可同时服用。(沈阳医学院附属第二医院方)

【使用注意】服用本品宜从小量开始，缓缓增加，不宜骤用大量，以免阳升风动，头晕目赤，或伤阴动血。凡阴虚阳亢、血分有热、胃火盛或肺有痰热以及外感热病者均忌服。

淫羊藿 (《神农本草经》)

为小檗科植物淫羊藿、箭叶淫羊藿或心叶淫羊藿的全草。亦称仙灵脾。辛、甘、温。具有补肾壮阳、祛风除湿功能。淫羊藿中所含总黄酮能提高血清溶血素抗体水平，增加脾脏 PFC 数，促进和刺激淋巴细胞的转化反应；并能影响免疫调节环路，因而有一定抗癌活性。此外，本品还有增强性功能、镇咳祛痰、抑制脊髓灰质炎病毒等作用。

【用法用量】内服：煎汤，10～15g；也可浸酒、熬膏或入丸、散。

【治癌效验】临床常用治肺癌、大肠癌、膀胱癌、白血病、脑垂体肿瘤等癌瘤中属肾阳不足、风湿阻滞者。

1. 肺癌 淫羊藿、仙茅、王不留行各30g，制附子120g（先煎4h），补骨脂、全瓜蒌各20g，黄精、山药、茯苓、白术、莪术、黄芪各15g，生半夏、杏仁各12g。水煎服，每日1剂。（《抗肿瘤中药的治癌效验》）

2. 大肠癌 淫羊藿、金银花藤、蒲公英、白头翁各30g，仙茅20g。将上药加水煎汤饮服，分3次服，每日1剂。（《抗肿瘤中药的治癌效验》）

3. 膀胱癌 淫羊藿、菟丝子、杜仲、海藻、牡蛎、桃仁、土茯苓、白硼砂、丹参各60g，黄柏、泽泻、三棱、莪术各30g，鳖甲180g，夏枯草、昆布各90g，血竭45g，琥珀15g（研细末），青盐10g，猪肠4个，蜂蜜750g。上药熬膏，每天服4次，每次1汤匙。（《抗肿瘤中药的治癌效验》）

4. 白血病 淫羊藿6g，丹参7g，黄药子5g，金银花、漏芦、黄芩、蒲公英、紫花地丁、鸡血藤、菟丝子各10g。水煎成100ml，每次25ml，每日2次。（《抗肿瘤中药的治癌效验》）

5. 脑垂体肿瘤 淫羊藿30g，川芎、炙蜈蚣各5g，枸杞子、丹参、制豨莶各15g，当归、鸡距子、炙远志、红花、桃仁、半夏各9g，太子参24g。水煎服，每日1剂。（《抗肿瘤中药的治癌效验》）

枸杞子 (《神农本草经》)

为茄科植物宁夏枸杞和枸杞的成熟果实。甘，平。具有补肾润肺、养肝明目功能。枸杞子可抑制癌细胞DNA合成，干扰细胞分裂，使癌细胞增殖能力下降；还可改变癌细胞线粒体结构，导致细胞氧化产生能量减少，影响癌细胞 DNA 复制与蛋白质的合成。枸杞子水提物能显著提高网状内皮系统的吞噬作用，增强巨噬细胞的活性；使休止期的巨噬细胞转变为抗肿瘤的巨噬细胞。此外，本品还有降血脂、降血糖、降血压、促进肝细胞再生、兴奋子宫等作用。

【用法用量】内服：煎汤，12～15g；或熬膏、浸酒、入丸散。

【治癌效验】临床常用治骨癌、食管癌、胃癌、肠癌、肝癌、胰腺癌等癌瘤中属肝肾不足、精血亏损者。

1. 骨癌　枸杞子、菟丝子、覆盆子、黑豆、补骨脂、骨碎补、生薏苡仁、鸡血藤各 50g，紫河车、鹿角胶各 25g，黄芪、当归各 25g。水煎服，每日 1 剂。［肿瘤防治研究，1975，（1）］

2. 食管癌　枸杞子、白英各 18g，石见穿 15g，瓜蒌、海浮石各 12g，苦参、紫草各 6g，丹参、刺猬皮、急性子、麦冬、天花粉、黄药子、炒陈皮、旱莲草、远志各 9g，薤白 4.5g，炒灵脂 3g。海浮石先煎半小时，其余后下。口服，每日 1 剂，煎 2 次分服。（《抗肿瘤中药的治癌效验》）

3. 胃癌　枸杞子、女贞子、菟丝子各 15g，太子参、生黄芪、鸡血藤各 30g，白术、茯苓各 10g。水煎服，每日 1 剂。服 6 周为 1 个疗程。（《抗肿瘤中药的治癌效验》）

4. 肠癌　枸杞子、黄精、鸡血藤、槐花、败酱草、马齿苋、仙鹤草、白英各 15g，黄芪 30g。水煎服。（《抗肿瘤中药的治癌效验》）

5. 肝癌　枸杞子、白毛藤、楤木、仙鹤草、黄芪各 30g，刺五加 15g，三七粉 3g。除三七粉外，余药水煎后，用药汤分次冲服三七粉。每日 1 剂，早、中、晚各服 1 次。（《抗肿瘤中药的治癌效验》）

6. 胰腺癌　枸杞子、红藤、龙葵、平地木、夏枯草、蒲公英、石见穿各 30g，丹参 15g，八月札、炮穿山甲、干蟾皮、香附各 12g，郁金、川楝子、广木香各 9g。水煎服，每日 1 剂。（上海龙华医院方）

百合 (《神农本草经》)

为百合科植物百合和细叶百合的肉质鳞茎。甘，微寒。具有润肺止咳、清心安神功能。百合所含秋水仙碱等多种生物碱，对癌细胞有丝分裂有抑制作用。百合能增强激素调节功能，促进免疫系统，促进淋巴细胞转化，并可防止环磷酰胺所致的白细胞减少症。此外，本品还有镇咳平喘作用。

【用法用量】内服：煎汤，10～30g；或蒸食、煮粥食。外用：适量，捣敷患处。

【治癌效验】临床常用治肺癌、食管癌、乳腺癌等癌瘤中属阴血亏损、阴虚内热者。

1. 肺癌 ①百合 9g，熟地黄 12g，生地黄 15g，玄参 15g，当归 9g，麦冬 9g，白芍 9g，沙参 15g，桑白皮 12g，黄芩 9g，臭牡丹 15g，重楼 15g，白花蛇舌草 30g。水煎服。每日 1 剂。(《抗癌中药一千方》) ②百合、生地黄、金银花各 15g，南沙参、北沙参各 12g，天冬、麦冬各 9g，白茅根 30g，黄芩 9g，白花蛇舌草、鱼腥草、铁树叶各 30g，生薏苡仁 15g，陈皮 9g。水煎服，每日 1 剂。(上海中医药杂志，1979) ③百合 30g，鱼腥草 15g，天冬 15g，薏苡仁 30g。水煎服。(《抗癌植物药及其验方》) ④鲜百合、鲜藕、枇杷 (去核) 各 30g，白花蛇舌草 50g，淀粉、白糖各适量。先将白花蛇舌草加水煎取 500ml 汁液，再将鲜藕洗净切片，与鲜百合、枇杷肉一并放入锅内合煮，待熟时放入适量淀粉调匀，服时加少许白糖。[大众卫生报，2006，(4)] ⑤百合、熟地黄、生地黄、玄参、当归、麦冬、白芍、沙参各 15g，桑皮、黄芩、臭牡丹各 12g，重楼、白花蛇舌草各 30g。以上药物水煎，每日 1 剂，分 2 次空腹口服。(北京中医，1988，1：18)

2. 乳腺癌 百合 15g，山慈菇 2g，小红参 30g，虎杖 30g，香附 15g。水煎服，每日 1 剂。(《云南抗癌中草药》)

3. 食管癌 ①北沙参 33g，百合 30g，川贝母 15g，怀山药 30g，赤丹参 15g，川郁金 9g，金石斛 30g，茯苓 15g，杭麦冬

15g，旋覆花 9g（包），赭石 15g，白花蛇舌草 30g，半枝莲 15g。水煎服，每日 1 剂。[四川中医，1984，（5）：64]②百合、太子参、辽沙参、山药、茯苓、枸杞子各 30g，黄芪、麦冬、山茱萸各 15g，西洋参 10g。水煎服。(《抗癌植物药及其验方》)

巴戟天 (《神农本草经》)

为茜草科植物巴戟天的根。辛、甘，微温。具有补肾壮阳、祛风胜湿功能。巴戟天对多种癌症均有不同程度的抑制作用。巴戟天的甲醇提取物分离的蒽醌类化合物对强致癌促进剂 TPA 诱发的 EB 病毒早期抗原有一定抑制效果。此外，本品还有抗炎、促肾上腺皮质激素分泌、降压、安定、利尿等作用。

【用法用量】 内服：煎汤，10～15g。或入丸散、浸酒、熬膏。

【治癌效验】 临床常用治肺癌、白血病、骨癌、多发性骨髓瘤、脑肿瘤、前列腺癌等癌瘤中属肾阳不足、风湿痹阻者。

1. 肺癌　沙参 30g，天冬、麦冬各 15g，百合、五味子各 15g，淫羊藿 10g，巴戟天 10g，肉苁蓉 15g，菟丝子 15g，冬虫夏草粉 3g（另冲）。每日 1 剂，水煎服。(《抗肿瘤中药的治癌效验》)

2. 白血病　熟地黄、黄芪、茯苓、白花蛇舌草、龙葵、山豆根、紫草各 30g，山药 20g，山茱萸、肉苁蓉、巴戟天、人参、补骨脂、麦冬、五味子各 10g，当归 6g。每日 1 剂，水煎服。(《抗肿瘤中药的治癌效验》)

3. 骨癌　熟地黄、山药、巴戟天、肉苁蓉、淫羊藿、狗脊、钩藤、菖蒲、牛膝、木瓜各 25g，枸杞子、补骨脂各 50g。每日 1 剂，水煎服。(《抗癌良方》)

4. 多发性骨髓瘤　巴戟天、黄芪、党参、当归、肉苁蓉、山茱萸、焦三仙各 15g，怀山药、赤小豆各 30g，补骨脂、白术、肉桂、五味子各 10g，附子 6g。水煎服。(《抗癌植物药及其验方》)

5. 脑肿瘤　龟甲胶、鹿角胶、熟地黄、当归各 15g，补骨脂 18g，巴戟天、何首乌、黄芪、党参、狗脊各 30g。水煎服，每日 1 剂。(《抗肿瘤中药的治癌效验》)

6. 前列腺癌　巴戟天、肉苁蓉、制大黄、黄柏、炙甘草各 6g，生黄芪、穿山甲、土茯苓、白花蛇舌草各 15g，党参、淫羊藿、枸杞子、制何首乌、牛膝、重楼、白芍各 12g，炒黄柏 10g。水煎服。（《抗癌植物药及其验方》）

仙茅 （《海药本草》）

为石蒜科植物仙茅的根茎。辛，热。有毒。具有温肾壮阳、祛寒除湿功能。仙茅的丙酮提取物对艾氏腹水癌实体癌有抑制作用；仙茅所含石蒜碱能抑制癌细胞的无氧酵解，对癌细胞的糖代谢有一定干扰功效；仙茅醇浸液有较强的抗突变作用。

【用法用量】内服：煎汤，10～12g。或浸酒服，也可入丸、散。

【治癌效验】临床常用治肺癌、结肠癌、乳腺癌等癌瘤中属肾阳不足、寒湿凝滞者。

1. 肺癌　仙茅、淫羊藿、菟丝子、锁阳、王不留行、三棱、莪术、当归各 9g，黄精、牡蛎、铁树叶、芙蓉叶、石上柏各 30g，天冬、赤芍各 12g，北沙参、夏枯草各 15g，山豆根 30g。水煎服，每日 1 剂。（上海龙华医院方）

2. 结肠癌　仙茅、白花蛇舌草各 120g。每日 1 剂，分 2 次煎服。（《抗癌中草药大辞典》）

3. 乳腺癌　①仙茅 25g，白芥子 10g，鹿角胶 10g（烊化），炙甘草 5g，炙麻黄 3g，蜈蚣 2 条。水煎服。（《常氏抗癌集简方》）②鹿角霜、生牡蛎、瓦楞子各 30g，仙茅、淫羊藿、土贝母、郁金各 15g，山慈菇、全蝎、蜂房、炙甘草各 10g。水煎服，每日一剂。[陕西中医，2007，（5）：526]

【使用注意】本品药性燥热，有伤阴之弊，故阴虚火旺者忌服。

肉桂 （《唐本草》）

为樟科植物的树干皮或粗枝皮；采自粗枝条或幼树干皮者称官桂。亦称玉桂、牡桂、简桂。辛、甘，热。具有壮阳散寒、温经止痛功能。肉桂所含的桂皮醛对 SV40 病毒引起的肿瘤抑制率为 100%；肉桂的提取物能减弱苯并芘对 TA98 和 TA100 两个菌株的致突变作用，其热水提取物中含有抗突变剂。此外，本品还有镇静、镇痛、解热、降压、杀菌、预防血吸虫、兴奋肾上腺皮质功能、抗溃疡、促进唾液和胃液分泌、增强消化功能等作用。

【用法用量】 内服：煎汤 2～5g，入汤剂应后下；研末冲服，每次 1～2g，或入丸、散。官桂作用较弱，用量可适当增加。

【治癌效验】 临床常用治食管癌、舌癌、宫颈癌等癌瘤中属肾阳不足、寒湿凝滞者。

1. 食管癌 熟地黄 50g，肉桂粉 5g，麻黄 2.5g，鹿角胶 15g，白芥子 10g，姜炭 2.5g，生甘草 5g。水煎服，每日 1 剂。(《抗肿瘤中药的治癌效验》)

2. 舌癌 肉桂 3g，青黛 9g，黄柏 30g，冰片 0.6g。各研为细末，混匀再研，每日取药粉适量敷患处。(《抗癌植物药及其验方》)

3. 宫颈癌 党参 15g，白术 15g，附子 9g，煨姜 5g，肉桂 6g，菟丝子 15g，炒薏苡仁 30g，茯苓、炙黄芪各 30g，杜仲炭 15g。水煎服，每日 1 剂。(《抗肿瘤中药的治癌效验》)

【使用注意】 阴虚火旺，内有实热，血热妄行者及孕妇忌用。畏赤石脂。

杜仲 (《神农本草经》)

为杜仲科植物杜仲的树皮。甘，温。具有补益肝肾、壮骨安胎功能。杜仲所含的羽扇醇对瓦克癌 W256 有抑制作用；本品能增强机体免疫功能，对细胞免疫显示双相调整作用。此外，尚有降压、利尿、镇静、镇痛及催眠作用。

【用法用量】 内服：煎汤，10～15g；或浸酒、入丸散。炒用疗效较生用为佳。

【治癌效验】 临床常用治肝癌、骨软骨癌、骨肿瘤、颅内肿瘤、恶性淋巴网状细胞瘤、白血病等癌瘤中属肝肾不足者。

1. 肝癌 知母、黄柏、山茱萸各 15g，山药 20g，牡丹皮 15g，泽泻 15g，生地黄 20g，茯苓 15g，怀牛膝 15g，木瓜 10g，杜仲 10g，川续断 15g，甘草 10g。煎服。(《抗癌中草药大辞典》)

2. 骨软骨瘤　补骨脂 15g，杜仲 15g，桃仁 25g，威灵仙 50g，秦艽 15g，细辛 5g，川乌 5g，桂枝 10g，当归 15g，木香 8g。水煎服。(《抗癌中草药大辞典》)

3. 颅内肿瘤　北沙参 30g，麦冬 15g，当归 15g，生地黄 20g，枸杞子 15g，川楝子 10g，龟甲胶 15g，鹿角胶 15g，西洋参 10g，紫河车 10g(为末冲服)，杜仲 15g，天冬 15g，木瓜 10g，黄柏 10g，茯苓 15g，牛膝 15g，莲子 15g，炙甘草 10g。煎服。(《抗癌中草药大辞典》)

4. 恶性淋巴网状细胞瘤　杜仲 12g，熟地黄、怀山药、党参、肉苁蓉、黄芪各 15g，枸杞子 12g，熟附子、山茱萸各 10g，陈皮、肉桂(焗)、炙甘草各 6g。每日 1 剂，水煎服。另以柿霜饼 60g，嚼服，徐徐咽下。[新中医，1984，16(2)：34]

5. 慢性粒细胞性白血病　杜仲 24g，山药、茯苓各 21g，白花蛇舌草 30g，生地黄、熟地黄、枣皮、蒲公英各 18g，枸杞子、菟丝子、紫花地丁、半枝莲各 15g，生晒参、当归各 12g，五味子、青黛、甘草各 6g，雄黄 3g。水煎服。(《抗癌植物药及其验方》)

肉苁蓉 (《神农本草经》)

为列当科植物肉苁蓉的带鳞叶的肉质茎。亦称淡大芸。甘、咸，温。具有补肾助阳、润肠通便功能。肉苁蓉水提液能显著增加小鼠脾脏和胸腺的重量，明显提高巨噬细胞的吞噬能力，从而提高机体的抗癌能力。此外，本品尚有降血压、促进唾液分泌及呼吸麻痹等作用。

【用法用量】内服：煎汤，12～20g；或入丸剂。

【治癌效验】临床常用治肾癌、前列腺癌、妇女外阴恶性肿瘤、甲状腺癌骨转移、食管癌、急性粒细胞性白血病、癌性肠梗阻等癌瘤中属肾虚精亏、肾阳不足者。

1. 肾癌 肉苁蓉、续断、天雄、阳起石、白龙骨各 52.5g，五味子、蛇床子、干地黄、牡蛎、桑寄生、天冬、白石英各 60g，车前子、地肤子、韭子、菟丝子各 135g，地骨皮 60g。上药为末，每服 3g，酒送下，每日 3 次。(《备急千金要方》)

2. 前列腺癌 生黄芪 15g，潞党参 12g，淫羊藿 12g，肉苁蓉 6g，巴戟天 6g，枸杞子 12g，制何首乌 12g，穿山甲 15g，牛膝 12g，制大黄 6g，炒黄柏 10g，知母 6g，土茯苓 15g，重楼 12g，白花蛇舌草 15g，杭白芍 12g，炙甘草 6g。水煎服，每日 1 剂。(《肿瘤良方大全》)

3. 妇女外阴恶性肿瘤 肉苁蓉、山药各 15g，远志 12g，蛇床子、菟丝子各 18g，五味子、山茱萸各 21g，天雄 24g，巴戟天 30g。上药为末，炼蜜为丸，如梧桐子大。每服 20 丸，加至 25 丸，酒送下，每日 2 次。(《备急千金要方》)

4. 甲状腺癌骨转移 女贞子、旱莲草各 50g，山药、牛膝、木瓜各 25g，补骨脂、骨碎补、透骨草、鸡血藤、络石藤、海藻、肉苁蓉各 50g。水煎服，每日 1 剂。(《抗癌良方》)

5. 食管癌 党参 18g，肉苁蓉、天冬各 12g，赭石 24g，清半夏、当归身各 9g，知母、柿霜饼各 15g。水煎服，每日 1 剂。(《医学衷中参西录》)

6. 急性粒细胞性白血病 肉苁蓉、黄芪、当归、何首乌各 18g，熟地黄 24g，龙骨、牡蛎各 30g（先煎），巴戟天、枸杞子各 12g，冬虫夏草、阿胶（烊化）各 9g，高丽参 6g，鹿茸片 4.5g（另炖）。水煎服。(《抗癌植物药及其验方》)

7. 癌性肠梗阻 肉苁蓉 50g，生大黄 50g，大腹皮 50g，延胡索 50g，丹参 50g，当归 30g，赤芍 30g，蜈蚣 3 条，制附子 50g，肉桂末 3g（另包），生甘草 30g。水煎服，每日一剂。[吉林中医药，2006，(2)：31]

【使用注意】本品补阳不燥，药力和缓，入药少则不效，故用量宜大。因能助阳、滑肠，故阴虚火旺及大便泄泻者忌服。肠胃有实热之大便秘结者亦不宜用。

补骨脂 （《药性论》）

为豆科植物补骨脂的种子。亦称破故纸。苦、辛，大温。具有补肾固精、温脾缩尿功能。补骨脂所含多种成分具有抗肿瘤活性，补骨脂挥发油、补骨脂素对多种癌瘤细胞有选择性抑制和杀伤作用，以及放射增敏作用。补骨脂素能选择性杀伤肿瘤乏氧细胞，具有乏氧细胞增敏效应。此外，本品尚有抗菌、抗着床、抗早孕、安眠、镇静、增加冠脉流量、止血、抗光敏、兴奋平滑肌、升高白细胞等作用。

【用法用量】内服：煎汤，10～15g；或入丸、散。外用：适量，研末擦或浸酒。

【治癌效验】临床常用治肺癌、大肠癌、肾癌、甲状腺癌、骨肉瘤、急性白血病等癌瘤中属脾肾阳虚、寒湿凝滞者。

1. 肺癌　补骨脂、党参、黄精、山药各15g，制附子120g（先煎4h），淫羊藿、仙茅各30g，瓜蒌20g，法半夏、杏仁各12g，茯苓、白术、莪术各15g，王不留行30g，黄芪15g。水煎服，每日1剂。（《中医肿瘤学》）

2. 大肠癌　补骨脂、吴茱萸、肉豆蔻、五味子各10g，党参20g，苍术、白术、茯苓各10g，干姜6g，黄芪20g，老鹳草、石榴皮各10g。水煎服，每日1剂。（《百病良方》）

3. 肾癌　补骨脂、枸杞子各10g，生地黄、熟地黄各12g，女贞子15g，生黄芪30g，白术、茯苓各10g，太子参20g，海金沙15g，瞿麦、土茯苓各20g，半枝莲30g。水煎服，每日1剂。（《中医肿瘤学》）

4. 甲状腺癌　补骨脂、女贞子、旱莲草、骨碎补、透骨草、鸡血藤、络石藤、肉苁蓉各30g，山药、牛膝、木瓜各15g。水煎服，每日1剂，分2次。（《抗癌中草药制剂》）

5. 骨肉瘤　补骨脂、骨碎补、寻骨风各30g；或补骨脂、骨碎补各15g，土鳖虫9g，参三七1.5g（研末吞），寻骨风30g。水煎

服。(《抗癌植物药及其验方》)

6. 急性白血病 补骨脂、制黄芪、当归各 12g，狗舌草、猪殃殃、白花蛇舌草、龙葵、仙鹤草、北沙参各 30g，金银花、丹参各 18g，白术 15g。水煎服，每日 1 剂。(《抗癌中草药制剂》)

7. 化疗毒副反应 生黄芪 15~30g，生地黄、熟地黄各 30g，补骨脂、半夏、当归各 10g，枸杞子、女贞子、何首乌、黄精各 15g，太子参 15~30g，白术 10g，茯苓 20g，知母 6g，鸡血藤 15~30g，巴戟天 9g，淫羊藿 10~15g，菟丝子 10~20g，丹参 30g，甘草 6g。水煎服，每日一剂。[辽宁中医学院学报，2001，(6)：121]

沙苑子 (《本草衍义》)

为豆科植物扁茎黄芪的成熟种子。亦称潼蒺藜、沙苑蒺藜。甘，温。具有补肾固精、养肝明目功能。沙苑子对癌症有一定的抑制活性。此外，本品还有降低血压、减慢心率、降低心肌张力、增加脑血流量、降低脑血管阻力和血脂及降转氨酶的作用。

【用法用量】内服：煎汤，10~20g；或入丸、散。

【治癌效验】临床常用治食管癌、直肠癌、膀胱癌、骨肉瘤等癌瘤中属肝肾不足者。

1. 食管癌 ①沙苑子、川断各 15g，黄药子 30~60g，蜈蚣 3~5 条，海藻、牡蛎各 15g，砂仁 6g，枇杷叶 15g，熟地黄 20g，钩藤、远志各 15g，党参 10g，鸡内金 6g。黄药子用白酒 30g 浸泡 1h 单煎，其他药水煎 2 次，与黄药子煎液混合早晚服。(《癌症的治疗与预防》) ②沙苑子 10g，黄药子 30g，川断、远志各 15g，钩藤 10g，附子、干姜、肉桂、党参、生地黄、熟地黄各 15g，射干、牛蒡子、红花、桃仁、大黄各 10g，玄明粉 15g（冲）。水煎，每日 1 剂，分 2 次服。(《癌症的治疗与预防》)

2. 直肠癌 沙苑子、川断各 15g，槐花 5g，地榆 15g，黄药子 30g，藤梨根、天葵子各 15~20g，青皮 15g，干蛤蟆 10g，急性子 10~15g，斑蝥 2~5 个，滑石 15g，独角莲 15~25g，陈皮 10g，

半夏 15g，竹茹 10g，赭石 30g，生姜 5 片，大枣 5 个。水煎 2 次，早晚分服。（《癌症的治疗与预防》）

3. 膀胱癌 桑寄生 30g，猪苓 30g，沙苑子 15g，山慈菇 15g，白花蛇舌草 30g。每日 1 剂，水煎，分 2 次温服。（《抗癌中草药大辞典》）

4. 骨肉瘤 沙苑子、补骨脂、牛膝、丹参、怀山药、桃仁各 15g，水煎服。（《抗癌植物药及其验方》）

骨碎补 （《开宝本草》）

为水龙骨科植物槲蕨的根茎。亦称猴姜、毛姜、申姜。苦，温。具有补肾活血、续伤镇痛功能。骨碎补对骨肿瘤病灶周围的正常骨细胞有保护和促进作用，有利于控制癌肿的发展。此外，本品尚有促进骨对钙的吸收、镇痛、镇静、降血脂、防止动脉粥样硬化等作用。

【用法用量】 内服：煎汤，10～20g；或入丸、散。外用：适量，捣烂或晒干研末敷，也可浸酒擦患处。

【治癌效验】 临床常用治骨肉瘤、尤文瘤、多发性骨髓瘤、甲状腺癌等癌瘤中属肾虚、血瘀者。

1. 骨肉瘤 骨碎补 15g，土鳖虫、寻骨风各 30g，补骨脂 20g，露蜂房、莪术各 10g，蜈蚣 3 条。水煎服，每日 1 剂。（《抗肿瘤中药的治癌效验》）

2. 尤文瘤 骨碎补、半枝莲、白花蛇舌草各 15g，青蒿、川断、木瓜、伸筋草、秦艽、当归、川芎、甘草、白毛藤、银柴胡、喜树菌各 10g，桑枝、皂角刺、龟甲、龙葵、猪殃殃、地骨皮、夏枯草各 12g，桂枝 6g。水煎服，每日 1 剂。（《抗癌植物药及其验方》）

3. 多发性骨髓瘤 骨碎补、补骨脂、生薏苡仁、鸡血藤、枸杞子、菟丝子、覆盆子、黑豆各 50g，紫河车、鹿角胶各 15g，黄芪、当归各 25g。水煎服，每日 1 剂。（《抗癌植物药及其验方》）

4. 甲状腺癌 骨碎补、补骨脂、女贞子、旱莲草、透骨草、鸡血藤、络石藤、海藻、肉苁蓉各 30g，山药、牛膝、木瓜各 15g。口服，每日 1 剂，煎 2 次分服。（《抗肿瘤中药的治癌效验》）

核桃仁 (《开宝本草》)

为胡桃科植物胡桃果实的核仁。亦称胡桃仁。甘，温。具有补肾温肺、养血润肠功能。核桃仁成熟果实含纤维素和戊聚糖。未成熟果实含瓜氨酸、胡桃叶醌及维生素 C。核桃未成熟果实的醇浸物对小鼠艾氏腹水癌和小鼠肉瘤 D180、D37 均有抑制活性。黑胡桃对小鼠自发性乳腺癌和艾氏腹水癌有抑制作用，核桃萘醌及多糖有抑制小鼠肉瘤 D180 和艾氏腹水实体癌细胞核分裂的效果。此外，本品还有镇痛、镇咳、降压、影响胆固醇代谢、抗衰老、溶石、升白细胞与血小板等作用。

【用法用量】 内服：煎汤，10～30g。定喘止咳宜连皮用，润肠通便宜去皮用。

【治癌效验】 临床常用治胃癌、乳腺癌、白血病等癌瘤中属肾阳不足、肺气虚弱、精血不足者。

1. 胃癌　取未成熟的核桃仁，以白酒浸泡 1 个月，浸泡时可在中午时让阳光照射，制成浓度为 60％的核桃酒。口服，每次 10ml，每日 3 次。同时可口服刺五加片剂（每片含生药 1.5g），每次 3 片，每日 3 次。[中草药，1980，（7）]

2. 乳腺癌　核桃仁、川贝母各 15g，金银花、川楝子各 9g，露蜂房 6g，木馒头 1 个。水煎服。(《抗癌植物药及其验方》)

3. 白血病　核桃仁、党参、何首乌各 30g，熟地黄、黄精各 24g，黄芪、覆盆子、白术各 18g，茯苓、当归、枸杞子各 15g，炙甘草 10g。水煎服，每日 1 剂。(《抗癌植物药及其验方》)

海龙 (《本草纲目拾遗》)

为海龙科动物刁海龙、拟海龙及尖海龙除去皮膜与内脏的全体。甘、咸，温。具有温肾壮阳、除痰散结功能。海龙提取物对人癌细胞株（Hela、ECA109、肺鳞癌、HCT8 直肠癌）有杀伤作用；对女性生殖系统肿瘤及胃癌有较好疗效；对小鼠腹水型肝癌有抑制作用。此外，本品还有兴奋子宫的作用。

【用法用量】内服：煎汤，10～15g；或入散剂，研末服：1.5～3g。外用：适量。

【治癌效验】临床常用治子宫癌、乳腺癌、肝癌等癌瘤中属肾阳不足者。

1. 子宫癌 白花蛇 3 条，海龙 1 条，水蛭、虻虫、人指甲、黄连、乳香、没药各 6g，全蝎、露蜂房、黄柏各 9g，牡丹皮 12g，龙胆 15g。共研细粉，以金银花煎汤为丸，雄黄包衣。每天服 6～9g，分 2～3 次吞服。［新中医，1980，（3）］

2. 乳腺癌 人工牛黄 10g，制乳香、制没药、海龙各 15g，黄芪、山慈菇、香橼、炒三仙各 30g，夏枯草、三七粉、何首乌、薏苡仁、紫花地丁、莪术、淫羊藿各 60g。上药共为细末，水泛为丸，每次 3g，每日 2 次。（《抗癌中草药大辞典》）

3. 肝癌 海龙、鹿角片、冬虫夏草、葵树子、白术、五灵脂各 10g，青皮、甘草各 3g。水煎服，每日 1 剂。［开卷有益，1994，（4）］

菟丝子 (《神农本草经》)

为旋覆花科植物菟丝子或大菟丝子的种子。辛、甘，平。具有滋补肝肾、益精明目功能。菟丝子所含的维生素 A 能阻止致癌物与 DNA 的紧密结合，从而修复 DNA 损伤，阻止肿瘤生长。此外，本品尚有增强离体蟾蜍心脏收缩力、促进狗离体肠管运动、兴奋离体子宫等作用。

【用法用量】内服：煎汤，10～15g；或入丸、散。外用：适量，炒研调敷。

【治癌效验】临床常用治胃癌、骨癌、鼻咽癌、肺癌等癌瘤中属肝肾不足、肾虚不固者。

1. 胃癌 菟丝子、补骨脂、白术各 9g，党参、枸杞子、女贞子各 15g。水煎服，每日 1 剂。［北京中医杂志，1990，（1）］

2. 骨癌 菟丝子、枸杞子、覆盆子、黑豆、补骨脂、骨碎补、生薏苡仁、鸡血藤各 50g，紫河车、鹿角胶各 15g，黄芪、当归各 25g。水煎服，每日 1 剂。［肿瘤防治研究，1975，（1）］

3. **鼻咽癌** 菟丝子、麦冬、女贞子、卷柏、苍耳子、辛夷、白芷各15g，玄参、北沙参各30g，知母12g，石斛、黄芪、白术、紫草各25g，山豆根、怀山药、石菖蒲各10g。水煎服，每日1剂。(《抗肿瘤中药的治癌效验》)

4. **肺癌** 菟丝子、仙茅、淫羊藿、锁阳、王不留行、三棱、莪术、当归各9g，黄精、牡蛎、铁树叶、芙蓉叶、石上柏各30g，天冬、赤芍各12g，北沙参、夏枯草各15g，山豆根30g。水煎服，每日1剂。(《抗肿瘤中药的治癌效验》)

冬虫夏草 (《本草从新》)

为麦角菌科植物冬虫夏草菌的子座及其寄主蝙蝠蛾科昆虫绿蝙蝠蛾幼虫的尸体。甘，温。具有益肾补肺、止血化痰功能。冬虫夏草所含的虫草素能抑制小鼠白血病 L5187 细胞系的核酸合成，从而攻击肿瘤细胞，发挥抗癌活性。冬虫夏草提取物能对抗可的松、环磷酰胺等免疫抑制剂对免疫系统的抑制作用，提高环磷酰胺的抗肿瘤作用而不增加其毒性。此外，本品尚有雄激素样、镇静、催眠、降低血清胆固醇、降压、平喘、止咳、祛痰等作用。

【用法用量】 内服：煎汤，5～10g；或与鸡、鸭、猪肉等炖服；或入丸、散。

【治癌效验】 临床常用治肺癌、喉癌等癌瘤中属肺气不足、肺肾两虚、正气衰弱者。

1. **肺癌** ①冬虫夏草10g，麦冬15g，石斛15g，生地黄15g。泡水当茶饮。(《中药新用》) ②冬虫夏草、旱莲草、麦冬、党参各15g，百合、玉竹、瓜蒌、夏枯草各20g，北沙参、玄参、半枝莲、薏苡仁、蒲公英、白花蛇舌草、鱼腥草、藕节、猫爪草、黄芪、茅根、鳖甲、生牡蛎各30g，川贝母10g。水煎服。(《抗癌植物药及其验方》) ③人参100g，冬虫夏草60g。研末分次吞服，每次10g。[江西中医药，1998，(4)]

2. **喉癌** 太子参、生地黄、女贞子各15g，沙参、牡丹皮、旱莲草、白芍各10g，甘草、冬虫夏草、川贝母各5g，木蝴蝶3g，

青果适量（单独噙咽）。日夜各服 1 剂，每剂每隔 2h 少量呷服 1 次，直至药尽。（《抗癌良方》）

3. 辅助化疗　人参 30g，黄芪 50g，冬虫夏草 10g，白术 25g，当归 20g，半夏 15g，柿蒂 15g，石斛 15g，茯苓 20g，丹参 15g，黄精 20g，补骨脂 25g，女贞子 25g，山茱萸 25g，鸡血藤 20g，半枝莲 50g，白花蛇舌草 50g。水煎服，每日 1 剂。[中国中医急症，2008，（12）：1684]

山茱萸 （《神农本草经》）

为山茱萸科植物山茱萸除去果核的成熟果肉。亦称枣皮。酸，微温。具有补益肝肾、收敛固涩功能。山茱萸可促进免疫动物脾脏抗原结合细胞增加，促进巨噬细胞吞噬功能，对肿瘤细胞有抑制作用。此外，本品还有抗菌、消炎、对抗组胺和氯化钡及乙酰胆碱所引起的肠管痉挛、收缩子宫、降压、改善心功能等作用。

【用法用量】 内服：煎汤，10～15g，大剂量可用 30g；或入丸、散。

【治癌效验】 临床常用治食管癌、肠癌、脑瘤等癌瘤中属肝肾亏虚者。

1. 食管癌　熟地黄 240g，山茱萸 120g，怀山药 120g，泽泻 90g，牡丹皮 90g，茯苓 90g。上药制成蜜丸，每丸 9g。每日晨起服 1～2 丸。（《抗癌中药一千方》）

2. 肠癌　山茱萸 12g，知母 10g，鳖甲 15g，生地黄 12g，女贞子 15g，茯苓 10g，黄柏 10g，泽泻 15g，山药 10g，金银花 30g，马齿苋 30g。水煎服，每日 1 剂。（《抗癌中草药大辞典》）

3. 脑瘤　①姜半夏 15g，制南星 15g，石菖蒲 9g，当归 9g，山茱萸 9g，赤芍 10g，制成糖浆服用。（《抗癌中药一千方》）②熟地黄 12g，怀山药 12g，枸杞子 12g，山茱萸 15g，川牛膝 9g，菟丝子 12g，鹿角胶 12g。水煎服，每日 1 剂。（《抗癌中草药大辞典》）

紫河车 （《本草拾遗》）

为人的胎盘，一般取健康妇女分娩的胎盘作药用原料。亦称胎盘、胞衣、人胞。甘、咸，温。具有温肾填精、益气养血功能。人胎盘免疫调节肽具有提高细胞免疫、体液免疫功能及调节免疫功能的作用。紫河车所含干扰素具有抗肿瘤活性；多糖亦有抗癌作用；胎盘有两种具抗癌作用的蛋白质，对肉瘤-37 和艾氏腹水癌有抑制作用。此外，本品尚有增强人体免疫力、抗自由基、抗衰老、抗感染、激素样、凝血、促进生长发育、防止化疗所致的白细胞减少症等作用。

【用法用量】内服：10～15g，研末装胶囊吞服，每日 2～3 次，重证用量加倍；也可入丸、散。如用鲜胎盘，每次半个至一个，水煮服食。

【治癌效验】临床常用治肺癌、胃癌等癌瘤中属肺肾两虚者。

1. 肺癌　紫河车、生地黄、熟地黄、茯苓、泽兰、猪苓、紫贝齿、何首乌、龙骨各 12g，当归、白芍、女贞子、丁香、白术、神曲、麦芽、山楂、鸡内金、阿胶、生玳瑁末、芦荟各 9g，贝母、麦冬各 15g，禹余粮、牡蛎各 30g，砂仁、人参各 6g，琥珀、甘草各 3g。水煎服，每日 1 剂。（江西余干县人民医院方）

2. 胃癌　紫河车 6g，生黄芪、党参、白术、茯苓、当归各 9g，黄精 12g。阴虚加玉竹、石斛、生地黄；呕吐加半夏、竹茹。水煎服，每日 1 剂。（《实用中医学》）

3. 化疗白细胞下降　紫河车（干鲜均可）适量。洗净焙干研面。每日 3 次，每次 5g，温开水送服。［大众卫生报，2006，（4）］

沙参 （《神农本草经》）

沙参有北沙参和南沙参两类。北沙参为伞形科植物珊瑚菜的根。南沙参为桔梗科植物轮叶沙参和杏叶沙参及阔叶沙参的根。甘、苦，微寒。具有养阴清肺、益胃生津功能。北沙参所含花椒毒素对艾氏腹水癌及肉瘤 S180 的抑制作用较大；对人肺腺癌细胞的增生有一定抑制活性。北沙参能提高淋巴细胞转化率，升高白细胞，提高 B 细胞，增强巨噬细胞功能，延长抗体存在时间，提高 T 细胞亚群比值，促进免疫功能。杏叶沙参所含呋喃香豆精类（花椒毒素）及皂苷对艾氏腹水癌及肉瘤有较强抑制活性。此外，本品还有祛痰、镇咳、抗真菌、强心等作用。

【用法用量】内服：煎汤，10～15g，或鲜品 15～30g；亦可熬膏或入丸剂。

【治癌效验】临床常用治肺癌、食管癌、肝癌、鼻咽癌等癌瘤中属肺胃阴伤者。

1. 肺癌 ①北沙参、黄芩、浙贝母、前胡各 12g，鱼腥草、仙鹤草、杨梅根各 30g，当归、麦冬、天冬、橘红、甘草各 9g，生半夏、生南星各 6g。每日 1 剂。（浙江中医学院方）②北沙参、南沙参各 20g，天冬、麦冬、杏仁、桃仁各 15g，瓜蒌皮、铁树叶、鱼腥草、生牡蛎、石见穿各 50g，王不留行、八月札、赤芍、夏枯草各 25g，露蜂房 20g，白花蛇舌草 50g。每日 1 剂，煎服。加服天龙片 5 片（含蜈蚣粉 0.05g/片），每天 3 次。（上海龙华医院方）③南沙参、石斛各 50g，玉竹、玄参各 25g，竹茹、瓜蒌、桃仁、杏仁、佩兰、苦桔梗、银柴胡各 15g，每日 1 剂。（北京中医医院方）④北沙参、南沙参、麦冬、炒薏苡仁、太子参各 15g。每日 1 剂，2 次分服。（浙江中医杂志，2005，1：13）

2. 食管癌 旋覆花 9g，赭石 30g，莱菔子 9g，郁金 9g，砂仁 6g，瓜蒌 30g，贝母 9g，沙参 15g，石斛 15g，麦冬 9g，玄参 9g。水煎服。（《抗癌中草药大辞典》）

3. 肝癌 北沙参 30g，黄芪 15g，白术 9g，紫丹参 30g，水红花子 30g，商陆 6g，重楼 30g，半枝莲 30g，白花蛇舌草 30g。水煎服。（《抗癌中草药大辞典》）

4. 鼻咽癌 沙参、麦冬、生地黄、山药、百合、薏苡仁、石斛、女贞子、旱莲草各 15g，白茅根、白花蛇舌草各 30g，菊花 10g。每日 1 剂。（湖南中医学院方）

玉竹 （《神农本草经》）

为百合科植物玉竹（葳蕤）的根茎。亦称葳蕤、萎蕤。甘，平。具有滋阴润肺、生津养胃功能。玉竹能提高机体免疫功能，抑制癌瘤的生长；其水提取物体外实验对人子宫颈癌 JTC26 细胞有抑制活性。此外，本品还有强心、调节血压、增加冠脉流量、降血脂、抗动脉粥样硬化以及抗菌等作用。

【用法用量】内服：煎汤，10～15g。清热养阴生用，滋补养阴制用。

【治癌效验】临床常用治肺癌、食管癌、胃癌等癌瘤中属肺胃阴伤者。

1. 食管癌　①南沙参、玉竹、天冬各 15g，旋覆花（布包）3g，山药 24g，白茅根 60g，白花蛇舌草 120g。加水 2500ml，慢火熬至 500ml 左右，去渣后加蜂蜜于药汁中熬和。每日 1 剂，分 4 次服。同时辅以服鹅血，5～7 日 1 次。（湖北中医学院方）②玉竹、石斛、生地黄、乌梅各 10g，沙参、天冬、麦冬、玄参各 15g。若口干可加芦根 30g，天花粉 15g；干呕者加竹茹 10g；便秘者加火麻仁 10g。水煎服，每日 1 剂。（《中西医结合肿瘤学》）

2. 胃癌　玉竹、生地黄、北沙参、天花粉各 15g，麦冬、石斛、竹茹各 9g，诃子肉、甘草各 3g。水煎，蜂蜜冲服。（《抗癌植物药及其验方》）

3. 肺癌　沙参、玉竹、芦根、党参、石斛、天花粉、鱼腥草各 30g，麦冬 15g，生地黄 21g，女贞子 24g，夏枯草 25g。水煎服，每日 1 剂。（《实用抗癌验方》）

石斛 （《神农本草经》）

为兰科植物金钗石斛及同属多种植物的茎。甘，微寒。具有养胃生津、滋阴除热功能。石斛体外试验对肿瘤细胞有抑制活性。此外，本品还有升白细胞和血小板、助消化、升高血糖、降低血压、降低心率、抑制呼吸以及解热镇痛等作用，大剂量可致惊厥。

【用法用量】内服：煎汤，12～15g；或鲜品 15～30g。入汤剂宜先煎。

【治癌效验】临床常用治肺癌、胃癌、鼻咽癌等癌瘤中属肺胃阴虚者。

1. 肺癌 ①南沙参、石斛各 50g，玉竹、玄参各 25g，竹茹、瓜蒌、桃仁、杏仁、佩兰、苦桔梗、银柴胡各 15g。每日 1 剂，煎汤频服。(《实用抗癌验方》)②生黄芪 30～60g，太子参 30g，麦冬 15g，石斛 15g，蜈蚣 2～4 条，守宫 2～4 条，红枣 10g，甘草 10g。水煎服，每日一剂。[中医药临床杂志，2005，(2)：7]

2. 胃癌 石斛 30g，鲜生地黄 30g，麦冬 30g，太子参 30g，藤梨根 30g，重楼 30g，蛞蝓 10g，鸡内金 10g，干蟾皮 10g，生白术 10g，八月札 15g。水煎 2 次，早晚分服，每日 1 剂。[浙江中医杂志，1981，(12)：542]

3. 鼻咽癌 石斛、北沙参、玄参、黄芪、白术、紫草各 25g，麦冬、女贞子、卷柏、苍耳子、辛夷、白芷、菟丝子各 15g，知母、山豆根、怀山药、石菖蒲各 10g。水煎服。(《抗癌植物药及其验方》)

女贞子 (《神农本草经》)

为木犀科植物女贞的成熟果实。甘、苦，凉。具有补益肝肾、清热明目功能。女贞子水提取物可明显提高机体对肿瘤的免疫功能。女贞子对环磷酰胺、乌拉坦诱发的突变和细胞染色体损伤均有抑制作用，提示有防癌活性。对因化疗及放疗所致白细胞下降有升高作用。此外，本品还有抗菌、消炎、强心、利尿、升高血小板、降 SGPT、保肝及降低家兔血清胆固醇、消除冠脉斑块、降血糖、增加组织耗氧量、抑制光溶血、清除自由基、抗衰老、促进小鼠肠推进功能、促进排便等作用。

【用法用量】内服：煎汤，10～15g；或熬膏、入丸剂。外用：适量，熬膏点眼。

【治癌效验】临床常用治胃癌、肝癌、肾盂癌、膀胱癌、喉癌、脑肿瘤等癌瘤中属肝肾阴虚者。

1. **胃癌**　党参 15g，枸杞子 15g，女贞子 15g，白术 9g，菟丝子 9g，补骨脂 9g。水煎服，每日 1 剂，分 2 次服用。(《抗癌中药一千方》)

2. **肝癌**　①生晒参 5g（或党参 12g），炙黄芪 15g，女贞子 12g，夏枯草 10g，白花蛇舌草 30g，石见穿 30g，水红花子 10g，赤芍 10g，莪术 10g，郁金 10g，甘草 6g。水煎服，每日 1 剂。[中医杂志，1989，(7)：45] ②女贞子 20g，山茱萸 15g，生地黄 20g，西洋参 10g，麦冬 5g，白芍 20g，生晒人参 15g，仙鹤草 30g，重楼 30g，半枝莲 30g，五味子 10g。水煎服，每日 2 剂，早晚各服 1 剂。(《现代中医肿瘤学》)

3. **肾盂癌**　生地黄、熟地黄各 12g，女贞子 15g，枸杞子 10g，补骨脂 10g，生黄芪 30g，白术 10g，茯苓 10g，太子参 20g，海金沙 15g，瞿麦 20g，土茯苓 20g，半枝莲 30g。水煎服，每日 1 剂，宜长期服用。(《中医肿瘤学》)

4. **膀胱癌**　党参 15g，黄芪 30g，女贞子 30g，桑寄生 30g，白花蛇舌草 30g。水煎服。(解放军总医院方)

5. **喉癌**　女贞子、太子参、生地黄各 15g，沙参、牡丹皮、旱莲草、白芍各 10g，冬虫夏草、甘草、川贝母各 5g，木蝴蝶 3g，青果适量（单独含噙咽）。水煎服。(《抗癌植物药及其验方》)

6. **脑肿瘤**　女贞子、何首乌、生地黄各 15g，丹参、旱莲草各 12g，旋覆花、竹茹、天葵子、紫草、牛膝各 10g，白芍 12g，生赭石 30g（先煎），珍珠 20g（先煎），陈皮 5g，蜈蚣 1 条，蛇蜕（焙）3g，黄连 3g。水煎服，另用铁锈、灶心土烧红入黄连淬水兑药服。(《抗癌植物药及其验方》)

7. **癌性发热**　黄芩、麦冬、女贞子各 12g，太子参、柴胡、大青叶各 15g，生石膏 40g，白花蛇舌草 30g。水煎服，每日一剂。[四川中医，2004，(7)：56]

墨旱莲 (《新修本草》)

为菊科植物鳢肠（金陵草）的全草。亦称旱莲草、鳢肠。甘、酸，寒。具有滋阴益肾、凉血止血功能。墨旱莲能促进淋巴母细胞转化，增强机体免疫功能，抑制肿瘤的活性。本品对肝癌所致的出血症状有较好疗效。此外，本品还有抗菌、止血、促毛发生长、护肝、抗诱变、镇静、镇痛、抗缺氧、扩张冠状血管及止血等作用。

【用法用量】内服：煎汤，10～15g，或鲜品加倍；或熬膏、捣汁、入丸散。外用：适量，捣敷、研末撒或捣敷塞鼻。

【治癌效验】临床常用治肺癌、胃癌、甲状腺癌、白血病、骨癌、乳腺癌等癌瘤中属肝肾阴虚、血热出血者。

1. 肺癌 墨旱莲、麦冬、冬虫夏草、党参各15g，北沙参、玄参、半枝莲、薏苡仁、蒲公英、白花蛇舌草、鱼腥草、藕节、猫爪草、黄芪、鳖甲、生牡蛎各30g，生百合、玉竹、瓜蒌、夏枯草各20g，川贝母10g。水煎服，每日1剂。（《抗肿瘤中药的治癌效验》）

2. 胃癌 墨旱莲、小蓟各20g，白茅根、怀山药、太子参各15g，仙鹤草18g，知母、生地黄、茯苓、白术各12g，黄柏10g，甘草3g。水煎服。（《抗癌植物药及其验方》）

3. 甲状腺癌 墨旱莲、女贞子、补骨脂、骨碎补、透骨草、鸡血藤、络石藤、海藻、肉苁蓉各30g，山药、牛膝、木瓜各15g。每日1剂。（北京中医学院方）

4. 白血病 ①墨旱莲、白花蛇舌草、生山药、黄芪各30g，麦冬、天冬、山豆根、地榆、藕节、玄参各15g，女贞子12g。水煎服，每日1剂。（《抗肿瘤中药的治癌效验》）②墨旱莲、猪殃殃、羊蹄根各60g，石仙桃、红枣各30g，黄精、丹参各15g，茜草、地骨皮各12g，当归、白薇、柴胡、生地黄各9g，玄参6g，六神丸30粒（分3次吞服）。水煎服。（《抗癌植物药及其验方》）

5. 骨癌 墨旱莲、女贞子各50g，山药、牛膝、木瓜各25g，补骨脂、骨碎补、透骨草、鸡血藤、络石藤、海藻、肉苁蓉各50g。每日1剂，水煎服。（《抗肿瘤中药的治癌效验》）

6. 乳腺癌 墨旱莲20g，女贞子15g，益母草15g，仙茅6g，淫羊藿6g。水煎服，每日一剂。[吉林中医药，2004，（4）：22]

龟甲 （《神农本草经》）

为龟科动物乌龟的腹甲。甘、咸，寒。具有滋补肾阴、平肝潜阳、养血补心功能。龟甲含动物胶、角质、蛋白质、脂肪、钙、磷、糖类、维生素 B_1、维生素 B_2 及烟酸等。龟甲提取物对 S180、EAC 及腹水型肝癌有抑制作用。本品还能提高机体的免疫功能增强抗肿瘤作用。此外，本品还有镇静、解热、补血、强壮等作用。

【用法用量】内服：煎汤，20～30g，先煎。

【治癌效验】临床常用治肺癌、食管癌、肝癌、胰腺瘤、肾癌、脑瘤等癌瘤中属肝肾不足、阴虚内热者。

1. 肺癌　龟甲、黄芪、菟丝子、补骨脂、茯苓、巴戟天、威灵仙、金樱子各 400g，红参、田三七、穿山甲、浙贝母、淫羊藿、射干各 200g，生半夏、生南星、重楼各 300g，天竺黄、海马、五味子、陈皮各 100g。共研细末，和丸，每次 10g，每日 3 次，口服。[新中医，1990，（3）]

2. 食管癌　龟甲、石斛、枸杞子各 20g，北沙参、生地黄、女贞子各 30g，当归身、黄药子各 15g，麦冬、川楝子、黄柏、知母、玄参、火麻仁、天花粉各 10g，蒲黄、炒五灵脂各 6g，白屈菜 30g。水煎服。[中西医结合杂志，1985，（10）：244]

3. 肝癌　①龟甲 15g，鳖甲、王不留行各 12g，八月札、半枝莲各 30g。水煎服，每日 1 剂。（《实用抗癌药物手册》）②龟甲、牡蛎、白芍各 30g，土鳖虫 12g，全蝎末 6g（吞），菊花、枸杞子、当归、生地黄、熟地黄、桃仁、红花各 9g。水煎服，每日 1 剂。[中医杂志，1984，（5）]

4. 胰腺瘤　醋鳖甲 500g，龟甲 300g，鸡内金 150g，水蛭 150g，土鳖虫 150g，炮山甲 200g。研末装入胶囊，每日 3 次，每次 2g。[河南中医，1990，（1）]

5. 肾癌　龟甲 15g，补骨脂 9g，白花蛇舌草、菝葜、石打穿、瞿麦、薛荔果各 30g。水煎服，每日 1 剂。（《实用抗癌药物手册》）

6. 脑瘤　龟甲、丹参各 20g，女贞子、生地黄、白芍、鳖甲、生牡蛎各 15g，墨旱莲、骨碎补、牛膝、旋覆花各 10g，磁石 12g，朱砂 1g，红花 5g。水煎服，每日 1 剂。(《当代名医临证精华》)

鳖甲 (《神农本草经》)

为鳖科动物中华鳖的背甲。咸，寒。具有滋阴潜阳、软坚散结功能。鳖甲对人型肝癌、胃癌细胞有抑制细胞呼吸的作用；对肝癌、胃癌、急性淋巴细胞白血病有抑制活性。此外，本品还能抑制结缔组织增生、增加血浆蛋白、延长抗体存在时间，还具有一定的镇静作用。

【用法用量】内服：煎汤，20～30g，先煎。滋阴潜阳宜生用，软坚散结宜醋炙用。

【治癌效验】临床常用治肺癌、胃癌、肝癌、鼻咽癌、卵巢癌等癌瘤中属肝肾阴虚者。

1. 肺癌　鳖甲、蛤粉各 30g，同炒至色黄；熟地黄 45g，共为末。每服 6g，饭后清茶送下。(《圣济总录》)

2. 胃癌　醋鳖甲、郁金、石斛各 12g，太子参、麦冬各 15g，玄参 30g，当归 20g，土鳖虫 6g，三棱 9g，焦三仙 24g。每日 1 剂，分 3 次煎服。[实用中医药杂志，1996，(5)]

3. 肝癌　①鳖甲、柴胡、白芍、生半夏各 15g，虻虫、黄芩、桃仁、党参、焦白术、茯苓、砂仁各 12g，半枝莲、龙葵各 30g，鸡内金、焦三仙各 10g，甘草 6g，山核桃 24g。水煎，每日 1 剂，煎 2 次服，30 天为 1 个疗程。(《抗肿瘤中药的治癌效验》) ②制鳖甲 30g，炮山甲、桃仁、广木香、青皮、郁金、白芍各 12g，红花 6g，半枝莲、夏枯草、白花蛇舌草、生牡蛎、海藻、昆布、紫草各 30g，莪术、三棱各 12g，生地榆 15g。黄疸加茵陈；腹水加泽泻、滑石；扶正加白芍、白术、党参、黄芪等。每日 1 剂，两方交替使用。(湖北孝感市人民医院方) ③郁金 30g，鳖甲 35g，白术 25g，龙葵 35g，柴胡 20g，重楼 20g，八月札、丹参、女贞子各 30g。水煎服，每日一剂。[辽宁中医杂志，1996，(8)：354]

4. 鼻咽癌　炙鳖甲 24g，地骨皮 18g，土贝母、海藻、昆布、凤尾草、败酱草各 12g，龙胆、地龙各 6g，柴胡 4.5g。鼻衄目赤加贯众炭、牡丹皮、生地黄各 12g，玄参 15g，蒲公英 18g，白茅根 30g，藕节炭、金银花各 9g。每日 1 剂。（上海医科大学肿瘤医院方）

5. 卵巢癌　鳖甲、龙葵、白英、白花蛇舌草、半枝莲各 50g。水煎服，每日 1 剂。（《肿瘤的诊断与防治》）

黄精（《名医别录》）

为百合科植物黄精或囊丝黄精、金氏黄精以及同属若干种植物的根。甘，平。具有润肺滋阴、补脾益气功能。黄精可刺激体内淋巴细胞转化为杀瘤细胞，增强机体抗恶性肿瘤的免疫力。此外，本品还具有一定的抗菌、抗真菌、抗病毒、降压、降血糖、降血脂、增加冠脉流量等作用。

【用法用量】内服：煎汤，10～20g，或鲜品 30～60g；或熬膏、入丸散。外用：适量，煎水洗。

【治癌效验】临床常用治肺癌、大肠癌、急性白血病、宫颈癌、恶性黑色素瘤等癌瘤中属脾肺虚弱、气阴两伤者。

1. 肺癌　黄精、牡蛎、铁树叶、芙蓉叶、石上柏、石见穿、山豆根各 30g，仙茅、菟丝子、锁阳、三棱、莪术、当归各 9g，天冬、赤芍各 12g，王不留行 6g，北沙参、夏枯草各 15g。水煎，每日 1 剂。（上海龙华医院方）

2. 大肠癌　黄精、枸杞子、鸡血藤、槐花、败酱草、马齿苋、仙鹤草、白英各 15g，黄芪 30g。水煎服。（《抗癌植物药及其验方》）

3. 急性白血病　①诱导缓解期方：黄精 15g，猪殃殃、紫草根、狗舌草、羊蹄根各 15～30g，生地黄 9～15g，当归、赤芍各 9g，川芎 6g，甘草 3g。水煎服，每日 1 剂。②维持缓解期方：黄精 15～30g，黄芪、鸡血藤、熟地黄各 9～15g，制何首乌 15g，当归、白术、党参、枸杞子各 9g，白芍 6g，炙甘草 3g。每日 1 剂，

水煎服。(《抗肿瘤中药的治癌效验》)

4. 宫颈癌　黄精、黄芪、太子参、茯苓各 15g，生龙骨、生牡蛎各 30g，橘皮 6g，木香、香附各 9g，升麻 3g。水煎服。(《抗癌植物药及其验方》)

5. 恶性黑色素瘤　黄精、女贞子、白英、龙葵、蛇莓、丹参各 30g，生地黄、土茯苓、猪苓、当归各 20g，山茱萸、墨旱莲、秦艽、紫河车、淫羊藿各 10g。水煎服。(《抗癌植物药及其验方》)

【使用注意】本品味甘，性平，作用缓慢，故可作为久服滋补之品。又因性质滋腻，易助湿邪，凡脾虚有湿、咳嗽痰多以及中寒便溏者均不宜服。

银耳 (《本草再新》)

为层菌纲银耳科植物银耳的子实体。亦称白木耳、雪耳。甘、淡，平。具有滋阴润肺、益气生津功能。银耳所含的多糖类物质，通过调节免疫系统起到抗癌作用。并能增强肿瘤患者对放、化疗的耐受力，促进受损造血系统的恢复。银耳可增强巨噬细胞的吞噬作用，增加免疫球蛋白含量，抑制癌细胞的发生和生长。此外，本品还有改善肝肾功能、降脂、抗衰老、促进肝脏蛋白质与核酸合成等作用。

【用法用量】内服：煎汤，15～30g。

【治癌效验】临床常用治肺癌、食管癌、胃癌、肝癌等癌瘤中属阴虚肺燥者。

1. 肺癌　银耳、竹参各 6g，淫羊藿 3g。先将银耳及竹参用冷水发胀，然后加水 1 小碗及冰糖、猪油适量调和，最后取淫羊藿稍加碎截，置碗中共蒸，服时去淫羊藿。参、耳连汤内服。(《贵州民间方药集》)

2. 食管癌　银耳 50g，紫河车、败酱草、夏枯草各 30g，生半夏、沙参、天冬、浙贝母、生姜各 20g，白花蛇舌草、半枝莲各 60g，大枣 100g，守宫(壁虎) 2 条，甘草 10g，绿豆 150g，蜂蜜

100g。此为 2 天量，水煎服。[中医杂志，1993，（12）]

3. 胃癌　银耳、冰糖各 15g，西洋参 6g。文火浓煎，取汁当茶饮。《抗癌良方》）

4. 肝癌　银耳、三七、人参各 25g，薏苡仁 100g，土茯苓50g，麝香、乳香、没药、牛黄、熊胆各 5g。共研细末，装胶囊内，每日 3 次，每次 2.5g，4 个月为 1 个疗程。《抗癌良方》）

当归 （《神农本草经》）

为伞形科植物当归的根。甘、辛，温。具有补血活血、消癥散结功能。当归所含的由葡萄糖和半乳糖组成的多糖体（AR-Ⅰ），可有效抑制癌的生长。当归抗癌作用与其增强机体免疫功能密切相关，当归热水提取物可提高诱导干扰素产生的活性；选择性作用于B 淋巴细胞，增强免疫功能。此外，本品还可抗维生素 E 缺乏症、抗恶性贫血、保护病变的主动脉、增加冠脉流量、增加心排血量、降低心肌兴奋性、抗心房纤颤、降低血清胆固醇、保护肝脏、镇静、镇痛、平喘、利尿、抗菌、兴奋和抑制子宫的双重作用等。

【用法用量】 内服：煎汤，10～15g。补血用当归身，破血用当归尾，和血（即补血活血）用全当归。酒制能加强活血的功效。

【治癌效验】 临床常用治食管癌、肝癌、直肠癌、乳腺癌、卵巢癌、膀胱癌、白血病、恶性淋巴瘤、恶性黑色素瘤等癌瘤中属血虚癥积、气滞血瘀者。

1. 食管癌　当归 60g，黄药子 300g，丹参、五味子各 30g，人参 90g，土大黄 150g。共捣碎，浸于 62％白酒 2kg 内，浸泡 2 周后去渣备用。每日服 15ml。《肿瘤药物治疗》）

2. 肝癌　当归 15g，川白芍 10g，丹参 15g，醋香附 12g，木香 10g，郁金 10g，薏苡仁 15g，重楼 10g，小红参 10g，血余炭30g（冲服）。水煎服，每日 1 剂。可配合定坤丸。[北京中医学院学报，1986，（5）：34]

3. 直肠癌　当归 12g，黄药子 15g，瓦松 9g，土贝母 12g，重楼 15g，土茯苓 30g，白花蛇舌草 30g，苦参 12g，槐花 9g，地榆 12g，蜈蚣 2 条。水煎服，每日 1 剂。(《肿瘤的辨证施治》)

4. **乳腺癌** ①当归、夏枯草各 45g，橘核 12g，丹参 15g，白芷、僵蚕各 6g，爵床草 30g，每日 1 剂，水煎或用水酒炖服，连服 20～30 剂为 1 个疗程。可加菝葜制剂同服。(福州市第一人民医院方) ②当归 20g，川芎、香附各 15g，赤芍、红花、木香各 10g，柴胡 25g，茯苓 20g，青皮 15g，川贝母 20g，生甘草 5g，大枣 3 枚。水煎服，每日 1 剂 (《老中医医案选·乳岩》)

5. **卵巢癌** 当归 15g，川白芍 10g，三棱 10g，莪术 15g，延胡索 10g，川楝子 12g，乌药 10g，鸡血藤 30g，龙葵 30g，生牡蛎 30g，土茯苓 30g，干蟾蜍 10g，生黄芪 30g。水煎服，每日 1 剂。(《中医肿瘤学》)

6. **膀胱癌** 当归 15g，赤芍 15g，生地黄 15g，木通 15g，滑石 15g，海金沙 15g，半枝莲 30g，大蓟炭、小蓟炭各 30g，白茅根 30g，薏苡仁 30g，白花蛇舌草 30g，金钱草 30g，知母 12g，黄柏 12g，炒木鳖子 12g，金银花 24g，天花粉 12g，海螵蛸 24g。水煎服，每日 1 剂。(《抗癌中草药制剂》)

7. **慢性粒细胞性白血病** 当归 30g，芦荟 15g，黄柏 30g，龙胆 30g，栀子 30g，黄芩 30g，青黛 15g，大黄 15g，木香 9g。上药研末，炼蜜为丸，每丸约重 5g。口服，每日 3～4 丸，体质能耐受者可逐渐增加到每日 6～9 丸。(《肿瘤良方大全》)

8. **恶性淋巴瘤** 当归芦荟丸，每次服 2g，每日 3 次，3 个月为 1 个疗程。(《癌症秘方验方偏方大全》)

9. **恶性黑色素瘤** 当归 30g，玄参 30g，金银花 30g，陈皮 30g，紫荆皮 30g，牡蛎 30g，贝母 12g，儿茶 15g，夏枯草 60g，黑木耳 30g，黄药子 30g，半枝莲 60g。水煎服，每日 1 剂。[四川中医，1983，(5)：42]

10. **癌性发热** 当归、黄连、黄芩、黄柏、生地黄、熟地黄各 15g，黄芪 30g。水煎服，每日 1 剂。[陕西中医，2001，(9)：516]

熟地黄 (《本草图经》)

为玄参科植物地黄的根,经加工炮制而成。甘,微温。具有养血滋阴、补精益髓功能。本品所含的地黄多糖具有明显的免疫抑瘤活性,除能促进 T 淋巴细胞活化、直接杀伤肿瘤细胞外,还可通过促进 T 淋巴细胞产生一系列的淋巴因子,发挥杀伤肿瘤细胞的作用。本品还有显著的强心、利尿、保肝、降血糖、抗增生、抗渗出、抗炎、抗真菌、抗放射等作用。

【用法用量】内服:煎汤,10～30g。宜与健脾胃药如陈皮、砂仁等同用。熟地黄炭用于止血。

【治癌效验】临床常用治肺癌、食管癌、胃癌、乳腺癌、骨肿瘤、多发性骨髓瘤、白血病、恶性淋巴瘤、脑瘤等癌瘤中属肝肾阴虚者。

1. 肺癌 生地黄、熟地黄各 15g,天冬、麦冬、玄参各 12g,黄芪、党参各 20g,漏芦、土茯苓、鱼腥草、升麻各 30g。水煎服。(上海市中医院方)

2. 食管癌 熟地黄 50g,肉桂粉 5g,麻黄 2.5g,鹿角胶 15g,白芥子 10g,姜炭 2.5g,生甘草 5g。水煎服,每日 1 剂。(《抗癌良方》)

3. 胃癌 熟地黄、丹参、枸杞子、制何首乌各 15g,党参、黄芪、茯苓各 12g,白术、怀山药、鹿角、当归、白芍各 9g,炙甘草 3g。水煎服。(《抗癌植物药及其验方》)

4. 多发性骨髓瘤 生地黄、熟地黄各 15g,山药 12g,茯苓 12g,女贞子 30g,菟丝子 30g,牡丹皮 12g,赤芍、白芍各 12g,延胡索 9g,白蔹 30g,白术 15g,蒲公英 30g,鸡血藤 15g,甘草 9g。水煎服。[中西医结合杂志,1986,6(9):552]

5. 急性非淋巴细胞性白血病 熟地黄、茯苓、黄芪、白花蛇舌草、龙葵、山豆根、紫草各 30g,山药 15g,山茱萸、肉苁蓉、巴戟天、补骨脂、人参(或党参)、麦冬、五味子各 10g,当归 6g。水煎服。[中西医结合杂志,1985,5(9):542]

6. 恶性淋巴瘤　熟地黄 30g，肉桂、甘草各 3g，麻黄、炮姜各 1.5g，鹿角胶（陈酒烊化冲）、半夏各 9g，白芥子（炒研）5g，陈皮 6g。水煎服。［上海中医药杂志，1984，（9）：7］

7. 脑瘤　①生地黄、熟地黄各 10g，山茱萸 15g，山药 10g，泽泻 10g，茯苓 10g，菊花 10g，怀牛膝 10g，钩藤 10g，白芍 15g，玄参 15g，生牡蛎 30g，枸杞子 12g，生龟甲 20g，女贞子 15g，生赭石 20g。水煎服。（《中医肿瘤学》）②熟地黄、血竭、珍珠母各 20g，赤芍、白芍、当归各 15g，三棱、莪术各 12g，桃仁 10g，石菖蒲 5g，川芎 3g，麝香 0.3g（吞）。水煎服。（《抗癌植物药及其验方》）

白芍 （《神农本草经》）

为毛茛科植物芍药的根。苦、酸，微寒。具有养血敛阴、柔肝止痛功能。白芍水提取物体外实验对人子宫颈癌 JTC26 细胞有抑制作用；白芍水煎剂在体外对小鼠艾氏腹水癌细胞有抑制活性。此外，本品还有镇静、镇痛、解热、抗炎及抗惊厥、解痉、抑制血小板聚集、抗胃溃疡、抗菌等作用。

【用法用量】内服：煎汤，10～15g，大剂量 15～30g。

【治癌效验】临床常用治肝癌、恶性淋巴瘤、子宫颈癌、阴茎癌等癌瘤中属阴血不足、肝气郁结者。

1. 肝癌　白芍、半枝莲各 15g，茯苓、牡丹皮、十大功劳叶各 9g，玄参 6g，龙葵 30g。水煎服。（《抗癌植物药及其验方》）

2. 恶性淋巴瘤　白芍、丹参、鳖甲、牡蛎各 15g，郁金、枳壳、柴胡、白术、茯苓、红花、五灵脂、鸡内金各 9g，木香、砂仁壳、甘草各 6g。水煎服。（《抗癌植物药及其验方》）

3. 子宫颈癌　①生白芍 9g，柴胡 2.4g，昆布 4.5g，海藻 4.5g，香附 4.5g，白术 4.5g，茯苓 4.5g，当归 6g，蜈蚣 2 条，全蝎 3g。水煎服，每日 2～3 剂。（《抗癌中药一千方》）②白芍、香附各 9g，柴胡 2.4g，昆布、海藻、全蝎各 3g，蜈蚣 2 条，煎汤内服。同时取黄柏、五倍子各 15g，雄黄 9g，轻粉 3g，冰片 0.3g，麝香 0.15g，蜈蚣 2 条。研末制成散剂外用。先将阴道冲洗干净，用带线棉球蘸取药粉，贴敷于癌灶处，每日 1 次。（山西医学院附属第一医院方）

4. 阴茎癌　血竭、白芍各 9g，象皮、枯矾、青黛各 15g。共为细末，装入胶囊，每日 2 次，每次 2 粒。（《实用抗癌验方》）

5. 癌性疼痛　白芍 100g，生甘草 50g。水煎服，每日一剂。[大众卫生报，2002，（7）]

阿胶 （《神农本草经》）

为马科动物驴的皮，经漂泡去毛后熬制而成的胶块。亦称驴皮胶。甘，平。具有补血止血、滋阴润肺功能。阿胶能促进健康人淋巴细胞转化，对失血动物，能加快血红蛋白及红细胞的增长速度，对癌性贫血有明显升高红细胞、血红蛋白、白细胞的作用。此外，本品还有改善动物体内钙平衡、止血等作用。

【用法用量】内服：5～10g，用开水或黄酒化服；入汤剂应烊化冲服。止血宜蒲黄炒，润肺宜蛤粉炒。

【治癌效验】临床常用治肺癌、白血病、子宫颈癌、卵巢癌等癌瘤中属肝血不足、阴虚肺燥者。

1. 肺癌　①沙参 30g，桑叶、天冬各 9g，茯苓 12g，生地黄 15g，怀山药 30g，川贝母 9g，知母 9g，三七 3g，鱼腥草 30g，半枝莲 30g，白花蛇舌草 30g，阿胶 9g（烊冲），甘草 3g。水煎服。（哈尔滨医科大学附属医院方）②阿胶 6g，白干参、红豆、山楂各 15g，黄精 30g，龟甲胶 12g，大枣 5 枚，瘦猪肉 50g。每日 1 剂，煎取汤服。[中国抗癌报，1992，（1）]

2. 白血病　黄芪 50g，党参 25g，当归、白芍、阿胶（烊化）、龙眼肉各 12g，熟地黄、山豆根各 15g，菝葜 60g，白花蛇舌草 30g。水煎服，每日 1 剂。（首都医院方）

3. 子宫颈癌　①党参 12g，黄芪 15g，鹿角片 9g，紫石英 30g，赤石脂 15g，炒阿胶（烊冲）6g，当归身 12g，白芍 12g，炮姜 3g。水煎服。（上海曙光医院方）②人参 6g，阿胶 20g，田三七

3g（冲），地榆炭 15g，白及 10g，仙鹤草 30g。水煎服，每日 1 剂。（《抗癌中草药大辞典》）

4. **卵巢癌** 桃仁、大黄、桂枝各 15g，茯苓 40g，牡丹皮、白芍、阿胶各 20g，甘遂 5g。水煎服，每日 1 剂。（《抗癌中草药大辞典》）

【使用注意】本品性质黏腻，有碍消化。如脾胃虚弱、不思饮食，或纳食不消，以及呕吐泄泻者均忌服。

何首乌 （《日华子本草》）

为蓼科植物何首乌的块根。苦、甘、涩，微温。具有补益精血、解毒润肠功能。何首乌能显著增加胸腔、腹腔淋巴结和肾上腺的重量，对脾脏也有增重趋势。同时还能增加正常白细胞总数，提高小鼠腹腔巨噬细胞吞噬能力，发挥肿瘤防治作用。此外，本品还有降血脂、抗脂质过氧化、清除氧自由基、抗衰老、减慢心率、增加冠脉流量、保肝、促进肾上腺皮质功能、类似肾上腺皮质激素样作用、抗菌、抗病毒、泻下及促进血细胞的新生及发育等作用。

【用法用量】内服：煎汤，10～30g。补益精血当用制何首乌；截疟、解毒、润肠宜用生何首乌；鲜何首乌解毒润肠的功效较生何首乌更佳。

【治癌效验】临床常用治肝癌、白血病、脑肿瘤、甲状腺肿瘤、骨癌等癌瘤中属精血不足、肠燥津枯者。

1. **肝癌** 何首乌 30g，莪术、紫河车各 6g，茵陈、生鳖甲、鸡血藤、抽葫芦、水红花子、白花蛇舌草各 30g，金钱草、板蓝根、生黄芪、阿胶各 15g，当归、半夏、赤芍、白芍、川楝子、川厚朴、八月札、凌霄花各 9g，广木香 4.5g。水煎服，每日 1 剂。（《抗癌中草药制剂》）

2. **急性粒细胞性白血病** 何首乌、核桃肉、党参各 30g，黄芪、覆盆子、白术各 18g，熟地黄、黄精各 24g，当归、茯苓、枸杞子各 15g，鹿角胶 9g（烊服），炙甘草 7.5g。水煎服。（《抗癌植物药及其验方》）

3. 脑肿瘤　龟甲胶、鹿角胶、熟地黄、当归各 15g，补骨脂 18g，巴戟天、何首乌、黄芪、狗脊各 30g。水煎服，每日 1 剂。（《抗癌良方》）

4. 骨癌　①何首乌、补骨脂、瓦楞子各 30g，鹿角霜、郁金、土贝母各 15g，露蜂房、没药各 10g，生甘草 3g，蜈蚣 2 条。水煎服。（《抗癌植物药及其验方》）②何首乌、海藻、车前子、磁石（先煎）各 25g，全蝎、川芎各 10g，土茯苓 75g，黄药子、菊花各 15g，生石决明 30g，半枝莲 40g，炮山甲、天麻各 10g，胆南星粉 5g。水煎服，每日 1 剂。（《抗癌良方》）

【使用注意】大便溏泻及湿痰较重者不宜服。

龙眼肉 （《神农本草经》）

为无患子科植物龙眼树的成熟果肉。亦称桂圆肉。甘，温。具有补益气血、滋养心脾功能。龙眼肉水浸液对人子宫颈癌 JTC26 癌细胞有抑制活性；龙眼肉粗制浸膏可抑制癌细胞的增殖。此外，本品对奥杜盎小芽孢癣菌的生长有明显抑制作用。

【用法用量】内服：煎汤，10～15g，大剂量 30g；或熬膏、浸酒或入丸剂。

【治癌效验】临床常用治食管癌、乳腺癌、白血病等癌瘤中属气血不足、心脾两虚者。

1. 食管癌　制斑蝥 200mg（龙眼肉包，分早、晚 2 次吞服），生地黄 18g，山药、茯苓、山茱萸各 12g，牡丹皮、泽泻各 10g，白花蛇舌草 45g。水煎服，每日 1 剂。[四川中医，1986，(8)]

2. 乳腺癌　太子参、枸杞子、半枝莲、白花蛇舌草各 15g，白芍、黄芪、天花粉、丹参各 12g，田七末 3g（药汁冲服），龙眼肉 30g（另煎兑服）。水煎服，每日 1 剂。[湖南中医学院学报，1995；(5)]

3. 白血病　①党参、炙黄芪、熟地黄（砂仁拌）各 12g，白芍、升麻、炒白术、茯苓、鹿角胶（烊化冲）、大枣各 10g，柴胡、炮姜各 6g，龙眼肉 8g，炙甘草 3g，紫河车粉 6 片（另吞），仙鹤草 15g。

水煎服，每日 1 剂。［湖南中医杂志，1988，（6）］②人参 5g（另炖），党参、黄芪各 15～30g，生地黄、白芍、当归、麦冬、山茱萸、五味子、玉竹、龙眼肉、茯神（或茯苓）各 10g，远志 6g，炙甘草、浮小麦各 30g。水煎服，每日 1 剂。（《抗癌中草药大辞典》）

桑椹 （《新修本草》）

为桑科植物桑树的成熟果穗。甘，寒。具有滋阴补血、生津、润肠功能。桑椹含胡萝卜素，可阻止致癌物质引起的细胞突变，桑椹煎液有中度激发淋巴细胞转化的作用，可提高机体免疫功能。此外，本品尚有扩张血管、降低血压、升高外周白细胞等作用。

【用法用量】 内服：煎汤，10～15g；或桑椹膏 15～30g，温开水冲服。

【治癌效验】 临床常用治鼻咽癌等癌瘤中属阴亏血虚者。

鼻咽癌　桑椹、薏苡仁、怀山药、白茅根、莲子、党参各 15g，白术、茯苓、鸡内金各 10g。呕吐加竹茹、藿香各 10g；气滞胸闷加橘络、郁金各 10g；咽分泌物多加僵蚕、败酱草各 10g。（《抗癌植物药及其验方》）

乌梅 （《神农本草经》）

为蔷薇科植物梅的未成熟果实（青梅）的加工熏制品。酸，平。具有敛肺涩肠、生津安胃功能。乌梅能增强白细胞或网织细胞吞噬功能，提高机体对癌的免疫作用；乌梅的丙酮提取液对致癌物质黄曲霉毒素 B_1 的致突变作用有显著的抑制效果。乌梅干果内所含苦杏仁苷经胃内分解，有杀灭癌细胞的效果；此外，本品还有抗菌、抗真菌、抗过敏、祛痰、镇咳、缓解平滑肌痉挛、解毒、驱虫等作用。

【用法用量】 内服：煎汤，6～10g，大剂量可用至 30g。外用：适量，捣烂或炒炭研末外敷。止泻止血宜炒炭用。

【治癌效验】 临床常用治食管癌、胃癌、大肠癌、喉癌等癌瘤中属阴津亏损者。

1. **食管癌** 广木香、白及、乌梅、硼砂各 15g，白豆蔻（去皮）15g，黄丹 12.5g，雄黄 5g。共研细末，炼蜜为丸，每日 2 次，每次服 5～10g，饭前白开水送服，或在口中徐徐含化。（河北高阳县民间验方）

2. **胃癌** 乌梅、半枝莲各 100g。半枝莲加水 1000ml，煎至 750ml，过滤；乌梅放入 1500ml 水中浸泡 24h，然后水煎浓缩至 80ml，倒入半枝莲煎剂中即可，于饭后服 50ml，每日 3 次。（《抗癌良方》）

3. **大肠癌** 乌梅 30g，绿茶 15g，甘草 10g。水煎，取药液 100ml，保留灌肠，每日 1 次。（《癌症家庭防治大全》）

4. **喉癌** 老月石 30g，乌梅肉 15g，桔梗 15g，海浮石 15g，胆南星 23g，赤练蛇粉 30g，薄荷 15g，饴糖 120g。共研成细粉，炼蜜为丸，每丸重 3g，含化，每日 3～4 次。（《癌症家庭防治大全》）

白果 （《本草纲目》）

为银杏科植物银杏的成熟种子。亦称银杏。甘、苦、涩，平。有小毒。具有敛肺平喘、收涩固肾功能。银杏的白果黄素对 EB 病毒有抑制作用。银杏外种皮多糖可使瘤细胞膜结构被破坏，部分细胞器裂解成碎片，抑制癌细胞的增殖；白果提取物是一种较强的自由基清除剂，能起到抗衰老和抑癌作用。此外，本品还有抗菌、祛痰、解除平滑肌痉挛、扩张血管、降低血压等作用。

【用法用量】 内服：煎汤，6～10g；或入丸、散。外用：适量，捣敷。

【治癌效验】 临床常用治肺癌、宫颈癌等癌瘤中属肺肾两虚者。

1. **肺癌** 白花蛇舌草、半枝莲、鱼腥草、玄参、知母、马兜铃、款冬花、白果各 10g，川贝母、桔梗、沙参、枇杷叶、半夏各 15g，生甘草 20g。水煎服，每日 1 剂。（《抗癌良方》）

2. **宫颈癌** 柴胡 6g，当归 6g，川芎 6g，白芍 6g，熟地黄 6g，椿皮 6g，白果 6g。每日 1 剂，水煎，分 2 次温服。（《千家妙方》）

【使用注意】大量与生食易引起中毒，应注意；咳嗽痰稠不利者慎用。

无花果 (《救荒本草》)

为桑科植物无花果的隐花果。甘，平。具有润肺止咳、清肠消肿功能。无花果树的乳胶汁中含有抑制大鼠移植性肉瘤的成分；干果水提取物经丙酮沉淀部分有抗艾氏肉瘤活性的作用；从未成熟的果实中所得的乳汁能抑制大鼠移植性肉瘤和小鼠自发性乳癌，导致肿瘤细胞坏死；无花果能延缓移植性腺癌、骨髓性白血病、淋巴肉瘤的发展，使其退化。此外，本品还有助消化，以及轻泻、降压等作用。

【用法用量】内服：煎汤，50～100g；或生食1～2枚。外用：适量，煎水洗，或研末调敷或吹喉。

【治癌效验】临床常用治肺癌、食管癌、肠癌等癌瘤中属肺脾阴虚者。

1. 肺癌　鲜无花果50～100g，蜜枣2个，隔水炖烂服。(《抗癌植物药及其验方》)

2. 食管癌　鲜无花果500g，瘦猪肉500g，炖半小时，服汤食肉。(《草药手册》)

3. 肠癌　①炮山甲、苦参、无花果、紫花地丁、皂角刺、红藤各15g，黄连、刺猬皮、木贼草、白头翁、白蔹各9g，蒲公英30g，血见愁12g。水煎服，每日1剂。(杭州肿瘤医院方) ②取鲜无花果，每天适量鲜食。另用黄花菜30g，木耳15g，血余炭6g，前两味煎汤，冲服血余炭。(《著名中医治疗癌症方药及实例》)

天冬 (《神农本草经》)

为百合科植物天门冬的块根。亦称天门冬。甘、苦，寒。具有清肺降火、滋阴润燥功能。天冬对急性淋巴细胞性白血病、慢性粒细胞性白血病及急性单核细胞性白血病患者的脱氢酶有一定的抑制效果。其乙醇提取物对人体肿瘤有抑制活性。此外，本品还有抗菌，杀灭蚊、蝇幼虫，镇咳、祛痰等作用。

【用法用量】内服：煎汤，10～15g；或熬膏，入丸、散。

【治癌效验】临床常用治肺癌、胃癌、恶性淋巴瘤、乳腺癌等癌瘤中属肺肾阴虚者。

1. 肺癌 ①沙参 30g，天冬 9g，麦冬 9g，茯苓 12g，生地黄 15g，怀山药 30g，川贝母 9g，知母 9g，桑叶 9g，三七 3g，阿胶 9g（烊冲），甘草 3g，鱼腥草 30g，半枝莲 30g，白花蛇舌草 50g。水煎服，每日 1 剂，分 2 次服。②生地黄 12g，熟地黄 12g，天冬 12g，麦冬 12g，玄参 12g，生黄芪 15g，党参 15g，漏芦 30g，土茯苓 30g，鱼腥草 30g，升麻 30g。水煎服，每日 1 剂，分 2 次服。（《抗癌中药一千方》）

2. 胃癌 天冬、党参、茯苓、熟地黄、白英、白花蛇舌草各 15g，白术、赭石、生半夏各 9g，木香、鸡内金、旋覆花、砂仁、羊肚枣各 6g，麦（谷）芽 30g，大枣 5 个，甘草、吴茱萸各 3g，田三七粉 1.5～2g。每日 1 剂，煎汤饭后 1～2h 或饭前空服，三七粉随汤药送下。（福州市第一人民医院方）。

3. 乳腺癌 鲜天冬洗净后捣碎榨汁，加 0.1% 苯甲酸。每天 3 次，每次服汁 50ml，相当于鲜天冬（连皮）150g，服用时兑适量黄酒，饭前服。（《抗癌植物药及其验方》）

麦冬 （《神农本草经》）

为百合科植物沿阶草或大叶麦冬须根上的小块根。亦称麦门冬。甘、微苦，微寒。具有润肺养阴、益胃生津功能。麦冬所含多糖能增强网状内皮系统吞噬功能，提高宿主对癌细胞的免疫力，从而抑制癌瘤生长。此外，本品尚具祛痰、镇咳、抗菌、增加冠状动脉流量、改变心肌收缩力、抗心律失常、降血糖、利尿、阻止血管内瘢痕形成、提高耐缺氧能力等作用。

【用法用量】内服：煎汤，10～15g。清养肺胃之阴多去心用；滋阴清心大多连心用。

【治癌效验】临床常用治鼻咽癌、肺癌、贲门癌、食管癌、胃癌、直肠癌、肝癌、白血病、膀胱癌等癌瘤中属肺胃阴虚者。

1. 鼻咽癌　①麦冬、天冬、生地黄各 15g，白茅根 30g，金银花、连翘各 9g，藕片 30g，甘草 3g，白英 30g，沙参、党参、茯苓各 9g，紫草根 15g，生黄芪 9g，白花蛇舌草 30g。水煎服，每日 1剂，分 2 次用。(《抗癌中草药制剂》) ②麦冬、天冬、白茅根、党参、丹参各 12g，沙参、玄参、生地黄、茯苓、白术、玉竹、金银花各 9g，白花蛇舌草 30g，白毛藤 20～30g，甘草 3g。水煎服。(《抗癌植物药及其验方》)。

2. 肺癌　①麦冬 12g，南沙参、北沙参、天花粉、海蛤壳各15g，白薇 12g，白花蛇舌草、半枝莲各 30g，川贝母粉（吞）3g，生甘草 6g。水煎服，每日 1 剂。[浙江中医杂志，1986，(11)：489] ②麦冬 15g，天冬 30g，百合 15g，重楼 16g，通关散 16g，对节巴 30g，诃子 10g。水煎服。(《云南抗癌中草药》) ③麦冬、百部、芙蓉花、生牡蛎、昆布、海藻、重楼各 15g，生地黄、玄参各12g，橘红、橘核各 9g，白花蛇舌草、白茅根、地锦草、薏苡仁、夏枯草各 30g。水煎服。(《抗癌植物药及其验方》) ④麦冬 9g，南沙参、北沙参各 12g，女贞子 15g，生黄芪 20g，太子参、玄参各12g，象贝母 15g，蜈蚣 3 条，三棱、莪术各 9g，山豆根 20g。水煎，每日 2 服，每日 1 剂。[江苏中医，1988，(12)：37] ⑤麦冬20g，太子参、山慈菇、炙鳖甲、白花蛇舌草、鱼腥草各 30g，三青叶、浙贝母、重楼各 15g。水煎服，每日一剂。[中国中医药现代远程教育，2008，(3)] ⑥麦冬 12g，天冬 6g，百合 30g（有血倍用），桑皮（蜜灸）6g（咳甚倍用），地骨皮 6g（内热甚加 3g），薄荷 3g，天花粉 6g，茯苓 6g，贝母 6g（痰多、痰红倍用），枇杷叶（蜜灸）三大片（咳甚加），米仁 15g（食少有血倍用）。将薄荷、贝母研为细末，余药加人乳、牛乳各 200ml。煎成，加炼蜜或饴糖，再和前药末，频频温服。(《何氏虚劳心传》)

3. 贲门癌　麦冬、白术、木香、茯苓、蕲蛇、黄药子、山豆根各 9g，党参 15g，蜈蚣 3 条，茅藤 30g，浙贝母、急性子、金银花、鸡内金、生半夏各 6g。水煎服，每日 1 剂。(《抗癌中草药》)

4. **食管癌** 麦冬、蜀羊泉、石见穿、枸杞子各 15g，全瓜蒌、海浮石各 12g，黄药子、急性子、刺猬皮、炒陈皮、丹参、远志、天花粉、墨旱莲各 9g，苦参、紫草、薤白各 6g。水煎服。(《抗癌植物药及其验方》)

5. **直肠癌** 麦冬 12g，北沙参 24g，五味子 15g，龟甲 30g，鳖甲 24g，石斛、甲珠、莪术各 15g，石见穿、半枝莲、白花蛇舌草各 30g。水煎服，每日 1 剂。(《百病良方》)

6. **原发性肝癌** 麦冬 15g，竹叶 12g，生石膏（先煎）60g，太子参、山药各 30g，半夏 9g，银柴胡 9g，甘草 6g，大枣 10 枚。水煎服，每日 1 剂。[浙江中医杂志，1989，(6)：247]

7. **膀胱癌** 麦冬、玄参、生地黄各 15～30g，苍术、黄柏、土茯苓、山豆根各 15g，露蜂房 6g。水煎服。(《抗癌植物药及其验方》)

绞股蓝 (《救荒本草》)

为葫芦科植物绞股蓝的带根茎的全草。亦称五叶参、小苦药、七叶胆等。甘、微苦，微寒。具有益气养心、清热化痰功能。绞股蓝皂苷对多种肿瘤均有抑制活性，体外实验证明绞股蓝皂苷有直接杀灭 S180 肉瘤细胞的作用；皂苷 X、XI 体外能显著抑制肝癌细胞的生长；并能提高机体的免疫功能。此外，本品还有降低脑血管和冠状动脉阻力、增加冠脉流量作用，能显著降低血清总胆固醇和低密度脂蛋白及极低密度脂蛋白的含量，降血糖和改善糖代谢、抗疲劳、调节内分泌、抗衰老、镇静、催眠和抗紧张、抗溃疡、护肝等作用。

【用法用量】内服：煎汤，15～30g；研末吞服，每次 3～6g；或制成冲剂、口服液、保健茶及饮料使用。

【治癌效验】临床常用治肺癌、肠癌、脑瘤、子宫癌等癌瘤中属脾胃虚弱、心肾阴虚、久病体弱者。

1. **肺癌** 鱼腥草、白花蛇舌草各 24g，茯苓、猪苓、沙参、绞股蓝各 15g，麦冬、川贝母、紫菀、款冬花各 9g，仙鹤草、白毛藤

各 30g，人参 6g（另炖），太子参、金银花各 10g，瓜蒌 20g，甘草 3g。水煎服。（《癌症扶正培本治疗》）

2. 肠癌　绞股蓝、党参各 15g，败酱草、仙鹤草、白花蛇舌草、白毛藤各 30g，槐花、黄芩各 9g，地榆 12g，金银花、白术各 10g，厚朴 8g，薏苡仁 20g，秦皮 19g，茯苓 12g，甘草 3g。腹痛加白屈菜 9g，罂粟壳 10g。水煎服，每日 1 剂。（福州市第一人民医院方）

3. 脑瘤　绞股蓝、石斛、知母、白茅根各 15g，麦冬、沙参、钩藤、生地黄、黄精、枸杞子各 12g，僵蚕、玄参、大黄各 9g。水煎服，每日 1 剂。（福州市第一人民医院方）

4. 子宫癌　绞股蓝 15g，麦冬、沙参、茯苓、知母、太子参各 10g，牡丹皮、枸杞子、石斛各 20g，白花蛇舌草、白毛藤各 30g。可随证加减。水煎服，每日 1 剂。（《癌的扶正培本治疗》）

5. 胃癌　绞股蓝 30～60g，黄芪 15～30g，白术 15g，茯苓 15g，甘草 10g，龙葵 30g，菝葜 30g，石见穿 30g。以上药物水煎，每日 1 剂，分 2 次服。（河北中医，1994，5：11）

第三章

除痰散结药

本类药物具有除痰消癥化积、消散肿瘤结块的功效，从而有助于抑制癌瘤的生长，用于治疗多种癌瘤中属于痰浊邪毒凝结，或痰热、热毒，或寒痰凝滞于肌腠、经络、脏腑之中者。本型癌瘤患者临床常伴见湿困痰多、苔浊脉滑等痰浊凝结的症候。

本类药物在药理上均能不同程度地抑杀癌瘤细胞，但治证迥异，如用治肺癌等呼吸系统癌瘤的有十大功劳叶、川贝母、猫爪草、天花粉、山海螺等；用治乳腺癌的有瓜蒌、瓦松、海藻、牡蛎、半夏等；用治胃癌的有儿茶、枯矾、皂角、石蒜、威灵仙等；用治鼻咽癌的有瓜蒂、甘草、僵蚕、天南星等。部分药物并能提高机体的免疫功能，增强抗癌瘤的能力，如昆布、牡蛎、石韦、山海螺等，部分药物又能减轻放疗、化疗的毒副作用，如石韦、小百部等。此外，本类药物尚具有祛痰、镇咳、抗炎、抗病原微生物等作用。

痰浊凝结，每易导致气机郁滞，或因痰湿阻于经络者，时常配伍行气药，或疏通经络、软坚散结之品，以提高疗效。同时，辨证偏于内热者，宜配伍清热散结之品；若病证偏于里寒者，又需兼用温化之药，以散寒通滞、散结解凝。

川贝母 (《神农本草经》)

为百合科植物川贝母、暗紫贝母、甘肃贝母或梭砂贝母的干燥鳞茎。前三者按外观性状分别称为"松贝"和"青贝",后者药材习称"炉贝"。甘、苦,微寒。具有化痰润肺、散结消肿功能。本品对肿瘤细胞有抑制作用,水提物对人子宫颈癌 JTC26 细胞有抑制作用。此外,尚有祛痰、镇咳、降压、解痉等作用。

【用法用量】 内服:煎汤,3～6g。外用:适量,捣烂或醋磨涂患处。

【治癌效验】 临床常用治肺癌、乳腺癌、甲状腺癌、胃癌、大肠癌、恶性淋巴瘤等癌瘤中属热毒壅积、痰气互结者。

1. 乳腺癌 川贝母、人参、香附、茯苓、陈皮、熟地黄、川芎、当归、白芍各 10g,白术 12g,桔梗、甘草各 6g,生姜 3 片,大枣 2 枚。水煎服。(《中医肿瘤学》)

2. 肺癌 ①白屈菜、川贝母、芫荽各 20g。水煎服,每日 1剂。(《抗癌良方》)②白花蛇舌草 30g,川贝母 10g,虎掌草 15g,马鞭草 15g,桔梗 10g,化橘红 15g,王不留行 15g,炙罂粟壳 10g,麦冬 15g,白茅根 15g,黄芪 30g。水煎服,每日一剂。[云南中医中药杂志,2005,(3):80]

3. 恶性淋巴瘤 川贝母 12g,玄参、瓜蒌、地龙、金银花、虎杖、白芍各 15g,牡蛎 25g,穿山甲 18g,天花粉、白花蛇舌草各 30g。水煎服,每日 1 剂。(《抗癌良方》)

4. 胃癌 北沙参 20g,川贝母、象贝母各 15g,沉香粉 10g,焙脐带 1 条,生甘草 10g,云南白药 5g。共研细末,口服,每次 7.5g,每日 4 次。(《抗癌良方》)

【使用注意】 本品反乌头。

天南星 (《神农本草经》)

为天南星科植物天南星、东北天南星或异叶天南星的干燥块茎。辛、苦,温。具有燥湿化痰、祛风散结功能。有毒。动物实验表明本品对小鼠肉瘤 S180、肝癌实体型、小鼠子宫颈癌 U14 以及人子宫颈癌 Hela 细胞有抑制作用。此外,尚有镇静、镇痛、祛痰镇咳、抗惊厥等作用。

【用法用量】内服：煎汤，3～9g，多制用；生南星多入丸、散剂用。外用：适量，研末撒或调敷。

【治癌效验】临床常用治消化道肿瘤、宫颈癌、鼻咽癌、乳腺癌、肾癌等癌瘤中属痰湿壅阻、瘀血凝结者。

1. 宫颈癌　鲜天南星（由 15g 可渐增至 45g）煎汤代茶，须连服 3 个月。（《抗癌本草》）

2. 鼻咽癌　生天南星 20～30g，石上柏 100g，瓜蒌、苍耳子各 15g，沙参 15～50g，水煎服，每日 1 剂。（《实用肿瘤学》）

3. 食管癌　①天南星 10g，乌头、附子各 5g，木香 15g。水煎服，每日 1 剂，分 2 次服。（《实用抗癌验方》）②生南星、金银花各 30g，党参、石斛、枇杷叶、生麦芽、枳实各 10g，代赭石（先煎）15g，青黛、生甘草各 3g。以上药物水煎，每日 1 剂，分 2 次服，15 剂为 1 个疗程。初治时可空腹缓慢呷饮，如有呕吐，吐后再呷。（浙江中医杂志，1989，5：200）

4. 晚期胃癌　生天南星 9g，橘络 3g，炮姜 3g，生半夏 9g，淫羊藿 12g，炒白术 9g，茯苓 12g，生牡蛎 30g，炒鱼鳔 6g，人参 6g，补骨脂 12g，土鳖虫 6g，水蛭 3g，全蝎 3g，蚕茧 3g。水煎服。（《抗肿瘤中药的治癌效验》）

5. 乳腺癌　生天南星、生草乌、商陆根各等份，以米醋磨细涂患处。（《癌症秘方验方偏方大全》）

6. 肾癌　生南星 20g，藤黄、冰片各 3g，麝香 0.3g。共为细末，酒、醋各半调糊，涂于腰区肿块处，干后换之。[农村医药报，2006，6]

【使用注意】本品生用抗癌力强，但毒性大，成人内服中毒量为 15～30g，故用量不宜过大。本品有毒，其根茎生食有强烈的刺激作用，可致口腔黏膜轻度糜烂，甚至部分坏死脱落，咽喉干燥，并有烧灼感，舌体肿大，口唇水肿，大量流涎，口舌麻木，味觉丧失，声音嘶哑，张口困难。炮制中除去天南星的麻辣味，主要是加热和辅料白矾的作用。有报道证实，经过水浸漂、白矾浸或加热等炮制处理，可以将天南星的麻辣性降低或消除，达到减毒的目的。凡阴虚燥痰者及孕妇禁用生南星、制南星。

半夏 （《神农本草经》）

为天南星科植物半夏的干燥块茎。辛，温。有毒。具有化痰止呕、消肿散结功能。本品对小鼠子宫颈癌-14、肉瘤 S180、肝癌（HCA）以及人子宫颈癌 Hela 细胞均有抑制作用。半夏总生物碱对慢性髓性白细胞（K562）的生长有抑制作用。此外，本品尚有镇咳、祛痰、解除支气管痉挛、镇静、镇吐、抑制胃液分泌和酸变、抗心律失常等作用。

【用法用量】内服：煎汤，6～10g。外用：适量，研末，水调敷或酒、醋调敷，亦可制成栓剂使用。

【治癌效验】临床常用治食管癌、胃癌、乳腺癌、子宫颈癌、舌癌、肺癌等癌瘤中属痰湿内阻者。

1. 食管癌　生半夏、醋制紫硇砂各 50g，硼砂 25g，共研细粉。一般每次内服 2g，分数份放舌根部咽下，每日 1～2 次。用后漱口，以减少对口腔黏膜的刺激，但不可用水送服，因本药需在梗阻处停留，对癌瘤直接起作用。用药 7～10 日，咽下困难减轻，或吐黏液减少为有效，可继续用药，一般不得超过 30 日，用药 7～10 日无效时不应再使用。[新中医，1998，（2）]

2. 胃癌　半夏（汤洗 7 次）、胡椒粉各等份为末，姜汁制丸如梧桐子大，每次 30～50 丸，姜汤下，每日 1 次。（《世医得效方》）

3. 子宫颈癌　半夏片（每片含经乙醇提取的水溶性浸膏 0.3g），口服，每次 2～3 片，每日 3 次。（《抗癌本草》）

4. 舌癌　清半夏 12g，茯苓、陈皮、贝母各 9g，制川乌、制草乌各 4.5g，玄参、生牡蛎各 15g。水煎服，每日 1 剂。（《实用抗癌验方》）

5. 肺癌　瓜蒌皮、法半夏、杏仁各 12g，半边莲、半枝莲、白花蛇舌草、鱼腥草各 25g，黄芩 12g，葵树子、八月札各 20g，甘草 6g 等。水煎服，每日一剂。[山东中医药大学学报，2010，（9）：424]

【使用注意】阴虚肺热、痰火、痰血者禁用。本品反乌头。生半夏毒性大，故多外用，以消肿止痛为主。内服多炮制后使用，有清半夏、姜半夏、法半夏之异。半夏的毒性主要表现在对多种黏膜的刺激，导致失音、呕吐、腹泻等副作用，这种刺激性物质不溶于水或难溶于水，但可通过煎煮而除去。故《中华本草》中谓："半夏炮制去毒的关键不在于水漂，而在于适量的辅料或加热处理。白矾、石灰、甘草与半夏可产生拮抗作用而解毒，生姜对半夏无解毒作用，而起协同增效作用。"

猪牙皂 （《神农本草经》）

为豆科植物皂荚的干燥不育果实。辛，温。有小毒。具有祛痰止咳、开窍通闭功能。本品水煎剂和醇制剂（100mg/ml）在培养基内对人直肠癌及结肠癌细胞均有抑制作用；对小鼠肉瘤 S180 有抑制作用，并有抗喉癌效果。此外，本品尚有祛痰、抗菌、溶血等作用。

【用法用量】内服：1～3g，多入丸、散用。外用：适量，吹鼻，煎水洗、研末掺或调敷、熬膏涂、烧烟熏。

【治癌效验】临床常用治胃癌、食管癌、直肠癌、结肠癌、鼻咽癌、前列腺癌等癌瘤中属痰浊凝滞者。

1. 肠癌　猪牙皂、槐角、地榆、红藤、忍冬藤、败酱草各9g，白花蛇舌草、龙葵各30g，水煎服。（《抗癌植物药及其验方》）

2. 胃癌　猪牙皂1条，火炮，煎水200～250ml，分1～2次服。另服：红参15g，白术30g，半夏10g，煎水，兑入少量蜂蜜，分3次服，每日1剂，连服1周。[四川中医，1998，（2）]

3. 食管癌　猪牙皂、生姜各10g，生半夏、川厚朴、云茯苓、连翘各15g，大黄25g。水煎服，每日1剂。（《抗癌植物药及其验方》）

4. 前列腺癌　猪牙皂、大黄、滑石各9g。研末，温酒调服。（《抗癌植物药及其验方》）

皂角刺 (《本草衍义补遗》)

为豆科植物皂荚树枝的棘刺。亦称皂荚刺、皂角针、皂丁。辛,温。具有托毒排脓、活血消痈功能。本品对小鼠肉瘤 S180 细胞、人子宫颈癌 JTC26 细胞有抑制活性,动物体外筛选也发现其对肿瘤有抑制作用。此外,尚有抑菌、抗麻风杆菌、祛痰、兴奋子宫、降血压等作用。

【用法用量】内服:煎汤,3~9g;或入丸、散。外用:适量醋煎涂、研末撒或调服。

【治癌效验】临床常用治乳腺癌、子宫颈癌、肠癌、鼻咽癌等癌瘤中属痰凝瘀滞者。

1. 乳腺癌 ①皂角刺、炮山甲、海藻、枸橘、王不留行、夏枯草、制香附、丝瓜络各9g、山海螺30g,小金丸4粒。水煎服,每日1剂,分2次服,分2次吞服小金丸。[浙江中医学院学报,1981,(2)]②皂角刺、八月札、石见穿、山慈菇各30g,黄芪、丹参、赤芍各15g,八角金盘、露蜂房各12g。水煎服,每日1剂。(《抗癌植物药及其验方》)

2. 子宫颈癌 皂角刺、苦参、白芷、金银花、白金龙、活血龙、白毛藤、地榆各10g,猫人参30g。水煎服,每日1剂。(《肿瘤的防治》)

3. 肠癌 皂角刺、炮山甲、苦参、无花果、紫花地丁、红藤各15g,黄连、刺猬皮、白头翁、木贼草、白蔹各9g,蒲公英30g,血见愁12g。水煎服,每日1剂。(《抗癌植物药及其验方》)

4. 鼻咽癌 皂角刺、皂角树枝各360g,煎汤至黄色,每日3次,分2日服完。(《中草药治疗选编》)

昆布 (《吴普本草》)

为褐藻类海带科植物海带或翅藻科植物黑昆布的干燥叶状体。亦称海带、海昆布。咸,寒。具有消痰软坚、行水消肿功能。本品对小鼠肉瘤 S180 细胞具有抑制活性,对人癌细胞和 AKRT 细胞白血病有抗癌作用；并对 KB 癌细胞培养既有细胞毒作用，又可提高宿主的免疫防御功能。此外，尚有降压、抗凝血、降血脂、降血糖、松弛肠道平滑肌等作用。

【用法用量】内服：煎汤，6～9g；或入丸、散。

【治癌效验】临床常用治甲状腺癌、食管癌、肺癌、淋巴结转移癌及恶性淋巴瘤、子宫癌等癌瘤中属痰浊凝结者。

1. 甲状腺囊肿恶性变　昆布、夏枯草、海藻、生牡蛎各 15g，赤芍、炮甲珠、泽兰各 9g，桃仁、王不留行各 12g，薏苡仁 30g，水煎服。(《中国中医秘方大全》)

2. 食管癌　①硼砂、海藻、昆布各 250g，乌梅 200g。硼砂粉碎加水 70ml，再加醋 30ml，研末过滤，取溶液煮干备用。其余药用水煮，浓缩成流浸膏备用。口服，每次上药 0.5g，每日 3 次。(湖北医学院第二附属医院方) ②昆布(洗净，煨，研末) 30g，米皮细糠 100g，共研；用老牛涎、生百合汁各 100ml，慢煎入蜜搅成膏，与末杵丸，如芡实大。每服 1 丸，含化咽下。(《抗癌本草》)

3. 恶性淋巴瘤　昆布、海藻各 30g，生南星、生半夏各 90g，麝香、冰片各 6g，红花、牡蛎各 60g，青盐 18g。共研细末，白及 250g 切片，熬膏和药为锭用，也可捶碎入膏，外敷患处。(《理瀹骈文》)

4. 子宫癌　海藻、五加皮、昆布、连翘各 10g，蒲公英、桑寄生各 30g，苦蒜、忍冬藤花各 20g，薏苡仁、白芍各 15g，萹蓄 12g，全蝎 3g。水煎服，每日一剂。 [中国中医药报，2006，(11)]

海藻 (《神农本草经》)

为马尾藻科植物羊栖菜或海蒿子的干燥藻体。咸，寒。具有消痰软坚、利水消肿功能。海蒿子的提取物对小鼠白血病 L615、肉瘤 S180、子宫颈癌 U14、淋巴肉瘤腹水型均有抑制作用；海藻中多糖类对大肠癌有明显抑制活性。此外，尚有抗凝血、降血脂、降血压、抗心肌坏死、抗溃疡、抑菌等作用。

【用法用量】内服：煎汤，4.5～9g；浸酒或入丸、散。

【治癌效验】临床常用治胃癌、食管癌、直肠癌、宫颈癌、乳腺癌、鼻咽癌、肺癌、甲状腺癌、舌癌等癌瘤中属痰热壅结者。

1. 食管癌　海藻 30g，水蛭 6g，分别用微火煨干，研细后混合。每次 3g，每日 2 次，黄酒冲服。（《抗癌良方》）

2. 乳腺癌　海藻、海带、决明子各 30g，女贞子、金银花、丹参、陈皮、熟地黄各 15g，茯苓、枸杞子、石斛各 12g，太子参 9g。水煎服，每日 1 剂。（《抗癌植物药及其验方》）

3. 肺癌　①海藻、龟甲、玳瑁各 15g，鸦胆子 7.5g，蟾蜍 6g。将前 4 味药放瓦上煨至黄色，研细末，加入蟾蜍研为细末，装入胶囊，每次服 6g，每日 2 次，开水送服。（《新编中医入门》）②海藻、黛蛤散各 30g，王不留行、三棱、莪术各 12g，或加大黄䗪虫丸 2g（包煎），水煎服。（《现代治癌验方精选》）

4. 宫颈癌　海藻、昆布、当归、续断、半枝莲、白花蛇舌草各 24g，白芍、香附、茯苓各 15g，柴胡 9g，全蝎 6g，蜈蚣 3 条。每日 1 剂，水煎服。可同时佐服云南白药，每日 2g，并可随证加减。（《抗肿瘤中药的治癌效验》）

5. 甲状腺癌　①海藻、昆布、生牡蛎各 20g，海浮石、黄药子、夏枯草、当归各 15g，穿山甲、枳壳、厚朴、三棱、莪术各 10g，木香 6g，水煎服，每日 1 剂。[北京中医，1994，（1）]②牡蛎、海藻、昆布各 30g，山慈菇、夏枯草、郁金、炮山甲、僵蚕各 10g，天花粉 12g，玄参 15g，黄药子、金橘叶各 6g。水煎服，每日 1 剂。[吉林中医药，1991，（3）]③海藻 12g，昆布 12g，浙贝母 12g，制半夏 9g，制胆南星 2g，陈皮 6g，青皮 6g，川芎 9g，莪术 9g，当归 9g，甘草 6g。每天 1 剂，煎煮 2 次，每次取汁 250ml，每天 2 次，早晚餐后 30min 温服。以门诊治疗为主，3 个月为一疗程。[广东医学，2010，（4）：1050]

6. 鼻咽癌　海藻、玉竹、川石斛、苍耳子各 12g，北沙参、白花蛇舌草、野菊花、生地黄、赤芍、夏枯草、藕节各 15g，白茅根

30g，辛夷（包煎）、焦山楂各 10g，大枣 7 枚。《抗癌中草药大辞典》）

7. 舌癌　海藻、蒲公英、野菊花、车前子、生大黄、象贝母各 9g，白花蛇舌草 30g，生牡蛎 12g，龙葵 15g。水煎服，每日一剂。［中国中医药报，2006，（11）］

【使用注意】脾虚湿盛者忌服；反甘草。

海蛤壳（《饮片新参》）

为帘蛤科动物青蛤等几种海蛤的贝壳。亦称蛤壳、海蛤。咸，微寒。具有清肺化痰、软坚散结功能。本品对小鼠肉瘤 S180 和腹水癌均有抑制作用；在试管中对人的 Hela 型细胞系有抗癌效应。对老鼠白血病 L1210 的生长有明显抑制作用。此外，本品对单纯疱疹病毒和腺病毒均有一定的抑制作用。

【用法用量】内服：煎汤，6～12g，或入散剂。外用：适量，研末调敷。

【治癌效验】临床常用治肺癌、食管癌、胃癌、甲状腺癌等癌瘤中属痰浊凝结者。

1. 胃癌　海蛤粉、牡蛎、海藻、昆布、紫菜各 15g，水煎服。（《中国药用海洋生物》）

2. 食管癌　海蛤粉、牡蛎、磁石各 250g，硼砂 150g，朱砂 30g，冰片 45g。研末成散剂，每服 1.5g，每日 3 次。（《抗癌中药方选》）

3. 甲状腺癌　海蛤粉、海藻、海螵蛸、昆布各等份，制成蜜丸，每丸约 10g，每日服 2 丸。（《中国药用海洋生物》）

4. 肺癌　①海蛤粉、昆布、海藻、蒲公英各 15g，夏枯草 30g。②金银花、丹参、海浮石、瓜蒌皮、板蓝根各 15g，土茯苓、桃仁、紫草根各 9g。两方交替使用，每日 1 剂。［有毒抗癌中草药，1995，（867）］

牡蛎（《神农本草经》）

为软体动物门牡蛎科动物长牡蛎、大连湾牡蛎或近江牡蛎的贝壳。亦称牡蛤、左壳。咸、涩、微寒。具有平肝潜阳、收敛固涩、软坚散结功能。本品对小鼠肉瘤 S180 有抑制活性。此外，尚有抗菌、增强免疫、镇静、抗病毒、抑制血小板聚集、抗实验性胃溃疡等作用。

【用法用量】 内服：煎汤，15～30g；或入丸、散。外用：适量，研末干撒、调敷或作扑粉。

【治癌效验】 临床常用治肝癌、乳腺癌、胃癌、恶性淋巴瘤、肺癌、子宫颈癌、骨肿瘤等癌瘤中属痰凝积结者。

1. 肝癌　①生牡蛎、白花蛇舌草、碧玉散（包煎）各 30g，生地黄、女贞子、川石斛、红藤、漏芦、八月札各 15g，枸杞子 9g，制香附、莪术、生山楂、赤芍、白芍各 12g。水煎服。[辽宁中医杂志，1987，(1)] ②鳖甲（先煎）、炒穿山甲（研末冲服）、郁金、青皮各 10g，生牡蛎（先煎）、白芍、山慈菇、半枝莲各 15g，白花蛇舌草 30g，柴胡、铁树叶各 12g，川楝子 3g，甘草 6g。水煎服，每日 1 剂，1 个月为 1 个疗程。[湖南中医杂志，1995，(4)] ③生牡蛎 60g，仙鹤草 30g，党参 30g，半枝莲 30g，海藻 30g，陈葫芦 30g，泽兰 30g，灵芝 30g，槲寄生 30g，穿山甲 20g，天冬 20g，炙鳖甲 20g，石斛 20g，全蝎 6g，天龙 6g，三七粉 3g（冲服）。以上药物水煎服，每日 1 剂，连服 2 个月为 1 个疗程。（北京中医，2004，1：30）

2. 肺癌　牡蛎 30g，白花蛇舌草、白茅根、薏苡仁、夏枯草各 15g，橘核、橘红各 6g，麦冬、海藻、昆布、百部、芙蓉花、重楼各 10g，生地黄、玄参各 20g。水煎服，每日 1 剂。（《肿瘤的诊断与防治》）

3. 子宫颈癌　牡蛎 20g，山豆根、黄柏各 9g，黄芩 4.5g。水煎服，每日 1 剂。（《现代治癌验方精选》）

4. 乳腺癌　①牡蛎 50g，夏枯草、海藻各 20g，露蜂房、天花粉各 15g，蜈蚣 7.5g，玄参 10g，川贝母 5g，水煎服。（上海曙光医院方）②鹿角霜、生牡蛎、瓦楞子各 30g，仙茅、淫羊藿、土贝母、郁金各 15g，山慈菇、全蝎、蜂房、炙甘草各 10g。水煎服，

每日一剂。[陕西中医，2007，(5)：526]

5. **恶性淋巴瘤** 牡蛎、白花蛇舌草各50g，夏枯草、鳖甲、炙穿山甲各25g，川贝母10g、海藻、海带、玄参、天花粉、南沙参、丹参、怀山药、望江南各20g。水煎服。（上海曙光医院方）

黄药子 (《本草图经》)

为薯蓣科植物黄独的干燥块茎。亦称木药子、黄独、黄药。苦，寒。有小毒。具有清热解毒、消痰散结功能。野生的含黄独素A、黄独素B、黄独素C。本品对小鼠肉瘤S180、子宫颈瘤U14、小鼠白血病等肿瘤细胞有抑制活性。此外，尚有抗菌、抗甲状腺肿、止血、抑制心肌和离体肠管、兴奋子宫等作用。

【用法用量】 内服：煎汤，9～15g。外用：捣敷或研末调敷。

【治癌效验】 临床常用治食管癌、胃癌、直肠癌、甲状腺癌、肺癌、恶性淋巴瘤等癌瘤中属痰结、热毒壅聚者。

1. **食管癌** ①黄药子、重楼各60g，山豆根、夏枯草、白鲜皮、苣荬菜各120g。共研为末，炼蜜为丸，每丸重6g。口服，每次1～2丸，每日2次，温开水送服。（《抗癌中草药制剂》）②黄药子9g，白花蛇舌草70g，薏苡仁30g，乌药、龙葵各3g，乌梅6g，田三七1.5g。水煎服，每日1剂。（《抗肿瘤中药的治癌效验》）

2. **直肠癌** 黄药子300g，白酒1500g。将黄药子切碎浸入酒内，装入陶罐，用石膏封口。将罐放锅内隔水慢火蒸2h，将罐提出，稍冷后，放入冷水中浸7昼夜，过滤后即成黄药子酒1号（内服酒）。视病人酒量大小酌情服用，少量多次，以口内不离酒味而不醉为度，一般每日服50～100ml。黄药子酒2号（外用酒）制法与黄药子酒1号相同，唯黄药子用600g，浓缩成不同浓度，加等量甘油，配制成不同浓度的甘油制剂，供外用。（《抗癌食物本草》）

3. **胃癌** 黄药子300g，虻虫、蜈蚣、全蝎各30g，白酒1000ml。上药用白酒密封浸泡，埋在地下7日后，口服，每次10～30ml，每日3次。（《肿瘤学》）

4. **甲状腺癌** 黄药子200g，用生酒3大壶煮1.5h，置7日

后，早晚饮服，分 7 日服用。(《一味中药巧治病》)

5. 恶性淋巴瘤　黄药子 24g，泽漆 30g，天葵子、红木香各 15g，重楼 9g。水煎服，每日 1 剂。(《抗癌植物药及其验方》)

【使用注意】肝功能异常者禁用；不宜久服；脾、胃虚弱及大便溏泄者忌用。

猫爪草 (《中药材手册》)

为毛茛科植物小毛茛的干燥块根。甘、辛，温。具有解毒散结、止咳祛痰功能。本品动物体内实验对小鼠肉瘤 S180、肉瘤 S37 和艾氏腹水癌有抑制作用。此外，还有抗生育、止咳、平喘等作用。

【用法用量】内服：煎汤，15～30g。外用：适量，研末敷。

【治癌效验】临床常用治肺癌、乳腺癌、恶性淋巴瘤、甲状腺癌、皮肤癌等癌瘤中属痰浊壅结者。

1. 肺癌　①猫爪草、夏枯草各 50g。水煎服，每日 1 剂。加服小金丹，每次 3g，每日 2 次。[中国医学（中医）文摘，1986，(4)] ②猫爪草、鱼腥草、仙鹤草、山海螺、重楼各 30g，天冬 20g，生半夏、浙贝母各 15g，葶苈子 12g。水煎服，每日 1 剂。分 2 次服。(《抗肿瘤中药的治癌效验》)

2. 乳腺癌　猫爪草、蛇莓、牡蛎各 30g，夏枯草 9g。水煎服，每日 1 剂。(《抗癌良方》)

3. 恶性淋巴瘤　猫爪草 15～30g，重楼 18～24g，乌蔹莓、水红花、薏苡仁各 30～60g，大黄 9g。每日 1 剂，煎 2 次分服。(《抗肿瘤中药的治癌效验》)

4. 甲状腺癌　猫爪草 50g，荷包草、蛇果草、牡蛎、龙骨、夏枯草、丹参各 30g，菊花、橘叶、天葵子、青皮、黄药子、山慈菇、浙贝母各 15g，莪术 20g。水煎服，每日 1 剂。(《中药新用手册》)

5. 皮肤癌　猫爪草 15g，白花蛇舌草 15g，半枝莲 15g，半边莲 15g，大黄 10g，紫花地丁 10g，蒲公英 15g，厚朴 30g，连翘

15g，姜黄 10g，仙鹤草 15g，郁金 10g，预知子 15g，生牡蛎 30g，枳壳 20g，三七 3g（冲服）。7 剂。常法煎服。 ［江苏中医药，2010，（7）：40］

僵蚕 （《神农本草经》）

为蚕蛾科昆虫家蚕的幼虫因感染（或人工接种）白僵菌而致死的干燥体。亦称僵蚕、白僵虫、天虫。辛、咸，平。具有祛风解痉、化痰散结功能。所含蛋白质有刺激肾上腺皮质的作用。本品的醇提液对小鼠艾氏腹水癌实体有抑制作用，并能有效抑制小鼠肉瘤在体内的生长，体外实验亦证明可有效抑制人型肝癌细胞的呼吸。此外，本品尚有抗惊厥、镇静、抗凝血、降血糖、抑菌等作用。

【用法用量】内服：煎汤，10～15g；或研末吞服，1～1.5g。外用：适量，煎水洗，研末撒或调敷。

【治癌效验】临床常用治脑肿瘤、食管癌、胃癌、舌癌、乳腺癌、喉癌、恶性淋巴瘤等癌瘤中属痰结瘀积者。

1. 恶性淋巴瘤 僵蚕研末，开水送服 1.5g，每日 2 次。（《备急千金要方·瘰疬》）

2. 脑肿瘤 僵蚕 15g，鱼腥草 15g，葵树子 30g。共为细末，每次 6g，每日 2 次。（《实用抗癌药物手册》）

3. 胃癌 ①炙僵蚕 60g，炙蜈蚣、炮穿山甲各 24g，马钱子 12g（浸润去皮，切片），硫黄 4.5g。共研极细末，以蜜炼为丸，如桂圆核大，每日服 1 粒，至症状消失。［中医杂志，1963，（7）］②露蜂房、全蝎各 20g，山慈菇、僵蚕各 25g，蟾蜍皮 15g。上五味，捣碎，置净器中，用酒 450ml 浸之，经 7 日后开取。空腹口服，每次 10～15ml，每日 3 次。（《药酒验方选》）

4. 舌癌 僵蚕 3g，黄连 6g（蜜炒）。为末掺之。涎出为妙。（《种德堂经验方》）

5. 乳腺癌 胡桃 100 个，蜈蚣 50 条（去头足），全蝎、僵蚕各 200g，蝉蜕 50g。将胡桃切两半，去核仁，剥棱边，其他药共研细末，放入胡桃壳内，每个胡桃放 5g，二半胡桃壳对好用铁丝捆好，放在火上（炭火）烧焦，达到一压即碎程度后研成细面。口服，每次 5g，每日 3 次，黄酒送下。（《当代中医师灵验奇方真传》）

6. 食管癌　党参 15g，当归 12g，生地黄 15g，石斛 15g，天花粉 15g，三七 10g，威灵仙 15g，僵蚕 15g，半夏 12g，茯苓 20g，柴胡 10g，白术 10g，甘草 10g。水煎服，每日一剂。［四川中医，2008，（1）：82］

四叶参 （《本草纲目拾遗》）

为桔梗科植物羊乳的干燥根。亦称羊乳、山海螺等。辛、甘，平。具有解毒消肿、祛痰散结功能。山海螺对小鼠移植肉瘤-180 有抑制活性。此外，有抗疲劳、升高血糖、降血压、止咳、抑菌等作用。

【用法用量】内服：煎服 15～50g，或鲜品 50～200g。外用：适量，捣敷。

【治癌效验】临床常用治肺癌、甲状腺癌、乳腺癌等癌瘤中属痰阻毒结、气血不足者。

1. 肺癌　①山海螺、鱼腥草、白花蛇舌草各 30g，党参、白术、露蜂房各 12g，茯苓、猪苓、生薏苡仁各 15g。水煎服，每日 1 剂。［上海中医杂志，1979，（3）：21］②野荞麦根、水杨梅根、千斤拔、鱼腥草、山海螺各 30g，云母石 15g，儿茶 9g。咳嗽加铁树叶 30g，痰多加黛蛤散 15g，血多加花蕊石 15g。水煎服，每日 1 剂。（《抗癌良方》）③山海螺 120g，白毛藤 120g。水煎服。（《抗癌植物药及其验方》）④守宫、蜈蚣各 5 条，干蟾皮、山海螺、徐长卿、玉竹、葶苈子各 30g，茯苓皮 15g，蛤蚧 1 对。水煎服，每 2 日 1 剂，饭后服。（《抗癌良方》）

2. 甲状腺癌　①山海螺 20g，海藻 15g，海蛤粉 20g，海螵蛸 15g，昆布 10g，龙胆 10g，土木香 10g。共研细末，蜂蜜为丸，每丸 6g，每服 2 丸，温开水送下，每日 3 次。（《肿瘤临证备要》）②山海螺 30g，夏枯草、昆布、海藻、皂角刺、炮山甲各 9g，牡丹皮、山慈菇各 6g，白芥子 2.4g。水煎服，每日 1 剂。（《抗癌

本草》）

3. **乳腺癌** 山海螺 15g，蒲公英 15g。水煎服。（《抗癌植物药及其验方》）

马兜铃 （《药性论》）

为马兜铃科植物北马兜铃或马兜铃的干燥成熟果实。苦、微辛，寒。具有清肺降气、化痰止咳功能。马兜铃对小鼠腹水癌、腺癌-755 有抑制活性；水提液对人子宫颈癌 JTC26 有抑制作用；此外，尚有对抗支气管痉挛性收缩、祛痰、镇咳、抗菌、降血压等作用。

【用法用量】内服：煎汤，3～9g。外用：适量，煎汤熏洗。止咳清热多炙用，外用熏洗多生用。

【治癌效验】临床常用治肺癌、肝癌、大肠癌等癌瘤中属痰热壅结者。

1. **肺癌** ①五灵脂 75g，木香 15g，马兜铃（去壳炒）7.5g，葶苈子 7.5g。共研为细末，枣肉和丸，如梧桐子大。每服 20 丸，生姜汤送下，每日 3 次。（《普济方》）②马兜铃、象贝母、全瓜蒌各 10g，苦桔梗、苦杏仁各 6g，生甘草 3g，水煎服。（《抗癌植物药及其验方》）③马兜铃 9g，山豆根 15g，白毛藤、白花蛇舌草、翻白草各 30g。水煎服，每日 1 剂。（《肿瘤要略》）④马兜铃、川贝母、皂角刺各 9g，半枝莲、鱼腥草各 30g，过路黄、望江南各 15g。水煎服，每日 1 剂。（《中医肿瘤的防治》）

2. **肝癌** 马兜铃 40g 研末，每次冲服 4g，每日 2 次，温开水送下。或马兜铃 20～40g，水煎服，每日 1 次。（《抗癌良方》）

白芥子 （《名医别录》）

为十字花科植物白芥及芥的干燥成熟种子。药材中前者称白芥子，后者称黄芥子。辛，温。具有温肺祛痰、通络散结功能。本品具有抗肿瘤作用。此外，尚有抑菌、催吐等作用。

【用法用量】内服：煎汤，3～10g；或入丸、散。外用：适量，研末调敷；或整粒敷穴位。

【治癌效验】临床常用治乳腺癌、甲状腺癌、食管癌、恶性淋巴瘤等癌瘤中属痰气阻结者。

1. 甲状腺癌　玄参 30g，白芍 12g，制香附 12g，夏枯草 30g，海浮石 30g，白芥子 12g。每日 1 剂，连服 3 个月为 1 个疗程。喉痛加藏青果 4.5g，射干 6g；胃痛加白术 9g，陈皮 9g。（上海曙光医院方）

2. 食管癌　熟地黄 50g，肉桂粉 5g，麻黄 2.5g，鹿角胶 15g，白芥子 10g，姜炭 10g，生甘草 5g。水煎服，每日 1 剂。（《抗癌良方》）

3. 恶性淋巴瘤　苍术、厚朴、法半夏、山慈菇、重楼各 12g，陈皮、白芥子、川芎各 9g，茯苓、薏苡仁、丹参各 15g，白豆蔻、甘草、天南星各 6g。水煎服，每日 1 剂。（《中医文摘》）

【使用注意】肺虚久咳，阴虚火旺者禁服。白芥子油对皮肤黏膜有刺激作用，能引起充血、灼痛，甚至发疱，皮肤过敏或溃破者忌外用。内服过量可催吐，引起肠胃炎。

石菖蒲（《神农本草经》）

为天南星科植物石菖蒲的干燥根茎。亦称山菖蒲、水蜈蚣、野韭菜等。辛，温。具有豁痰开窍、宁心和胃功能。本品对小鼠腹水癌、肝癌、小鼠肉瘤 S180 均有显著的抗癌活性。此外，尚有镇静、降温、祛痰、镇咳、平喘、利咽、缓解平滑肌痉挛、抗惊厥等作用。

【用法用量】内服：煎汤，3～6g，鲜品加倍；或入丸、散。外用：适量，煎水洗或研末调敷。

【治癌效验】临床常用治腹部肿瘤、食管癌、子宫颈癌、脑肿瘤、鼻咽癌等癌瘤中属痰湿内阻者。

1. 脑肿瘤　石菖蒲、苍耳草、重楼各 12g，远志 4g。水煎服。（《抗癌植物药及其验方》）

2. 食管癌　红花、石菖蒲、鸡血藤各 10g，儿茶 8g，山慈菇 20g。每日 1 剂，水煎服。（《实用抗癌验方》）

3. **鼻咽癌** 石菖蒲、川楝子各 9g，白芍、玄参各 12g，瓜蒌、皂角刺各 15g，生牡蛎、夏枯草各 30g，硼砂 1.5g（冲服）。水煎服。（《抗癌植物药及其验方》）

4. **子宫颈癌** 石菖蒲、补骨脂各等份。炒为末，每服 6g，更以菖蒲浸酒调服，每日 1 剂。（《妇人良方大全》）

5. **脑胶质瘤** 石菖蒲 10g，郁金 10g，半夏 12g，天南星 9g，川芎 12g，桃仁泥 10g，红花 6g，全蝎 6g，泽泻 12g，牛膝 12g，瓜蒌 30g，山慈菇 12g，白花蛇舌草 30g，大黄 6g。每日 1 剂，水煎服。[中医杂志，2005，（8）：611]

瓜蒌

为葫芦科植物栝楼或双边栝楼的干燥成熟果实。亦称天瓜、栝楼等。甘、寒。具有清热化痰、利气宽胸、滑肠通便功能。本品煎剂能杀死小鼠艾氏腹水癌细胞，对肉瘤也有一定的抑制作用。此外，尚有祛痰、抗菌、扩张冠脉和微血管、改善微循环、抑制血小板凝集、增强耐缺氧能力、降血脂、致泻等作用。

【用法用量】内服：煎汤，10～15g，或入丸、散。

【治癌效验】临床常用治乳腺癌、肺癌、食管癌、胃癌、胰腺癌等癌瘤中属痰热互结者。

1. **乳腺癌** ①全瓜蒌 90g，牡丹皮、金银花、露蜂房、蛇蜕、全蝎各 60g。共研为细粉，水泛为丸，如绿豆大小。每次服 3～6g，每日 3 次，黄芪煎水送下，或温开水送下。（《癌瘤中医防治研究》）②瓜蒌 1 个，当归、甘草各 15g，乳香 3g，没药 8g。水煎服，每日 1 剂；或上药共研为细末，口服，每次 5g，每日 3 次。（《中医肿瘤学》）③瓜蒌 60g，官桂、紫花地丁、蒲公英、远志各 10g，黄芪、夏枯草、金银花、薤白、白芷、桔梗各 15g，炮甲珠、赤芍、天花粉、甘草各 6g，当归 30g。文火水煎，口服，每日 1 剂，分 3 次饭后服。另用五灵脂、雄黄、马钱子、阿胶各等份，研细末，用麻油调匀，外敷肿块上。（《肿瘤的防治》）④穿山甲 12g，制鳖甲 12g，夏枯草 30g，海藻 30g，野菊花 30g，白花蛇舌草 30g，丹参

30g，瓜蒌 30g，牡蛎 30g，昆布 15g，怀山药 15g，南沙参 12g，王不留行 12g，桃仁 10g，山慈菇 30g，皂角刺 10g，天花粉 30g。上药共研细末，炼蜜为丸，每丸重 9g，每日 2 次，每次 1 丸。[江苏中医，1996，(11)：47]

2. 肺癌　①全瓜蒌 190g，生薏苡仁 100g，当归、黄芪、穿山甲、丹参、鱼腥草、生牡蛎、天冬、麦冬各 30g，半夏、胆南星、地骨皮、三棱、莪术各 15g，枳壳、全蝎、薤白各 10g。水煎服，每日 1 剂。[江苏中医，1992，(8)] ②瓜蒌 30g，枳壳 20g，旋覆花 10g（包煎），茜草、丹参、红花、桃仁各 10g，青皮 6g，当归、延胡索、前胡各 10g，望江南 15g，炙鳖甲 10g，薏苡仁 15g，露蜂房 12g。水煎，每日 1 剂，分 2 次服。（《肿瘤的防治》）③全瓜蒌 30g，清半夏 12g，浙贝母 20g，白花蛇舌草 30g，重楼 30g，蜈蚣 2 条，炙百部 15g，紫菀 15g，太子参 30g，生黄芪 30g，炒白术 15g，茯苓 20g，陈皮 12g，砂仁 10g，甘草 6g，以上药物水煎服每日 1 剂，日服 2 次。（山东中医杂志，2000，4：211）

3. 食管癌　瓜蒌、急性子、石见穿各 30g，丝瓜络、威灵仙、法半夏、茯苓 9g，败酱草 15g，陈皮 6g，大枣 5 枚。水煎服。（《抗癌中草药大辞典》）

4. 胰腺癌　全瓜蒌、菝葜、黄药子、白花蛇舌草各 30g，广木香 9g。水煎服，每日 1 剂。（《实用抗癌验方 1000 首》）

【使用注意】本品性寒滑润，脾虚便溏者慎服。反乌头。

远志 （《神农本草经》）

为远志科植物远志或卵叶远志的干燥根。辛、苦，微温。具有安神开窍、祛痰消肿功能。本品对小鼠淋巴细胞性白血病有抑制作用。此外，尚有中枢镇静、抗惊厥、祛痰、降压、溶血、抑菌、增强子宫收缩等作用。

【用法用量】内服：煎汤，3～10g；浸酒或入丸、散。外用：适量，研末，酒调敷。

【治癌效验】临床常用治脑肿瘤、肺癌、甲状腺癌、乳腺癌等癌瘤中属痰湿凝滞者。

1. 脑肿瘤　水红花子、煅牡蛎、昆布各 30g，姜半夏、生南星、浙贝母各 12g，远志肉 6g，煅瓦楞 15g，地龙 3g。水煎服，每日 1 剂，分 3 次服。(《肿瘤的辨证施治》)

2. 乳腺癌　远志、蒲公英、紫花地丁、官桂各 10g，瓜蒌20g，夏枯草、金银花、黄芪、白芷、桔梗、薤白各 15g，当归30g，炮甲珠、天花粉、赤芍、甘草各 6g。水煎服。(《抗癌植物药及其验方》)

3. 甲状腺癌　远志 10g，生地黄 15g，玄参 12g，沙参 30g，麦冬、女贞子、墨旱莲各 15g，首乌藤 30g，茯神 10g，夏枯草、野菊花、黄药子各 15g，生牡蛎 30g。水煎服，每日 1 剂。(《中医肿瘤学》)

白矾 (《神农本草经》)

为天然硫酸盐类矿物明矾石经加工提炼而成的结晶体。亦称明矾、生矾等。酸，寒。具有清热消痰、燥湿止血功能。本品对人子宫颈癌细胞 JTC26 有显著的抑制作用。此外，尚具有抗菌、抗阴道滴虫和强力凝固蛋白质（收敛）等作用。

【用法用量】内服：研末，1～3g；或入丸、散。外用：适量，研末撒，或吹喉，或调敷，或化水洗漱。生用偏于解毒杀虫，煅枯用偏于收敛生肌。

【治癌效验】临床常用治皮肤癌、宫颈癌、食管癌、胃癌、恶性葡萄胎等癌瘤中属痰热蕴结者。

1. 宫颈癌　①明矾 75g，水银、牙硝、青矾各 60g，食盐 45g。各药研碎后混合，置沙罐内，常规炼丹法，制成白色针状或颗粒状结晶，取此结晶 10 份加已研细的蟾酥 1 份，混合均匀，加淀粉作赋形剂，制成梭状药钉，长 1.5～2cm，阴干备用。于肿瘤体或基底部埋入药钉，深 0.8～1cm。数日后药钉可溶解吸收，如子宫颈病变组织较大，可分期上药钉，直至肿瘤组织全部脱落。(湖南医学院附二院方) ②白矾、雄黄、乳香、没药各 15g，黄柏、苦参各

30g，硇砂 1g，蟾酥、冰片、麝香各 2g。为末，以蛋黄油调膏，每天上药 1～2 次，外敷宫颈癌肿处。(林巧稚《妇科肿瘤》)

2. **皮肤癌** ①白砒 45g，明矾 60g。按炼丹法煅成白色块状物，研细加雄黄 7.2g，没药 3.6g。治疗时先用呋喃西林液清洗局部，将本品 0.3～0.6g 撒于病灶，用凡士林纱布覆盖，每日换敷料 1 次，3～5 日上药 1 次。[中西医结合杂志，1989，(8)] ②枯矾 30g，煅石膏 20g，黄柏粉、黄升丹各 10g，共研极细末，以熟麻油调敷患处，每日 2 次，连用 2.5 个月。[陕西中医，1984，(4)]

3. **胃癌** 枯矾末 9g，白醋 180g。共煎，1 次顿服，5 日服 1 次。[浙江中医药，1979，(12)]

4. **食管癌** 银珠、枯矾各 2.5g，共研细末，黄酒为引，空腹 1 次冲服。[吉林中医药，1988，(6)]

【使用注意】本品味涩难服，内服不宜过量，易致呕吐；体虚胃弱者慎服。

射干 (《神农本草经》)

为鸢尾科植物射干的干燥根茎。苦，寒。有毒。具有清热解毒、消痰利咽功能。本品对人子宫颈癌细胞培养系 JTC26、小鼠肉瘤 S180 均有抑制作用。此外，尚有抗炎、解热、祛痰、抗微生物等作用。

【用法用量】内服：煎汤，5～10g；或入丸、散；或鲜品捣汁饮。外用：适量，煎水外洗；或研末吹喉；或捣烂外敷。

【治癌效验】临床常用治喉癌、肺癌、鼻咽癌、甲状腺癌、宫颈癌等癌瘤中属热毒、痰瘀壅结者。

1. **鼻咽癌** 射干 60g，水煎服，或捣敷或醋磨搽敷患处。(《癌症秘方验方偏方大全》)

2. **喉癌** 射干、僵蚕各 10g，蛇莓、山豆根、急性子、夏枯草、昆布各 15g，半枝莲 31g，丹参 21g，蜈蚣 1 条，威灵仙 12g，浙贝母 21g。水煎服，每日 1 剂。(《抗肿瘤中药的治癌效验》)

3. **肺癌** ①射干、半夏各 15g，薏苡仁、猪苓、通关散各

30g。水煎服。（《云南抗癌中草药》）②射干、淫羊藿、浙贝母、穿山甲、三七、红参各200g，菟丝子、补骨脂、龟甲、黄芪、茯苓、巴戟天、威灵仙、金樱子各400g，生半夏、生南星、重楼各300g，天竺黄、海马、五味子、陈皮各100g。共研细末，和丸，每次服10g，每日3次。（《抗肿瘤中药的治癌效验》）

4. 甲状腺癌　射干、马勃、紫苏梗各9g，黄药子、山豆根、夏枯草、生牡蛎各15g，橘核、王不留行、天葵子、甲珠各12g，昆布30g，白药子5g。水煎服，每日1剂。（《抗肿瘤中药的治癌效验》）

前胡 （《名医别录》）

为伞形科植物白花前胡或紫花前胡的干燥根。苦、辛，微寒。具有降气祛痰、宣散风热功能。本品对小鼠腹水癌细胞、小鼠乳腺癌、鼻咽癌KB细胞、P388白血病等均有抑制作用。对人黑色素瘤和肉瘤亦有效。此外，尚有增加冠脉血流量、抗心律失常、保护心肌缺血、扩张血管、抗血小板聚集、祛痰、抗菌等作用。

【用法用量】内服：煎汤，5～10g；或入丸、散。

【治癌效验】临床常用治肺癌、鼻咽癌以及耳部肿瘤等癌瘤中属痰热互结者。

1. 肺癌　①前胡、北沙参、浙贝母、黄芩各12g，鱼腥草、仙鹤草各30g，款冬花、当归、藿梗、紫菀各9g，生半夏、生南星各6g。水煎服。（《抗癌植物药及其验方》）②前胡、桃仁、杏仁各9g，天冬、麦冬、地骨皮、夏枯草各15g，南沙参、北沙参、海蛤壳、全瓜蒌、白花蛇舌草、半枝莲、重楼、石斛各30g，紫菀12g。水煎服，每日1剂。（《抗肿瘤中药的治癌效验》）

2. 鼻咽癌　前胡、金荞麦各30g，夏枯草、白茅根各20g，八仙草、青刺尖、水牛角、通关藤各15g，卷柏18g，重楼10g，侧柏叶12g。水煎6次，合并药液，分6次服，每次15ml，服药时兑少许童尿为引。（《抗肿瘤中药的治癌效验》）。

旋覆花 (《神农本草经》)

为菊科植物旋覆花或欧亚旋覆花的干燥头状花序。亦称金沸花。苦、辛、咸，微温。具有消痰行水，降气止呕功能。本品提取的旋覆花内酯为抗癌的有效成分，有较强抑制癌细胞的作用。此外，尚有祛痰、镇咳、抗炎、抗菌、杀虫等作用。

【用法用量】 内服：煎汤（包煎或滤去毛），3～9g；或入丸、散。

【治癌效验】 临床常用治食管癌、胃癌、乳腺癌、恶性淋巴瘤等癌瘤中属痰气郁结者。

1. 食管癌　旋覆花、紫苏梗、竹茹、白英、蛇莓、半枝莲、金刚刺各 15g，半夏、党参、丁香各 12g，赭石 15g，龙葵 30g。水煎服，每日 1 剂。(《抗肿瘤中药的治癌效验》)

2. 胃癌　旋覆花、威灵仙、菝葜各 15g，赭石 30g，姜半夏、刀豆子、急性子、姜竹茹、山慈菇、五灵脂各 9g。水煎服。(《抗癌植物药及其验方》)

3. 乳腺癌　旋覆花、香附、半夏、橘子叶各 15g，山慈菇 2g，百合 10g。水煎服。(《云南抗癌中草药》)

4. 恶性淋巴瘤　旋覆花 12g，丹参、夏枯草、蒲公英各 30g，昆布、莪术、全瓜蒌各 15g，胆南星、皂角刺各 9g。水煎服，每日 1 剂。(《抗肿瘤中药的治癌效验》)

紫菀 (《神农本草经》)

为菊科植物紫菀的干燥根及根茎。苦、甘，微温。具有化痰止咳、温润下气功能。本品对艾氏腹水癌细胞、腹水型小鼠肉瘤 S180 有抗肿瘤活性。此外，尚有祛痰、镇咳、抑菌等作用。

【用法用量】 内服：煎汤，4.5～10g；或入丸、散。润肺，宜蜜炙用。

【治癌效验】 临床常用治肺癌、胃癌、乳腺癌、绒毛膜癌等癌瘤中属痰浊凝结者。

1. **肺癌** 炙紫菀、知母各 12g，杏仁、浙贝母各 9g，桑白皮、茯苓各 15g，生甘草、生晒参各 6g，生薏苡仁、熟薏苡仁、山海螺各 24g。水煎服，每日 1 剂，分 3 次服。(《肿瘤的辨证施治》)

2. **胃癌** 紫菀、人参、黄芪、生地黄、天冬、白芍、茯苓、桑白皮、地骨皮、秦艽、知母各 15g，半夏、甘草、桔梗、柴胡各 10g，鳖甲 30g，肉桂 6g。每日 1 剂，水煎分 2 次服。(《抗肿瘤中药的治癌效验》)

3. **绒毛膜癌** 紫菀、当归、太子参、白及、赤芍、白芍、百合各 10g，半枝莲、龙葵、甘草各 30g，紫草根 15g。水煎服，每日 1 剂。(《抗肿瘤中药的治癌效验》)

白附子 (《中药志》)

为天南星科植物独角莲的块茎。亦称独角莲、禹白附等。辛、甘，温。有毒。具有化痰止痉、解毒散结功能。本品对小鼠肉瘤 S180、艾氏腹水癌细胞有抑制作用。此外，尚有镇静、抗炎、抑菌、催吐作用。

【**用法用量**】内服：煎汤，3～6g；研末服，0.5～1g，宜炮制后用。外用：适量，捣烂敷或研末调敷。

【**治癌效验**】临床常用治皮肤癌、滑膜肉瘤、恶性淋巴瘤、乳腺瘤等癌瘤中属风痰湿毒阻结者。

1. **皮肤癌** 白附子、青皮、金银花、重楼各 3.5g，防风、细辛各 4g，羌活、黄连、僵蚕、甘草各 5g，赤芍 3g，蛇蜕 2g，泽兰叶 2.5g。以上诸药研末，先服，后以金银花 50g、泽兰 50g、生姜 10 片，好酒煮熟，去渣，热饮，最后用酒水各一半，煎生姜 10 片，趁热服之。隔 3～5 日后须再服，否则有副作用。(《抗肿瘤中药的治癌效验》)

2. **乳腺癌** 白附子捣烂，外敷乳房肿块处。(《实用抗癌验方》)

3. **胃癌** 白灵砂 5g，白附子 500g，寒水石、自然铜各 2.5g，麝香 10g，制成绿豆大丸剂。口服，每次 2 丸，饭前服，每日 3

次。另用白灵砂 1.5g，白附子 700g，乳香、没药、麝香各 10g，制成绿豆大丸剂。口服，每次 2 丸，饭后服，每日 3 次。(《实用抗癌验方》)

4. 滑膜肉瘤　白附子 4.5g，透骨草、川牛膝、伸筋草各 30g，生黄芪、忍冬藤各 15g，白术、党参各 10g，紫草 18g。方中除白附子外，水煎，每日 1 剂，煎 2 次药液，分 3 次送服白附子粉。如肿物溃破者加用轻粉 6g，白附子 30g，共研细粉外敷，每日换药 1 次或 2～3 日 1 次。(《抗肿瘤中药的治癌效验》)

石蒜 (《本草图经》)

为石蒜科植物石蒜的鳞茎。辛，温。有毒。具有消肿祛痰、利尿解毒功能。本品对艾氏腹水癌、小鼠肉瘤 S180、大鼠瓦克癌 W256 均有抑制作用。此外，尚有增强横纹肌收缩、抗箭毒、镇静、镇痛、解热、降压、抗炎、促进尿酸排泄和兴奋胃肠道、子宫平滑肌等作用。

【用法用量】内服：煎汤，1～2g。外用：适量，捣烂布包外敷。

【治癌效验】临床常用治胃癌、卵巢癌、食管癌、恶性淋巴瘤、肺癌、皮肤癌等癌瘤中属寒凝痰阻者。

1. 胃癌　鲜石蒜 100g，守宫 50 条，蟾蜍（剪成碎块）10 只，蜈蚣 10 条，急性子 50g，半夏、槟榔、生晒参各 20g，浸于白酒 2.5kg 中，每天振摇数次，连续浸泡半个月。用时取 25～50ml，空腹服下，每日 2～3 次，1 个月为 1 个疗程。(《现代实用抗癌中药》)

2. 皮肤癌　取石蒜一定量，与葱、姜、红糖混合，捣烂如泥，用一层纱布轻轻包裹成团，外敷于肿瘤局部创面。(《抗癌中草药制剂》)

3. 癌性胸腹水　石蒜、蓖麻子各等份，共捣烂，拌和，摊纸上，敷两足心，外用布包扎，每日 1 次。久敷若起水疱，停药后涂蜂蜜可消失。(《中医肿瘤的防治》)

4. 卵巢癌　石蒜碱内铵盐（AT-1840）片剂，每片 50mg，口服，每次 100mg，每日 3 次，14 日为 1 个疗程，一般用 4～10 个疗程，两疗程间隔 10 日。（《新药与临床》）

【使用注意】本品有小毒，内服中毒时可出现流涎、呕吐、泄泻、舌强直、肢冷、惊厥，甚至休克或呼吸中枢麻痹而死。故本品现很少以生药内服，临床多提取成石蒜碱内铵盐使用。本品有较强的催吐作用，故凡体虚、呕恶者及孕妇均忌用。

石韦 （《神农本草经》）

为水龙骨科植物庐山石韦、石韦或有柄石韦的干燥全草。前两者习称"大叶石韦"，后者习称"小叶石韦"。苦、甘、微寒。具有利水通淋、清肺止咳功能。本品对肺癌 715、Lewis 肺癌和大鼠瓦克癌均有抑制作用。并能增强机体单核细胞的吞噬活性。此外，本品尚有镇咳、祛痰、抗菌、抗病毒和增强机体抗病能力等作用。

【用法用量】内服：煎汤，9～15g，或研末服。外用：适量，研末涂敷。

【治癌效验】临床常用治肾癌、膀胱癌、前列腺癌等癌瘤中属湿热蕴结者。

1. 膀胱癌　①石韦、瞿麦、淡竹叶、生薏苡仁各 60g，猪苓 30g，王不留行 15g。水煎服。（《抗癌植物药及其验方》）②瞿麦 15g，萹蓄 15g，石韦 30g，黄柏 9g，车前子 30g，山豆根 12g，滑石 30g，金银花 30g，苦参、赤小豆各 9g。每日 1 剂，水煎，分 2 次温服。（《抗癌中草药大辞典》）

2. 肾癌　石韦 60g，白英、土茯苓各 30g；或石韦 100g，重楼 30g；或石韦 60g，海金沙 30g。水煎服。（《抗癌植物药及其验方》）

3. 前列腺癌　石韦、马鞭草、羊蹄根、半枝莲、蛇莓、鬼针草、竹叶各 30g，白花蛇舌草 60g。水煎服。（《抗肿瘤中药的治癌效验》）

杏仁 (《神农本草经》)

为蔷薇科植物山杏、西伯利亚杏、东北杏或杏的干燥成熟种子。亦称苦杏仁、北杏仁等。苦，微温。有小毒。具有止咳平喘、润肠通便功能。本品对人体子宫颈癌细胞培养株系 JTC26、艾氏腹水癌有抑制作用。此外，尚有舒张支气管平滑肌、缓解其痉挛而具镇咳平喘作用，抑制胃蛋白酶活性而具有抗溃疡、抗炎、镇痛、抗突变、驱虫等作用。

【用法用量】内服：煎汤，4.5～9g，或入丸、散，或熬膏用。杏仁用时须打碎，杏仁霜入汤剂须包煎。外用：适量，捣敷。

【治癌效验】临床常用治肺癌、直肠癌、食管癌、肝癌、宫颈癌、皮肤癌等癌瘤中属痰湿凝滞者。

1. 肺癌 ①杏仁 12g，全瓜蒌 20g，法半夏 12g，茯苓 15g，白术 15g，莪术 15g，王不留行 30g，黄芪 15g，制附子 120g（先煎），淫羊藿 30g，仙茅 30g，补骨脂、党参、黄精、山药各 15g。水煎服，每日 1 剂。(《中医肿瘤学》) ②甜杏仁 10 枚，牛乳 100ml，大枣 5 枚，粳米 50g，桑白皮 10g，生姜 3g。水煎服，每日一剂。[大众卫生报，2006，(4)]

2. 直肠癌 杏仁 15g，白蔻仁 6g，薏苡仁 18g，半夏 15g，厚朴 8g，滑石 18g，通草 6g，陈皮 5g，紫苏梗 10g，藿香 10g，黄芩 12g，赤石脂 30g。水煎服，每日 1 剂。(《抗癌中草药制剂》)

3. 宫颈癌 杏仁 15g，桃仁 60g，大黄 9g，水蛭、虻虫各 30 枚。以水 2 碗，煮取 1 碗，分 3 次服。(《近世妇科中药处方集》)

桔梗 (《神农本草经》)

为桔梗科植物桔梗的干燥根。苦、辛，平。具有开宣肺气、祛痰排脓功能。本品对小鼠肉瘤（腹水型）、艾氏腹水癌细胞有抑制作用。此外，尚有祛痰、镇咳、镇静、降血糖、降胆固醇、扩张血管、增加冠脉血流量及抑制真菌作用。

【用法用量】内服：煎汤，3～10g；或入丸、散。外用：适量，烧灰研末敷。

【治癌效验】临床常用治肺癌、鼻咽癌、喉癌、乳腺癌、甲状腺癌、恶性淋巴瘤等癌瘤中属痰浊凝结者。

1. 肺癌　桔梗9g，北沙参、麦冬、海藻各12g，太子参15g，鱼腥草、白英各30g。水煎服。（《抗癌植物药及其验方》）

2. 乳腺癌　桔梗、夏枯草、金银花、黄芪、薤白各15g，蒲公英、紫花地丁、远志、肉桂各10g，瓜蒌60g，炮甲珠、天花粉、赤芍、甘草各6g，当归30g。每日1剂，水煎，分2次服。（《抗肿瘤中药的治癌效验》）

3. 甲状腺癌　桔梗、山豆根、海藻、昆布、金银花、连翘、白芷、射干、升麻各9g，龙鳞草、夏枯草、天花粉、生地黄各15g，甘草4.5g。每日1剂，水煎，分2次服。（《抗癌中草药制剂》）

4. 鼻咽癌　桔梗12g，甘草6g，射干、赤芍、浙贝母、麦冬各30g，玄参、半枝莲、白花蛇舌草各30g。水煎服，每日一剂。[新中医，2011，（3）：48]

儿茶 《《饮膳正要》》

为豆科植物儿茶的枝干或茜草科植物儿茶钩藤的枝叶煎汁浓缩而成的干燥浸膏。亦称孩儿茶。苦、涩，凉。具有清热化痰、生肌、止血功能。本品具有抗肿瘤活性，有较强的杀死腹水癌细胞的作用。此外，尚有抗菌、抗真菌，以及保肝利胆、止泻、降血糖、抗血栓、抗血小板凝集、镇痛等作用。

【用法用量】内服：煎汤，1～3g；研末，0.3～0.6g。外用：适量，研末敷。

【治癌效验】临床常用治食管癌、胃癌、宫颈癌、骨癌、扁桃体鳞状细胞癌及肝癌等癌瘤中属痰热蕴结者。

1. 食管癌　儿茶4.5g，红花、石菖蒲、鸡血藤各6g，山慈菇18g。每日1剂，水煎服。（《肿瘤的中医防治》）

2. **扁桃体鳞状细胞癌** 山豆根、山慈菇各 120g，儿茶、杏仁各 150g，急性子 50g。共为细末，炼蜜为丸，每丸重 3g，含化，徐徐咽下，每日 6 粒。[中医杂志，1985，(4)]

3. **胃癌** 干蟾粉、儿茶各 50g，明雄黄 25g。共为细面，面糊为丸，如大豆粒大。口服，每次 3 丸，每日 3 次，1 周后改为每次 3 丸，每日 4 次。另用生薏苡仁 1kg，每日早晨用薏苡仁 30g 煮粥顿服。(《抗癌食药本草》)

4. **原发性肝癌** 蟾蜍、蜈蚣、儿茶、龙葵、藤梨根、山豆根、夏枯草各等份。共研细末，制片。每次口服 2～3 片，每日 3 次。(《抗癌中草药大辞典》)

5. **骨癌** 儿茶、赤芍、雄黄、刘寄奴、血竭各 9g，当归 12.5g，乳香、没药各 6g，西红花 2g，冰片 3g，麝香 0.15g。研末调敷患处，3 日换药 1 次，稍加新药即可再敷。(《抗癌中草药大辞典》)

威灵仙 (《新修本草》)

为毛茛科植物威灵仙、棉团铁线莲或东北铁线莲的干燥根和根茎。辛、咸，温。具有通经止痛、消痰散积功能。本品对人子宫颈癌细胞 JTC26、Hela 癌细胞、肝癌 H22 细胞以及小鼠肉瘤 S180 有抑制作用。此外，尚有镇痛、利胆、抗菌、兴奋肠管平滑肌、降压、抗利尿、降血糖等作用。

【用法用量】内服：煎汤，6～9g，治骨鲠咽喉可用至 30g，或入丸、散；或浸酒。外用：适量，捣敷；或煎水熏洗，或作发泡剂。

【治癌效验】临床常用治食管癌、胃癌、肠癌、皮肤癌及脑肿瘤等癌瘤中属风湿、痰浊聚积者。

1. **食管癌** ①威灵仙 100g，猫眼草 50g，人工牛黄 10g，紫硇砂 5g，制南星 15g，半枝莲、穿山甲各 50g。制成浸膏干粉，每次 5g，每日 3 次。(《中医诊疗特技精典》)②威灵仙、石打穿各 30g。水煎服，每日 1 剂。(《实用单方验方大全》)③威灵仙、川楝子各

60g，血竭、乳香、没药各 30g。共研细末，制成散剂。口服，每次 2g，每日 2～3 次。（浙江中医学院方）

2. **胃癌** 威灵仙 60g，板蓝根、猫眼草各 30g，人工牛黄 6g，硇砂 3g，制南星 9g。制成浸膏粉，口服，每次 1.5g，每日 4 次。（《中药新用》）

3. **肠癌** ①威灵仙研末，炼蜜丸如梧桐子大，口服，每次用生姜汤送下 10～20 丸，每日 1 次。（《实用抗癌验方》）②威灵仙全草 40g，水煎随时当茶饮。或威灵仙 1 把，醋、蜜各半碗，水煎服，每日 1 剂。（《实用抗癌验方》）

4. **皮肤癌** 威灵仙、石菖蒲各 3g，杜衡、黄樟根各 1.5g，朱砂根、鸡骨香、两面针各 6g，生南星、生半夏、生草乌、陈皮各 6g，乳香、没药、朴硝各 3g，金沙牛 2 只，樟脑粉 3.3g，梅片、蟾蜍各 3g。上药研为细末后充分混匀，置搪瓷大碗内上覆盖小瓷碗，边缘用炒盐密封，缓慢加热至盖碗烫手为止，放冷后除去细盐，取下瓷碗，刮取升华物，研成细末，加入约为药粉 1/4 量的白降丹和等量的白及粉，混合后加水适量，搓成小丸，阴干，即得。用时先清洗癌肿表面，将药丸置于上面，以盖满肿块表面为度，药丸间需稍留空隙，后铺上敷料，包紧固定，每 3～5 天换药 1 次。（《抗癌中药的治癌效验》）

5. **脑肿瘤** 威灵仙、重楼各 30g，木瓜 9g。水煎服，同时吞服三七粉 3g，每日 1 剂。（《实用抗癌药物手册》）

厚朴 （《神农本草经》）

为木兰科植物厚朴及凹叶厚朴的干燥干皮、枝皮和根皮。亦称川朴等。苦、辛、温。具有行气消积、燥湿降逆功能。本品对小鼠二期皮肤癌以及多种肿瘤细胞有抑制作用。此外，尚有抗菌、抗溃疡、降血压、中枢抑制等作用。

【用法用量】 内服：煎汤，3～10g；或入丸、散。燥湿、泄满宜生用，止呕宜姜汁炒用。

【治癌效验】 临床常用治胃癌、肝癌、肛门癌、食管癌、皮肤癌、恶性淋巴瘤等癌瘤中属痰湿内盛者。

1. 食管癌 姜厚朴、紫草、青皮、陈皮、木香各 15g，桃仁、甘草各 5g，清半夏 20g。水煎服，每日 1 剂。(《抗肿瘤中药的治癌效验》)

2. 胃癌 厚朴、苍术、陈皮、萹蓄、麦芽、神曲各 7.5g，甘草 6g，木香、沉香各 3g，大黄 15g，生姜 12g。水煎服，每日 1 剂。(《抗肿瘤中药的治癌效验》)

3. 肛门癌 厚朴、炮甲珠各 9g，白花蛇舌草、半枝莲各 60g，忍冬藤、薏苡仁、昆布各 30g，夏枯草、海藻、槐角、紫草根各 15g，桃仁 12g。水煎服，每日 1 剂。(《抗肿瘤中药的治癌效验》)

4. 肝癌 厚朴、姜黄、枳壳、桂心、当归、红藤、蜈蚣、郁金、柴胡、丹参各 30g，制南星、半夏、大黄各 18g，炙甘草 12g。诸药共研细末。每日 3 次，每次 12g，痛甚可用 16g，并用丹参、生姜各 6g，白术、茯苓、桃仁各 9g，大枣 9 枚，水煎送服。(《抗肿瘤中药的治癌效验》)

5. 癌性疼痛 厚朴、姜黄、枳壳、桂心、当归、红藤、蜈蚣、郁金、柴胡、丹参各 30g，制南星、半夏、大黄各 18g，白芍 60g，炙甘草 12g。水煎服，每日一剂。[大众卫生报，2002，(7)]

枳壳 (《雷公炮制论》)

为芸香科植物酸橙及其栽培变种的干燥未成熟果实。苦、辛，凉。具有破气消积，化痰除痞功能。本品对鼻咽癌 KB 细胞、小鼠 Lewis 肺癌、瓦克癌 W256 有抑制作用。此外，尚有升压、抗休克、调节胃肠与子宫收缩以及调节心血管功能等作用。

【用法用量】内服：煎汤，3～9g；或入丸、散。外用：适量，煎水洗或炒热熨。

【治癌效验】临床常用治胃癌、肺癌、食管癌、肝癌等癌瘤中属痰郁气滞者。

1. 肺癌 郁金、仙鹤草、枳壳、净火硝、白矾各 18g，干漆

6g，五灵脂 15g，制马钱子 12g。制成片剂，每片 0.48g，口服，每次 4~8 片，每日 3 次，连续服 3 个月为 1 个疗程。(山西省中医药研究院附属医院方)

2. 食管癌　枳壳、薤白、橘红、海藻、黑芝麻、核桃仁各 25g，威灵仙、郁金、瓜蒌、穿山甲、牡蛎各 50g，木香、川椒各 15g，丁香 10g，硼砂 5g。胸痛加黄药子 50~100g；梗阻加柿蒂、柿霜各 100g。水煎服，每日 1 剂。(《抗肿瘤中药的治癌效验》)

3. 肝癌　枳壳、陈皮、海藻、昆布各 15g，乌骨藤 60g，虎杖 45g。水煎服，每日 1 剂。(《抗肿瘤中药的治癌效验》)

青皮 (《本草图经》)

为芸香科植物福橘或朱橘等多种橘类的未成熟的果皮或幼果。亦称青橘皮、青柑皮等。苦、辛，温。具有疏肝破气、散结消痰功能。本品有干扰癌细胞生长的能力。此外，尚有升压、抗休克、调整胃肠功能、祛痰、平喘、利胆等作用。

【用法用量】内服：煎汤，3~10g；或入丸、散。

【治癌效验】临床常用治胰腺癌、肾癌、食管癌、皮肤癌等癌瘤中属肝郁气滞、痰浊阻滞者。

1. 肾癌　青皮、全蝎各 6g，牡蛎 15g，穿山甲 12g，五灵脂、杏仁各 9g，木香 4.5g。上药水煎，送服鳖甲煎丸 12g，每日 2 次。(上海医科大学方)

2. 食管癌　青皮、紫草、生姜、厚朴、陈皮、木香各 15g，清半夏 20g，桃仁、甘草各 5g。水煎服，每日 1 剂。(《抗肿瘤中药的治癌效验》)

3. 胰腺癌　红花、龙葵、石见穿、枸杞子各 30g，夏枯草 24g，穿山甲、丹参各 15g，香附、青皮、陈皮、八月札各 12g，川楝子、郁金、广木香各 10g。水煎，每日 1 剂，口服。(《抗肿瘤中药的治癌效验》)

4. 皮肤癌　青皮 9g，防风、细辛各 4g，金银花、独角莲、重楼各 3.5g，羌活、独活、黄连、甘草各 5g，赤芍 3g，僵蚕 5g，蝉

蜕 2g，泽兰叶 25g，生姜 10 片。煎汤服之，每日 1 剂。（《万病回春》）

魔芋（《开宝本草》）

为天南星科植物魔芋的块茎。亦称蒟蒻、黑芋头等。辛，温。有毒。具有化痰散积、行瘀消肿功能。本品对肉瘤 S180、艾氏（ESC）癌、肝癌、U14 子宫颈癌具有抑瘤作用。此外，尚有扩张血管、降低血压、兴奋离体肠管等作用。

【用法用量】 内服：煎汤，10～20g（需久煎 2h，取汁服）。外用：醋磨汁或煮熟捣敷。

【治癌效验】 临床常用治宫颈癌、脑肿瘤、鼻咽癌、甲状腺癌、直肠癌、腮腺癌、白血病等癌瘤中属痰瘀内结者。

1. 脑肿瘤 ①魔芋 30g，先煎 2h，再加重楼 9g，生甘草 6g，同煎服用。呕吐加姜半夏 9g；鼻塞加石胡荽 9g；出血加黑山栀 15g。（《祖国医学基本知识》）②魔芋（先煎 2h）、通关散各 30g，苍耳子 10g，六方藤 15g，重楼 30g。水煎服。（《云南抗癌中草药》）

2. 鼻咽癌 魔芋（先煎 2h）、地骨皮、鸭跖草各 30g，重楼 15g。水煎服，每日 1 剂，分 3 次服。（《肿瘤的辨证施治》）

3. 甲状腺癌 魔芋 30g，先煎 2h，再加海藻、蒲黄根、玄参各 15g，苍耳草、贯众各 30g，若瘤质硬可加生牡蛎 60g。水煎服，每日 1 剂。（《肿瘤的诊断与防治》）

4. 腮腺癌 魔芋、板蓝根各 30g，金银花、山豆根各 15g。水煎服。（《抗癌中草药制剂》）

5. 直肠癌 单用魔芋 60g，放于猪大肠（长约 20cm）内，两端用线结扎，煮 4h，吃肠喝汤。（《云南抗癌中草药》）

6. 白血病 魔芋、大黄、猪殃殃、半枝莲、白花蛇舌草各 30g，马钱子 0.9g。水煎 2 次分服，每日 1 剂。（上海第一医学院中山医院方）

【使用注意】 切勿误食药渣，以免中毒。

小百部 （《广西中药志》）

为百合科植物石刁柏的块根。亦称芦笋、细叶百部等。苦、甘，微温。具有润肺镇咳、祛痰杀虫功能。本品对小鼠肺癌 CA7015、人鼻咽癌 CMF、人宫颈癌 Hela 和人食管癌 ECA109 癌细胞有杀伤作用，且可促进外周血 T 淋巴细胞转化增殖。对小鼠肺腺癌实体瘤、小鼠肉瘤 S180、小鼠肝癌有抑制生长作用。对大鼠乳腺癌、淋巴细胞白血病 P388、瓦克癌 W256 有抑制作用。此外，本品尚有利尿、降压、扩张血管、强心、抗菌等作用。

【用法用量】内服：煎汤，15～30g。外用：适量，煎水熏洗或捣汁涂。

【治癌效验】临床常用治恶性淋巴瘤、皮肤癌以及肺癌、鼻咽癌、宫颈癌、食管癌、乳腺癌等癌瘤中属痰浊凝结者。

1. 乳腺癌　芦笋 120g，天冬 60g，大枣 10g，粳米 25g。煮粥，每日早上吃。（《实用抗癌药膳》）

2. 各种癌症　鲜芦笋 60g，煮浓汤，每日早、晚各 1 次。长期服用。（《实用抗癌药膳》）

珍珠 （《开宝本草》）

为珍珠贝科动物马氏珍珠贝或蚌科动物三角帆蚌、褶纹冠蚌等双壳类动物受刺激而形成的珍珠。亦称真珠、蚌珠等。甘、咸，寒。具有清热凉肝、收敛生肌功能。本品对肉瘤细胞 S180 有抑制作用，对 P338 淋巴细胞性白血病小鼠可明显延长其生存时间。此外，尚有抗衰老、抗氧化、促进创面愈合等作用。

【用法用量】内服：研末，每次 0.3～1g，多入丸、散，不入汤剂。外用：适量，研末干撒、点眼或吹喉。

【治癌效验】临床常用治食管癌、贲门癌等癌瘤中属热郁痰结者。

食管癌、贲门癌　珍珠、马宝、毒蛇头、硼砂、瓦楞子、硇砂各适量，制成散剂，每包 1.6g，口服，每次 1 包，每日 1 次，连

服 4 日，停药 2 日，3 个月为 1 个疗程，休息 4～6 周，可行第 2 个疗程。（《现代治癌验方精选》）

葶苈子 (《神农本草经》)

为十字花科植物播娘蒿或独行菜的干燥成熟种子。前者习称"南葶苈子"，后者习称"北葶苈子"。苦、辛，大寒。具有泻肺平喘、祛痰消肿功能。本品对子宫颈癌细胞、腹水癌等肿瘤有抑制作用。此外，尚有强心、利尿等作用。

【用法用量】内服：煎汤，3～9g；或入丸、散。外用：适量，煎水洗或研末调敷。本品利水消肿，宜生用；痰饮喘咳，宜炒用；肺虚痰阻喘咳，宜蜜炙用。

【治癌效验】临床常用治肺癌、癌性腹水等癌瘤中属痰水壅盛、肺气壅实者。

1. 肺癌　①葶苈子、枇杷叶各 12g，桑白皮 10g，车前子 15g。水煎服，每日 1 剂。（《癌的扶正培本治疗》）②葶苈子 15g，大枣10 枚，猪苓 15g，薏苡仁 30g，茯苓 20g，白花蛇舌草 30g。上药水煎，分 2 次服，每日 1 剂。（上海中医药杂志，2003，9：22）

2. 癌性腹水　葶苈子、荠菜根各等份，共为细末，炼蜜丸如弹子大，口服，每次 1 丸，陈皮汤送下。（《抗癌中药》）

冬瓜子 (《唐本草》)

为葫芦科植物冬瓜的干燥种子。亦称冬瓜仁。甘、寒。具有清肺化痰、排脓消痈功能。本品对小鼠肉瘤 S180、肝瘤（HCA）、子宫癌有抑制作用。并能诱导体内产生干扰素，产生免疫调节活性，增强对癌的免疫功能。此外，尚能抑制胰蛋白酶活力。

【用法用量】内服：煎汤，5～18g；或研末。外用：适量，煎水洗或研膏涂敷。

【治癌效验】临床常用治直肠癌、结肠癌、肺癌、绒毛膜癌、恶性葡萄胎等癌瘤中属痰热壅结者。

1. 肺癌　冬瓜子、苇茎、薏苡仁各 30g，桃仁、生天南星、山慈菇、丹参各 15g，枳壳 12g，三七粉 3g（冲服）。水煎服，每日 1 剂，连服 7～20 剂。(《抗肿瘤中草药彩色图谱》)

2. 直肠癌、结肠癌 冬瓜子 15g，大黄 12g，牡丹皮、桃仁各 9g，芒硝 6g。水煎服。(《抗癌植物药及其验方》)

3. 绒毛膜癌、恶性葡萄胎 冬瓜子、赤小豆、鱼腥草、薏苡仁各 30g，败酱草 15g，阿胶、茜草、当归各 9g，甘草 6g。水煎服。(《抗癌植物药及其验方》)

诃子 (《药性论》)

为使君子科植物诃子或绒毛诃子的干燥成熟果实。亦称诃黎勒等。味酸、涩、平。具有涩肠敛肺、消痰利咽功能。本品对小鼠肉瘤 S180、人子宫颈癌 JTC26、艾氏腹水癌、腹水肉瘤、梭形细胞肉瘤均有抑制作用。此外，尚有抗菌、止泻、缓解平滑肌痉挛、止咳、止血等作用。

【用法用量】内服：煎汤，3～6g；或入丸、散。敛肺清火宜生用，涩肠止泻宜煨用。

【治癌效验】临床常用治胃癌、肠癌、咽喉癌、宫颈癌、慢性粒细胞性白血病等癌瘤中属气痰郁阻者。

1. 宫颈癌 诃子 15g，硼砂 15g，乌梅 6g，黄连 6g。共研细末过筛，加入麝香 0.12g，制成散剂外用，洗净子宫颈口，撒于癌灶处，隔日换药 1 次。(湖北中医学院附属医院方)

2. 胃癌 诃子 6g，紫藤根 30g，菱角 20 个，薏苡仁 30。水煎服，每日 1 剂。[广西中医药，1983，(4)：48]

3. 肠癌 诃子 10g，半枝莲、石见穿各 30g，八月札 15g，生甘草 10g，生薏苡仁 30g，山豆根 12g，红藤 30g，陈皮 10g，广木香 6g，白花蛇舌草、败酱草、菝葜各 30，苦参 10g，重楼 12g。水煎服，每日 1 剂。(《肿瘤的防治》)

4. 慢性粒细胞性白血病 猫爪草 15g，苦参 15g，黄芩 15g，黄柏 15g，雄黄 15g，当归 15g，诃子 15g，青黛散 15g，土鳖虫 7.5g，水蛭 7.5g。水煎服。(中国医学科学院首都医院方)

猪苓 (《神农本草经》)

为多孔菌科真菌猪苓的干燥菌核。甘、淡，平。具有利水渗湿、除痰散结功能。本品对小鼠肉瘤 S180、肝癌以及 BBN 诱导膀胱癌、肺癌 7423、人子宫颈癌 JTC26 均有抑制作用。此外，尚有利尿、促进免疫功能、保肝、抗菌等作用。

【用法用量】内服：煎汤，15～30g。

【治癌效验】临床常用治肝癌、肺癌、胃癌、肾癌、膀胱癌、肠癌等癌瘤中属水湿痰浊停聚者。

1. 膀胱癌　猪苓、白花蛇舌草、山慈菇、桑寄生各 30g，沙苑子 15g。水煎服，每日 1 剂。(《癌症的中医治疗》)

2. 结肠癌　猪苓、大黄、肿节风各 30g，莪术 15g，干蟾皮 6g，蜈蚣 2 条。水煎服，每日 1 剂。(《百病良方》)

3. 肠癌　猪苓、仙鹤草、薏苡仁、槐角、重楼、马齿苋各 30g，败酱草、马尾黄连、牡丹皮各 15g，大黄 10g。水煎服，每日 1 剂。(《云南抗癌中草药》)

4. 肺癌　猪苓多糖胶丸，口服，每次 8 丸 (2g)，每次 3 次，10 日为 1 个疗程，疗程间隔 3～5 日，共 3 个疗程。[白求恩医科大学学报，1984，(1)]

十大功劳 (《本草再新》)

为小檗科植物阔叶十大功劳、细叶十大功劳、华南十大功劳的干燥根、茎及叶。苦，寒。具有清热解毒、养阴化痰功能。本品所含异汉防己碱对小鼠艾氏腹水癌有抑制作用。此外，尚有抗炎作用。

【用法用量】内服：煎汤，10～15g；外用：适量，研末调敷。

【治癌效验】临床常用治肺癌、肝癌、鼻咽癌、绒毛膜上皮癌、恶性葡萄胎等癌瘤中属热毒痰蕴者。

1. 肝癌　十大功劳叶 30g，龙葵叶 30～60g。水煎服，每日 1 剂，分 2 次服。(《草药手册》)

2. **鼻咽癌**　①十大功劳叶 60g，鲜石黄皮 120g，夏枯草 45g，甘草 9g。水煎服，每日 1 剂，早、晚 2 次分服。(《肿瘤良方大全》) ②十大功劳叶 30g，鲜石榴皮、夏枯草各 20g，甘草 5g。水煎服，每日 1 剂。(《实用抗癌验方》)

3. **绒毛膜上皮癌、恶性葡萄胎**　龙葵 90g，十大功劳根、白英、白花蛇舌草、菝葜根各 30g，水煎服，每日 1 剂。(《千家妙方》)

瓜蒂 (《神农本草经》)

为葫芦科植物甜瓜的果蒂。亦称甜瓜蒂。苦，寒。有毒。内服可涌吐热痰，外用研末吹鼻，可祛痰涎湿热。本品对人鼻咽癌 (KB)、子宫颈癌 Hela 细胞、肉瘤 S37、大鼠瓦克癌 W256、白血病 P388 均有抑制作用，对多种肿瘤细胞具有较强的细胞毒作用，并可增强免疫功能。此外，尚具有保肝、抗炎、降压、增强毛细血管通透性、致吐等作用。

【用法用量】内服：煎汤，1.5～4.5g；研末，0.6～1.5g。外用：适量，研粉搐鼻。

【治癌效验】临床常用治鼻咽癌、肝癌、子宫癌等癌瘤中属痰热互结者。

1. **鼻咽癌**　甘遂末、甜瓜蒂各 3g，硼砂、朱砂各 1.5g，共研细末，装瓶。用时吹入鼻内。(《抗癌中药一千方》)

2. **原发性肝癌**　①甜瓜蒂提取物葫芦素片 (每片含葫芦素 B、葫芦素 E 0.1mg) 口服，每次 0.3～0.6mg，每日 3 次。(《病毒性肝炎防治药物》) ②葫芦素 B、葫芦素 E 片，口服，每次 0.2mg，每日 3 次，渐增至饱和量每次 0.6mg，每日 3 次。[新中药通讯，1979，(3)]

3. **子宫癌、肝癌**　甜瓜全株连根，晒干，水煎服，每次 50g，1 日 2 次。(《抗癌益寿食物与食疗妙方》)

【使用注意】本品性寒味极苦，能损伤脾胃，凡脾胃虚弱，失血患者忌用；孕妇及心脏病患者亦禁服。

第四章

活血化瘀药

　　本类药物药味多辛、苦，善于走散通行，而有活血化瘀、通经止痛、破血消癥等功效，用于治疗多种癌瘤中属瘀血内阻者。本型患者常见局部疼痛，痛如针刺，痛处固定，或体内有癥瘕积聚，舌质暗有瘀点或瘀斑，脉弦而涩等。

　　本类药均能不同程度地抑杀癌细胞，但主治各异，如用治呼吸系统肿瘤的有徐长卿、三七、老鹳草等，用治消化系统肿瘤的有穿山甲、丹参、郁金、降香、红花、姜黄、没药、山楂、水蛭等，用治泌尿系统肿瘤的有木通、王不留行、小蓟、瞿麦、益母草等，应区别使用。此外，本类药物尚具有镇痛、抗炎、止痛、扩张血管、改善血液流变性、提高免疫功能等作用。

　　应用本类药物，应针对形成瘀血的不同病因病情，随证配伍，以标本兼顾。如寒凝血瘀者，配温里散寒药；热搏血分，热瘀互结者，配清热凉血、泻火解毒药；风湿痹阻，经脉不通者，配祛风湿药；癥瘕积聚者，配软坚散结药；久瘀体虚或因虚而瘀者，配补益药。此外，因为"气为血之帅，气行则血行，气滞血亦滞，"故常与理气药配伍应用，以提高疗效。

　　本类药物易耗气动血，对妇女月经过多及其他出血证无瘀血者忌用；孕妇慎用或忌用。

红花（《开宝本草》）

　　为菊科植物红花的筒状花冠。辛，温。具有活血通经、祛瘀止痛功能。红花水煎液对肿瘤细胞有抑制活性，对小鼠肉瘤 S180 和白血病细胞有抑制作用。此外，还具有兴奋心脏、降低冠脉阻力、增加冠脉流量、改善心肌缺血、扩张血管、降低血压、改善外周微循环、抑制血小板聚集和增强纤维蛋白溶解、降血脂、改善缺血缺氧、舒张平滑肌等作用。

【用法用量】内服：煎汤，3～12g。

【治癌效验】临床常用治食管癌、宫颈癌、胰腺癌、肝癌、直肠癌、急性白血病、绒毛膜上皮癌、胃癌等癌瘤中属瘀血阻滞者。

1. 食管癌　①桃仁 9g，红花 9g，归尾 15g，赤芍 15g，苏木 15g，郁金 10g，丹参 30g，紫草 30g，金银花 15g，夏枯草 15g。水煎服，每日 1 剂。（《中西医结合治疗癌症》）②红花 15g，加 200ml 水煎服，长期服用。（《实用抗癌验方》）

2. 宫颈癌　红花、白矾各 6g，瓦松 30g。水煎，先熏后洗外阴部。每日 1～2 次，每次 30～60min。每剂药可反复应用 3～4 天。[上海中医杂志，1984，（9）]

3. 急性粒细胞性白血病所致的皮肤脓肿　红花、乳香、没药各 30g，小罗伞 150g，栀子 60g，珍珠草 150g。共为细末，鸡蛋清调敷或开水调敷患处。[新中医，1977，（4）]

4. 胰腺癌　红花、桃仁、三棱、炒五灵脂、蒲黄、胡黄连、黄柏、乌药、延胡索、鸡内金、当归、穿山甲各 10g，丹参、牡丹皮、白屈菜各 30g，莪术 15g，白花蛇舌草 20g。水煎服。（《肿瘤临证备要》）

5. 食管癌、胃癌　大蜈蚣 20 条，红花 10g。将两者放入 60 度白酒 500g 内，浸泡 20 余天后，将滤液以冷开水稀释（冷开水 60％，药酒 40％）后服用，每周需用 500ml 左右。（《抗癌良方》）

6. 肝癌　①当归、生地黄、桃仁、赤芍、牛膝、川芎、红花、枳壳、柴胡各 9g，桔梗 3g，甘草 3g，郁金 15g，丹参 15g。水煎服，每日 1 剂，煎 2 次分服。（《抗癌中药一千方》）②红花 6g，炙鳖甲 30g，炮山甲、桃仁、木香、青皮、郁金、白芍各 12g，水煎服，每日 1 剂。（《抗癌中药药理与应用》）

7. 直肠癌 桃仁 10g，红花 10g，当归 12g，石见穿 30g，莪术 15g，炮甲珠 15g，生大黄 6g，半枝莲 30g，白花蛇舌草 30g。水煎服，每日 1 剂。(《癌症秘方验方偏方大全》)

8. 绒毛膜上皮癌 五灵脂 6g，红花 3g，海螵蛸 10g，蒲黄粉 6g，茜草根 6g，台乌药 3g，射干 9g，丹参 15g，当归 9g，山慈菇 9g，蒲黄炒阿胶 9g，乳香 9g，没药 9g，甘草 6g。每日 1 剂，水煎，分 2 次温服。(《肿瘤良方大全》)

9. 急性白血病 红花 8～10g，当归 15～30g，川芎 15～30g，鸡血藤 15～30g，赤芍 15～20g，三七 6g，水煎服，每日 1 剂。(重庆市人民医院方)

10. 胸腺肿瘤 红花、丹参、白术、黄芪、党参、山药各 25g，清半夏、白芍、三棱、莪术、柴胡各 15g，水煎服，每日 1 剂。(《抗癌良方》)

桃仁 (《神农本草经》)

为蔷薇科落叶小乔木桃或山桃的种仁。亦称桃核。苦，平。具有活血祛瘀、润肠通便功能。桃仁有抗致癌霉菌及其毒素的作用；对黄曲霉菌、杂色曲霉菌、黄曲霉毒素 B_1 和小梗囊胞菌素抑制率均为 100％。此外，还可增加脑血流量，降低脑血管阻力，并有抗凝血、抗血栓、抗炎、抗过敏、润肠、镇咳、收缩子宫等作用。

【用法用量】内服：煎汤，6～15g。

【治癌效验】临床常用治骨癌、鼻咽癌、恶性淋巴瘤、食管癌、子宫体腺癌、肝癌、脑肿瘤、纵隔肿瘤等癌瘤中属瘀血内积者。

1. 骨癌 桃仁、薄荷、白芷各 15g，藁本、川芎、乳香、赤芍、当归、没药、红花、三七各 30g，夏枯草 60g。上药共研末，制成内服散剂，每日 2 次，每次 3g。(《抗肿瘤中药的治癌效验》)

2. 鼻咽癌 ①桃仁、红花、川芎、赤芍、当归、葛根各 10g，黄芪、丹参各 15g，鸡内金 12g，陈皮 9g。每日 1 剂，水煎服。(《抗肿瘤中药的治癌效验》) ②桃仁 5g，当归 5g，赤芍 5g，川芎 5g，莪术 5g，白芷、重楼各 10g，山豆根 10g，生姜片 3 片，大枣

5 枚，每日 1 剂，水煎服。（《抗癌中药药理与应用》）

3. 恶性淋巴瘤 桃仁、当归各 9g，黄芪、炙鳖甲、木馒头各 24g，党参、黄药子、浙贝母各 12g。每日 1 剂，分 3 次服。（《抗肿瘤中药的治癌效验》）

4. 食管癌 桃仁 120g，水蛭 60g，生赭石 240g，鸦胆子 60g。先将前三味研极细末，加入鸦胆子捣烂和匀。每次用 10g 搅入藕粉中内服，每日 3 次。（《肿瘤临证备要》）

5. 子宫体腺癌 桃仁 18g，黄芪 30g，当归 6g，三棱、莪术、水蛭各 9g，穿山甲 12g，鸡内金 18g。共为细末，每次 3g，日服 2 次。（《肿瘤的诊断与防治》）

6. 肝癌 桃仁 15g，三棱、莪术各 9g，石见穿、半枝莲各 30g，夏枯草 12g。水煎服，每日 1 剂。（《中医肿瘤的防治》）

7. 癌性疼痛 柴胡 10g，郁金 10g，桃仁 10g，党参 15g，茯苓 15g，白术 10g，白芍 15g，当归 15g，川芎 10g，牡丹皮 12g，陈皮 12g，半夏 15g，鳖甲 20g，全蝎 6g，昆布 15g，海藻 15g，半枝莲 30g，白花蛇舌草 30g，甘草 10g。水煎服，每日一剂。[时珍国医国药，2008，(11)：2793]

8. 纵隔肿瘤 桃仁泥、丹参、连翘各 9g，赤芍、生地黄、蒲公英、鱼腥草、茯苓各 12g，生甘草 6g，夏枯草 24g，壁虎 2 条，每日 1 剂，分 3 次服。（《抗肿瘤中药的临床应用》）

莪术 （《药性论》）

为姜科植物莪术、郁金或广西莪术的根茎。辛、苦，温。具有破血祛瘀、行气止痛功能。其中抗癌的主要成分为莪术醇及莪术酮。莪术油制剂在体外对小鼠艾氏腹水癌细胞、615 纯系小鼠的 L615 白血病及腹水型肝癌细胞等瘤株的生长有明显的抑制和破坏作用；100％莪术注射液对肉瘤 S180 有较好的疗效。此外，莪术油还有抗菌、消炎，提高大动脉血流量及保肝等作用，还可抑制血小板聚集和抗血栓形成，提升淋巴细胞数量，增强机体免疫功能。

【用法用量】内服：煎汤，10~20g。

【治癌效验】临床常用治膀胱癌、宫颈癌、肝癌、胃癌、卵巢癌等癌瘤中属血瘀气滞者。

1. 膀胱癌　莪术、三棱各9g，青皮、橘皮、藿香、香附、甘草各6g，生姜3片，大枣2枚。水煎服，每日1剂。（《抗肿瘤中药的治癌效验》）

2. 宫颈癌　莪术15g，当归、赤芍、槟榔、昆布、桃仁、鳖甲、大黄各9g，桂心2.4g，琥珀1.2g（研），枳壳4.5g，木香6g。水煎服，每日1剂。（《抗肿瘤中药的治癌效验》）

3. 肝癌　莪术、三棱各12g，柴胡、郁金、当归各10g，党参、北沙参、白花蛇舌草、半枝莲、赤芍、白芍各20g，黄芪、炒谷芽、炒麦芽各30g，全蝎6g，蜈蚣4条，斑蝥1g，猪苓30g。水煎服，每日1剂。（《抗肿瘤中药的治癌效验》）

4. 胃癌　①莪术、三棱、甘草各15g，黄药子、阿魏、乳香、没药各24g，硇砂、木鳖子各12g，蟾酥9g，延胡索、天仙藤各30g，露蜂房、生牡蛎各18g，鸡内金45g。研末，炼蜜为丸，梧桐子大小，口服每次5丸，每日2~3次。（《抗肿瘤中药的治癌效验》）②莪术、益智仁、京三棱（煨，切）、青皮（去白）各60g，白茯苓120g，炙甘草90g。上药研为细末，每服6g，用水300ml，加大枣1枚，盐少许，同煎至150ml，温服，不拘时候。（《太平惠民和剂局方》）

5. 卵巢癌　白花蛇舌草、半枝莲各60g，薏苡仁30g，橘核、昆布、桃仁、地龙各15g，莪术、党参各12g，土鳖虫、川楝子、小茴香各9g，红花3g。水煎服，每日一剂［现代中医肿瘤学，2003］

郁金 (《新修本草》)

为姜科植物郁金、莪术、姜黄或广西莪术的块根。亦称玉金。辛、苦，寒。具有活血行气、清心利胆功能。郁金挥发油对癌细胞有抑制作用。此外，有明显的中枢神经抑制效应，可有效地防止自由基对心肌的损伤，还有保护肝损伤、抗早孕、抑制真菌、促进胆汁分泌等作用。

【用法用量】 内服：煎汤，6～15g。

【治癌效验】 临床常用治胰腺癌、肝癌、乳腺癌、食管癌、肺癌等癌瘤中属气滞血瘀者。

1. 胰腺癌　郁金、川楝子、广木香各 9g，八月札、炮山甲、干蟾皮、香附各 12g，枸杞子、红藤、龙葵、平地木、夏枯草、蒲公英、石见穿各 30g，丹参 15g。水煎服，每日 1 剂。（《抗癌中草药制剂》）

2. 肝癌　郁金、漏芦、丹参、黄芪、党参、南沙参、北沙参、石斛各 15g，茵陈、车前子（包）、海藻、昆布、牡蛎、白花蛇舌草、铁树叶、延胡索各 30g，当归、赤芍、白芍、夏枯草、甘草各 12g，川楝子 9g。水煎服，每日 1 剂。（《抗肿瘤中药的治癌效验》）

3. 乳腺癌　郁金、绿矾、花蕊石、山慈菇、白矾各 3g，千金子、五灵脂各 6g，干漆、火硝、制马钱子各 9g，枳壳 60g。以上药物共为细粉，水泛为丸，每次服 1.5～3g，每日 3 次，黄花煎水送服。或开水送服。（《抗肿瘤中药的治癌效验》）

4. 支气管肺癌　郁金、冬瓜子、瓜蒌皮、杏仁、青皮、地骨皮、海藻、沙参、麦冬各 15g，太子参、白毛藤、龙葵各 30g，鱼腥草、蒲公英各 50g，香附 20g。水煎服，每日 3 次。（《妙方秘笈》）

5. 食管癌　①启膈散：郁金、米皮糠各 15g，沙参 9g，茯苓 10g，贝母 9g，砂仁壳 3g，荷叶蒂 2 个。水煎服。②郁金、急性子、三棱、枳壳、当归各 15g，石见穿、土茯苓、赤芍、海藻各 30g，干蟾皮、桃仁、橘皮各 10g，丹参 20g，硇砂（2 粒含化咽下）。水煎服，每日 3 次。（《妙方秘笈》）

6. 癌性发热　柴胡 20g，郁金 15g，黄芩 15g，白花蛇舌草 30g，半枝莲 30g，炮山甲 12g，干蟾皮 6g，当归 12g，太子参 15g，女贞子 15g，生甘草 10g。水煎服，每日一剂 [辽宁中医药大学学报，2007，(11)：120]

姜黄 (《新修本草》)

为姜科植物姜黄的根茎。辛、苦，温。具有破血行气、通经止痛功能。本品对小白鼠肉瘤有较好的抑制活性。此外，还有抗炎、保肝、利胆、抗溃疡作用，还可改善心肌供血、抗血凝和抑制血小板聚集、降低血脂、抗氧化、抗生育、抗突变、抗病原微生物。

【用法用量】 内服：煎汤，5～15g。外用：适量，以麻油或菜油调匀成膏，外敷。

【治癌效验】 临床常用治食管癌、卵巢癌、肝癌等癌瘤中属气滞血瘀者。

1. 食管癌　姜黄、僵蚕、泽泻、柴胡各 12g，木香、青皮各 6g，当归身、炙甘草各 18g，益智、人参、橘皮、升麻、黄芪各 24g，半夏 30g，草豆蔻仁、吴茱萸各 36g，麦芽面 45g。上药共研细末，汤浸蒸饼为丸，如绿豆大，每次 20～30 丸，温水送下，细嚼即得。(《兰室秘藏》)

2. 卵巢癌　姜黄 0.6g，活蟾蜍 1 只，雄黄 3g。将其共捣烂如膏状，外敷肿块疼痛处，每日换 1 次，闻发臭即弃之。(《中国民间敷药疗法》)

3. 肝癌　①肿块型方：姜黄、广木香各 3g，当归、黑山栀、龙葵、十大功劳叶各 15g，赤芍、郁金、土茯苓、佩兰、甘草各 9g，金银花 30g。水煎服，每日 1 剂。②黄疸型方：姜黄、土茯苓、卷柏、龙葵、金灯、甘草、当归各 9g，龙胆、马鞭草、茵陈、黑山栀、牡丹皮各 15g，广木香 6g，郁金、柴胡各 3g。水煎服，每日 1 剂。(《中国中医秘方大全》)

4. 癌性疼痛　姜黄、冰片、生南星、乳香、没药各 20g，雄黄 30g，大黄、黄柏、朴硝、芙蓉叶各 50g，天花粉 100g。共研细末，加饴糖调成糊状，摊在油纸上，厚 3～5mm，直径大如肿块，贴于痛处，每日更换 1 次。[大众卫生报，2002，(7)]

穿山甲 (《名医别录》)

为脊椎动物鲮鲤科穿山甲（食蚁鲮鲤）的鳞片。咸，微寒。具有活血通经、消肿排脓功能。穿山甲碱具有抗白血病作用。此外，能显著增加外周动脉血流量，降低外周阻力，并有抗凝血、降低血液黏度、抗炎和提高耐缺氧能力等作用。

【用法用量】 内服：煎汤，6～18g，大剂量可用至30g；亦可研末吞服，每次1～1.5g。以研末吞服效果较好。

【治癌效验】 临床常用治鼻咽癌、肝癌、肛门癌、乳腺癌、胃癌、恶性淋巴瘤、急性白血病、骨癌、湿疹样乳头癌等癌瘤中属瘀血阻滞者。

1. 鼻咽癌　穿山甲、丹参、瓜蒌、全当归、川贝母、杏仁、蒲黄、五灵脂各10g，土鳖虫4g，制乳香、没药各8g。水煎服，每日1剂。并将药渣用纱布包裹热敷局部。(《当代名医临证精华》)

2. 胃癌　炒穿山甲、乌梢蛇、土鳖虫、山慈菇、紫草、十大功劳叶、黄柏各10g，蜈蚣2条，丹参、生薏苡仁、党参各30g，白术、青黛各6g。水煎服，每日1剂。[陕西中医，1987，(7)]

3. 恶性淋巴瘤　①炒穿山甲（先煎）、黄药子、桃仁、浙贝母、半夏、茯苓、白术、夏枯草各15g，生牡蛎（先煎）、党参、猫爪草各30g，陈皮6g。水煎服，每日1剂。[中医杂志，1996，(9)] ②炮甲珠、山慈菇、川贝母、炒牡丹皮、浙贝母、炒丹参、海藻、昆布、川郁金、忍冬花、忍冬藤、小蓟各10g，桃仁、杏仁、牛蒡子、皂角刺各6g，桔梗5g，夏枯草15g。水煎服。另以三七末3g，分2次冲服，若加生鹿角20g，可使功效增强。[福建中医药，1987，(2)]

4. 肝癌　①穿山甲5g，生牡蛎30g，川楝子、郁金、桃仁、红花各9g，牡丹皮、炒常山各6g，地龙12g。水煎服，每日1剂。(《肿瘤要略》) ②蜈蚣7条，全蝎9g，穿山甲、山豆根、斑蝥、地龙、水蛭各9g，白花蛇舌草、桃仁、三棱、莪术各12g，黄芪、熟地黄各10g。另在上方中加全蝎15g、蟾酥6g、鸦胆子10g，碾粉装入纱袋中，置锅中蒸热 20min，冷却至 50～60℃外敷。[湖北中医杂志，2011，（1）] ③穿山甲（先煎）、鳖甲（先煎）、浙贝母各 20g，全蝎、地龙、三棱、莪术各 12g，山慈菇、海藻、昆布、白花蛇舌草各 30g，陈皮、法半夏、黄药子、党参、杜仲各 15g。每日 1 剂，文火水煎 3 次后，混合药液，分 3 次饭后服，连服 15 剂，并嘱病人避免情绪急躁，忌辛辣、肥腻、海鲜及躁动刺激之品。[成都中医药大学学报，2002，（6）：46]

5. **乳腺癌**　穿山甲、王不留行各 12g，夏枯草 9g，黄药子 30g。水煎服，每日 1 剂。(《实用抗癌药物手册》)

6. **急性白血病**　炮甲珠、桃仁泥、当归、生地黄、川芎、海藻、海浮石、海螵蛸各 10g，赤芍、鳖甲、玄参各 15g，海蛤壳、丹参、牡蛎（先煎）各 30g，红花、浙贝母各 6g。水煎服，每日 1 剂。[中医杂志，1983，（3）]

7. **肛门癌**　穿山甲 15g，猪苓 6g。共以醋炙研末，酒服每次 6g，外用穿山甲末和麻油，轻粉涂之。[《仁斋直指方·便毒便痈》]

8. **原发性骨癌**　炮甲珠 30g，三七 40g，人参 20g，麝香 3g，全蝎 20g，蜈蚣 20 条。共研成细末，分成 60 等份，每次服 1 份，日服 2 次。[河北中医，1989，（4）]

9. **湿疹样乳头癌**　炮山甲、青皮、陈皮、甘草各 9g，黄芪、金银花、当归各 30g，瓜蒌 50g，柴胡 20g。每日 1 剂，水煎 3 次，空腹服下。[中医杂志，1980，（4）]

王不留行 (《神农本草经》)

为石竹科植物麦蓝菜的成熟种子。亦称王不留。苦，平。具有活血祛瘀、通经下乳功能。本品对艾氏腹水癌及人体肺癌有抑制作用。此外，还有抗着床、抗早孕、兴奋子宫作用。

【**用法用量**】内服：煎汤，10～30g。

【**治癌效验**】临床常用治乳腺癌、肝癌、胃癌、肺癌、前列腺癌等癌瘤中属瘀血阻滞者。

1. **乳腺癌**　①紫金锭 12g，王不留行 30g，猫眼草 30g，金银花 30g，冰片 0.6g。用王不留行、猫眼草、金银花制成浸膏，干燥研粉，加紫金锭、冰片研细和匀。日服 4 次，每服 1.5～3g。②香附 15g，郁金 15g，青皮 15g，柴胡 10g，桃仁 7.5g，王不留行 25g，半枝莲 30g，白花蛇舌草 50g。水煎服，每日 1 剂。制丸剂加麝香。[吉林中医药，1985，4：17]③王不留行 30g，蜂房 15g，穿山甲 10g，柴胡 15g，山慈菇 15g，八月札 15g，黄芪 30g。水煎服，每日一剂 [实用临床医学，2006，7：40]④王不留行 30g，天花粉、金银花各 9g。水煎服，每日 1 剂。(《抗癌中草药制剂》)

2. **肝癌**　当归 10g，川芎 10g，桃仁 10g，红花 10g，丹参 20g，赤芍 15g，延胡索 15g，香附 15g，王不留行 30g，炮山甲、焦三仙各 15g。每日 1 剂，水煎服。(《抗癌中草药大辞典》)

3. **肝癌、胃癌、肺癌**　王不留行、蜈蚣、露蜂房、蒲公英、板蓝根、地龙、全蝎、蛇蜕各 30g，白花蛇舌草 240g。共研末为蜜丸，每丸重 6g，早、晚各服 1 丸。(《肿瘤要略》)

4. **肺癌**　三棱、莪术、王不留行各 15～30g，大黄䗪虫丸(包)、桃仁各 12g，丹参 15g，海藻 30g。水煎服，每日 1 剂。(《抗癌良方》)

5. **肝癌疼痛**　王不留行 30g，雄黄 15g，冰片 10g。将上药共研为细末，用白酒调湿后敷肝区。(《中国民间单验方》)

川芎 (《神农本草经》)

为伞形科植物川芎的根茎。辛，温。具有活血行气、祛风止痛功能。川芎嗪有抗肿瘤活性，能抑制癌细胞的转移，增强抗癌药阿霉素的细胞毒作用，部分纠正癌细胞的抗药性。此外，还可改善心肌缺血缺氧状态，增强单核细胞的吞噬作用，并有扩张血管、降血压、抗凝血、溶栓、抑菌、增加肾血流量、利尿等作用。

【用法用量】内服：煎汤，6～15g；研末吞服，1～1.5g。

【治癌效验】临床常用治白血病、舌癌、妇女腹腔肿瘤、乳腺癌等癌瘤中属瘀阻气滞者。

1. 白血病　川芎 15g，阿胶珠 10g，炙鳖甲 10g，党参 12g，鸡内金 12g，当归 15g，白芍 15g，生地黄 15g。煎服，每日 3 次，每次 250ml。(《抗癌中草药大辞典》)

2. 舌癌　川芎、连翘、蒲公英各 12g，丹参 20g，黄芪 30g，党参、当归、陈皮、半枝莲、金银花各 13g，山慈菇、穿山甲、藕节、黄连、鸡内金、菟丝子、枸杞子各 10g，三七、砂仁各 6g，甘草 3g。水煎服，每日 1 剂。[中医文摘，1986，(3)：27]

3. 妇女腹腔肿瘤　川芎、当归、白芍、熟地黄、官桂、莪术各等量。研为末，每服 15g，以水煎后服用。(《济阴纲目·腹中结块》)

4. 乳腺癌　川芎、赤芍、白芍各 4.5g，生黄芪、党参、当归、熟地黄、白术、山药、炙香附、象贝母各 15g，炙甘草 10g。痛甚者加乳香、没药各 5g，或参三七粉 1g（吞服）；红肿血水淋漓者加重楼、凤尾草、鹿衔草、蒲公英各 15g，紫草 25g；出血不止者加阿胶 15g，地榆炭 10g。(《中医外科临床手册·乳岩》)

5. 甲状腺癌　川芎、柴胡、三棱、莪术、香附、浙贝母、半夏各 10g，山慈菇 6g，海藻 15～30g，昆布、生牡蛎各 30g，夏枯草、赤芍各 15g，黄药子 10～15g。水煎服，每日 1 剂。(《抗癌中药药理与应用》)

6. 癌性贫血　川芎 6g，生地黄、白芍各 15g，当归 9g，阿胶 9g，何首乌 15g，鸡血藤 30g。用水煎服，每日 1 剂，分 3 次服，15 日为 1 个疗程。(《中草药验方选编》)

7. 食管癌　川芎 3g，赤芍、红花、丹参、生地黄、当归各 9g，鸡血藤 30g。水煎服，每日 1 剂。(《抗癌中药药理与应用》)

【使用注意】本品辛温升散，凡阴虚火旺、舌红口干者不宜应用。

三七 (《本草纲目》)

为五加科植物三七的根。亦称田七。甘、微苦，微温。具有化瘀止血、活血定痛功能。三七煎剂在体内对 JTC26 有抑制作用；

三七中的多糖体在体内能明显抑制小鼠肉瘤 S180；三七还有抗噬菌体活性。此外，三七水浸液能缩短家兔凝血时间，并使血小板数增加而有止血作用；对大鼠实验性关节炎有明显的预防和治疗作用；能明显增加冠状动脉血流量，减少心肌耗氧量；尚有抗炎、增强肾上腺皮质功能等作用。

【用法用量】 内服：煎汤，3～10g；或研粉吞服，每次 1～1.5g。外用：适量。

【治癌效验】 临床上常用治肺癌、食管癌、宫颈癌等癌瘤中属瘀血阻滞，或兼出血者。

1. 肺癌　三七 10g，重楼 10g，延胡索 10g，芦根 10g，黄药子 10g，川乌 6g，冰片 8g，麝香适量，紫皮大蒜 100g。用大蒜制成丸剂，每丸 3g，每服 1 丸，每日 2 次。[中国中药杂志，1991，1：57]

2. 食管癌　三七 18g，山慈菇 120g，海藻、浙贝母、柿霜各 60g，制半夏、红花各 30g，制乳香、制没药各 50g。共研极细末，日服 3 次，每次 6g，加蜂蜜适量，温开水送服。(《安徽单验方选集》)

3. 宫颈癌　三七粉 3g，雄黄 3g，蟾蜍 15g，白及 12g，制砒霜 1.5g，明矾 60g，硇砂 0.3g，消炎粉 60g。共研细末，外用适量。(《实用肿瘤学》)

4. 癌性疼痛　三七、重楼、黄药子、延胡索各 10g，芦根 20g，川乌 6g，冰片 8g，与麝香适量共研细末，水泛为丸，每丸 3g。每次 1 丸，每日服 3 次。[大众卫生报，2002，(7)]

5. 胃癌、肠癌、食管癌　党参 20g，白术 15g，炙甘草 5g，蒲公英 30g，仙鹤草 30g，三七粉 3g（冲服）。水煎服，每日 1 剂。(《抗癌良方》)

6. 直肠癌、乙状结肠癌　将三七、壁虎、桂枝、地龙加工成片剂，每片含生药 1.5g，每次 2～3 片，每日 3 次，饭后服用，连续 6 个月以上。(上海中医学院方)

牛膝 （《神农本草经》）

常用的有怀牛膝和川牛膝。怀牛膝为苋科植物牛膝的根；川牛膝包括苋科植物头序（麻牛膝）及川牛膝（甜牛膝）的根。苦、酸，平。具有活血祛瘀、补肝肾、强筋骨功能。牛膝多糖能显著抑制小鼠抑制性肉瘤 S180 生长。牛膝多糖腹腔注射能提高荷瘤鼠天然杀伤细胞活性。牛膝热水提取物对小鼠肉瘤 S180 有抑制作用。牛膝所含齐墩果酸能抑制 S180 肉瘤株的生长。此外，还有镇痛、抗炎、扩张血管、降低血压、兴奋呼吸、兴奋胃肠平滑肌、促进胆汁分泌、兴奋子宫平滑肌、降血糖、降血脂、改变血液流变性、提高免疫功能、抗衰老等作用。

【用法用量】 内服：煎汤，每日 10～30g。

【治癌效验】 临床常用治白血病、滑膜肉瘤等癌瘤中属瘀血阻滞或肝肾亏虚者。

1. 滑膜肉瘤　牛膝、伸筋草、透骨草各 30g，生黄芪、忍冬藤各 15g，白术、党参各 10g，紫草 18g。水煎服，每日 1 剂。同时可内服出毒片（系独角莲研末制片备用，每片 0.3g），每日 3 次，每次 5 片。并须外敷出毒散（独角莲 30g，加轻粉 6g，同研备用），每日换药 1 次或隔 2～3 日 1 次。（《北京市老中医经验汇编·秦厚生方》）

2. 白血病　牛膝、茯苓、阿胶各 9g，川芎 9g，何首乌 60g，当归头、熟地黄、焦白术各 30g，补骨脂 24g，菟丝子 15g，肉桂 3g，炮姜 3g。水煎服，每日 1 剂，2 次分服。（《抗癌中草药制剂》）

3. 膀胱癌　牛膝、葛根、川芎各 30g，地龙、三棱各 15g。水煎服，每日 1 剂。（《抗癌中药大全》）

4. 前列腺癌　牛膝、党参、淫羊藿、枸杞子、制何首乌、重楼、白芍各 12g，黄芪、穿山甲、土茯苓、白花蛇舌草各 15g，肉苁蓉、巴戟天、制大黄、知母、炙甘草各 6g，炒黄柏 10g。水煎服。（《著名中医治疗癌症方药及实例》）

5. 肝癌　牛膝 9g，当归 9g，生地黄 9g，桃仁 9g，赤芍 9g，川芎 9g，红花 9g，枳壳 9g，柴胡 9g，桔梗 3g，甘草 3g，郁金 15g，丹参 15g。水煎服，每日 1 剂，煎 2 次分服。(《抗癌中药一千方》)

【使用注意】肾虚滑精，脾虚溏泄者不宜用。

蒲黄 (《神农本草经》)

为香蒲科植物香蒲或香蒲属其他植物的花粉。甘，平。具有收涩止血、行血祛瘀功能。蒲黄有一定的抗癌作用，可能与其在大剂量时能显著提高吞噬细胞的吞噬功能有关。此外，还有促进子宫收缩、扩血管、降压、抗凝血及抗结核、抗菌、消炎、调整免疫功能等作用。

【用法用量】内服：煎汤，3～15g，包煎。外用：适量。

【治癌效验】临床常用治胃癌、膀胱癌、皮肤癌等癌瘤中属瘀血阻滞者。

1. 胃癌 蒲黄、黄芪、炒山楂、鸡内金、陈皮、木香、枳壳、川楝子、赤芍各 9g，白芍、海藻、党参各 12g，白及 4.5g，神曲 5g，炒麦芽、延胡索、丹参、夏枯草各 15g，桃仁 6g，仙鹤草、牡蛎、煅瓦楞子各 30g。水煎服，每日 1 剂。(《抗肿瘤中药的治癌效验》)

2. 膀胱癌 蒲黄炭、藕节炭、槐花、贯众炭、五苓散各 15g，半枝莲、大蓟、小蓟、六一散（包）各 30g，知母、黄柏各 9g，生地黄 12g。水煎服，每日 1 剂。(《抗肿瘤中药的治癌效验》)

3. 皮肤癌 蒲黄 5g，天花粉、细辛各 15g，蜈蚣 3 条，白芷 3g，紫草、穿山甲、雄黄各 1.5g。取麻油 500g 加热，入蜈蚣等 8 味药，再入马钱子，煎至黄色。加入白醋 50～100g 和匀即成。治疗时先用甘草水洗净患处，拭干，涂上药膏，每日 1～2 次。(《抗肿瘤中药的治癌效验》)

4. 绒毛膜上皮癌 蒲黄粉、五灵脂各 6g，红花 3g，海螵蛸 30g，茜草根 6g，射干 9g，丹参 15g，当归 9g，山慈菇、炒阿胶、乳香、没药各 9g。每日 1 剂，水煎 2 次，分 2 次服。(湖北中医学

院方)

5. 扁桃体鳞状上皮癌　生蒲黄、五灵脂、土鳖虫、乳香、没药、川贝母、皂角刺、莪术、地龙各 10g，穿山甲、当归各 15g，瓜蒌 25g。水煎服，每日 1 剂。(《抗癌植物药及其验方》)

延胡索 (《开宝本草》)

为罂粟科植物延胡索的块茎。亦称玄胡索、元胡。辛、苦、温。具有活血祛瘀、行气止痛功能。延胡索体外试验能抑制肿瘤细胞的活性。此外，还有止痛、镇静、催眠、安定、扩张冠状血管及解痉等作用。

【用法用量】 内服：煎汤，5～15g；研末服，1.5～3g，用温开水送服。

【治癌效验】 临床常用治胃癌、肝癌、胰腺癌、卵巢癌等癌瘤中属气血瘀滞者。

1. 胃癌　①炒党参 12g，黄芪 10g，炒当归 10g，延胡索 10g，炒白术 10g，茯苓 12g，炒白芍 12g，莪术 10g，绿萼梅 6g，生甘草 3g，谷芽 10g，麦芽 10g。水煎服，每日 1 剂。(《抗癌中药一千方》) ②延胡索、丹参、炒苍术、石斛、贝壳、草蔻仁、茯苓、香附、鸡内金各 9g，竹节香附 30g，生半夏 3g，沙参 15g，姜朴、甘草、木香、陈皮各 6g，瓦楞子、谷芽各 12g，水煎服，每日 1 剂。(《抗癌中药药理与应用》)

2. 肝癌、胰腺癌　八月札 20g，郁金、香附、延胡索各 10g。水煎服，每日 1 剂，分 3～5 次服。(《抗癌中草药大辞典》)

3. 胰头癌　①醋大黄、红花、延胡索、制香附、佛手片各 6g，参三七(吞)、京三棱、蓬莪术各 3g，青皮、陈皮、台乌药、广木香各 4.5g，王不留行 12g。水煎服，每日 1 剂。[吉林中医药，1985，5：13] ②延胡索、太子参、焦白术、茯苓、草蔻仁、陈皮、香附、郁金、五灵脂、半夏、海螵蛸、薏苡仁、生黄芪各 30g，当归、瓜蒌各 15g，炒柴胡、木香各 4.5g，水煎服，每日 1 剂。(《抗癌中药药理与应用》)

4. 卵巢癌　延胡索 90g，苍术(米泔浸一宿，去皮)、甘草各

250g，茯苓（白者，去皮）、蓬莪术、三棱（煨）、青皮（去白）各 180g，丁香、缩砂仁（去皮）、槟榔各 120g，肉桂（去粗皮）、干姜（炮）各 60g。上药捣罗为末，每服 6g，用水 150ml，加连根葱白一茎，煎至 100ml，空腹时温服。（《太平惠民和剂局方》）

5. 癌症后期脏腑、肢体疼痛　延胡索 20～40g，川楝子 15～20g，白芍 20～60g。水煎至用手捏捻延胡索呈糊状，取汁频服。（《抗肿瘤中药的临床应用》）

牡丹皮（《神农本草经》）

为毛茛科植物牡丹的根皮。苦、辛，微寒。具有清热凉血、活血散瘀功能。本品对小鼠艾氏腹水癌有抑制活性。此外，还有提高免疫功能、抑菌、降血压、镇痛、镇静、抗惊厥及解热等作用。

【用法用量】内服：煎汤，6～12g；或入丸、散。

【治癌效验】临床常用治宫颈癌、肺癌、乳腺癌、鼻咽癌、急性淋巴细胞性白血病等癌瘤中属瘀血阻滞、血热内盛者。

1. 急性淋巴细胞性白血病　牡丹皮、藕节、荷叶、栀子、竹叶、竹茹、陈皮各 9g，生地黄、白芍、石斛各 15g，麦冬 12g，连翘 18g，白茅根、牡蛎、浮小麦各 30g。每日 1 剂，水煎服。（《临证医案医方》）

2. 宫颈癌　①牡丹皮、土茯苓、滑石各 9g，木通、甘草各 3g，制乳香、制没药各 6g，金银花 12g。每日 1 剂，水煎服。（《治肿瘤方剂》）②牡丹皮 9g，生地黄 12g，山茱萸 9g，生山药 15g，泽泻 6g，车前子 9g，阿胶 9g，续断 12g。水煎服，早晚分服。（《抗癌中药大全》）

3. 肺癌　①牡丹皮、生地黄、北沙参、象贝母、天冬、五味子、麦冬、蒲公英、炒栀子、紫花地丁、鱼腥草、生地榆、百部各 15g。每日 1 剂，水煎分 2 次服。[新中医，1980，3：36] ②牡丹皮、生地黄各 12g，鱼腥草、蒲公英各 30g，丹参、王不留行、野菊花各 12g，五味子 9g，夏枯草、海藻、海带各 15g。水煎服，每日 1 剂，早晚服。[大众卫生报，2006，(4)]

4. 鼻咽癌 牡丹皮、白薇、金银花、蛇床子各 6g，木馒头 2 个，夏枯草、瓜蒌、龟甲各 15g，重楼 6g。水煎服，每日 1 剂。(《肿瘤要略》)

5. 支气管肺癌 牡丹皮、麦冬、沙参各 10g，丹参、太子参、茯苓、猪苓各 15g，川芎、赤芍、防风、款冬花各 9g，生黄芪 12g，川贝母 8g，甘草 4g。水煎服，每日 1 剂，坚持服用 1~2 月或更长时间。(《癌的扶正培本治疗》)

6. 乳腺癌 牡丹皮 30g，金银花 30g，桃仁 10g，生黄芪 30g，青蒿 30g，红花 10g，泽泻 10g，当归 10g，紫花地丁 15g，夏枯草 15g，玄参 15g，甘草 6g，赤芍 10g，蒲公英 15g，土贝母 15g，刘寄奴 15g，生地黄 10g。(《抗癌中药大辞典》)

7. 膀胱癌 牡丹皮、黄柏各 9g，重楼、生地黄、茯苓、知母、粉草薢各 12g，仙鹤草 24g，壁虎 2 条。水煎服，每日 1 剂。(《肿瘤的辨证施治》)

8. 肝癌 牡丹皮、白芍、茯苓各 9g，玄参 6g。水煎服，每日 1 剂。(《抗肿瘤中药的临床应用》)

赤芍 (《本草经集注》)

为毛茛科植物毛果赤芍 (川赤芍) 和卵叶芍药或芍药的根。苦，微寒。具有清热凉血、祛瘀止痛功能。本品有直接的抗癌作用，并能促进吞噬细胞的吞噬功能。此外，尚有解痉、降血压、扩张外周血管、镇痛、镇静、抑制胃酸分泌和抗溃疡作用，还可抑制志贺杆菌、葡萄球菌、铜绿假单胞菌等。

【用法用量】内服：煎汤，5~15g；或入丸、散。

【治癌效验】临床上常用治筛窦癌、食管癌、宫颈癌、乳腺癌、皮肤癌、原发性肝癌、恶性淋巴瘤等癌瘤中属瘀血阻滞、血热内盛者。

1. 筛窦癌 赤芍 15g，川芎、炒桃仁各 9g，红花 6g，麝香 0.3g，白芷 9g，浙贝母 20g，炙山甲 10g，牡丹皮 12g，紫花地丁 30g，甘草 3g，生姜 3 片，大枣 3 枚，老葱白 3 根，小米黄酒

100ml 为引。水煎服，每日 1 剂。[国医论坛，1987，(3)：36]

2. 食管癌　赤芍 15g，丹参 20g，川芎 12g，牡丹皮 15g，郁金 12g。水煎服，每日 1 剂。[中西医结合杂志，1989，12：740]

3. 宫颈癌　赤芍 9g，柴胡 9g，当归 12g，茯苓 9g，白术 6g，青皮 6g，香附 9g。水煎服，每日 1 剂，分 2 次服。(《中草药验方选编》)

4. 乳腺癌　①赤芍 9g，生黄芪 30g，金银花 15g，半枝莲 30g，生何首乌 12g，当归 6g，夏枯草 15g，煅牡蛎 24g，蒲公英 30g，甘草 6g，生地黄 15g，金橘叶 9g。水煎服，每日 1 剂。(《活血化瘀疗法临床实践》) ②赤芍 9g，白术 9g，土鳖虫 9g，川楝子 9g，当归 12g，橘核 12g，续断 12g，丝瓜络 15g，白薇 15g，丹参 15g，柴胡 6g，生牡蛎 30g。水煎服，每日 1 剂，煎 2 次，分服。(《抗癌中药药理与应用》)

5. 恶性淋巴瘤　当归、川芎、赤芍、山慈菇各 10g，生地黄、玄参、黄药子、海藻、昆布、夏枯草各 15g，牡蛎、重楼各 30g。每日 1 剂，每水煎服。(《抗癌中草药大辞典》)

6. 原发性肝癌　赤芍、白芍各 10g，重楼 30g，半枝莲 15g，白花蛇舌草 30g，龙葵 30g，茵陈、三棱、莪术、当归、丹参、郁金各 10g。水煎服，每日 1 剂。[辽宁中医杂志，1984，(7)：20]

7. 胰腺癌　赤芍 30g，延胡索 30g，当归 20g，五灵脂 20g，茯苓 20g，红花 15g，枳壳 15g，川芎 10g，桃仁 10g，陈皮 10g，半夏 10g。以上药物水煎，分 2 次服，每日 1 剂。(《中医肿瘤防治大全》)

8. 脑瘤　赤芍 10g，当归 15g，川芎 10g，桃仁 10g，红花 6g，三七 5g，穿山甲 10g，三棱 10g，莪术 10g，石菖蒲 6g，麝香 0.2g。水煎服，每日 1 剂。(《抗癌中药药理与应用》)

9. 肠癌（瘀毒型）　赤芍 15g，当归尾 5g，桃仁 9g，红花 9g，金银花 20g，败酱草 30g。水煎服，每日 1 剂。(《中西医结合治疗癌》)

10. 皮肤癌　赤芍、生地黄、马齿苋、蒲公英、忍冬藤、连翘、茯苓、泽泻、甘草各等量。上药加水煎汤，分 3 次服，每日 1 剂，连续 10～15 日为 1 个疗程。(《抗癌中药药理与应用》)

11. 放疗副反应　赤芍 12g，山豆根 15g，射干 15g，太子参 30g，浙贝母 12g，麦冬 15g，玄参 30g，半枝莲 30g，白花蛇舌草 30g，夏枯草 12g，焦山楂 15g，炒谷芽、炒麦芽各 25g，桔梗 10g，甘草 10g，大枣 30 枚。水煎服，每日一剂。　[内蒙古中医药，2007，(10)：6]

麝香 (《神农本草经》)

为鹿科动物林麝、马麝或原麝成熟雄体香囊中的干燥分泌物。辛，温。具有开窍醒神、通经散结功能。小鼠艾氏腹水癌细胞和肉瘤 S180 细胞与浓缩为 17mg/ml 的麝香悬液共同孵育 15min 后，对瘤细胞有杀灭作用。天然和人工麝香酮的不同制剂对小鼠艾氏腹水癌、小鼠肉瘤 S37 及肉瘤 S180 细胞的呼吸亦有一定的抑制作用。此外，尚有兴奋心脏、升高血压、改善微循环、疏通淋巴管、抑制大肠杆菌及金黄色葡萄球菌、消炎作用。

【用法用量】内服：入丸、散，0.06～0.1g，不宜入煎剂。外用：适量。

【治癌效验】临床常用治肾癌、颌窦癌、卵巢癌、宫颈癌、鼻咽癌、肝癌、消化系统肿瘤等癌瘤中属气滞血瘀，或兼邪入心包者。

1. 肾癌　麝香 0.3g，冰片、藤黄各 3g，生南星 20g。共为细末，酒醋各半调成糊状，涂腰部积块痛区，干则易之。有明显减轻疼痛作用。[江苏中医杂志，1986，(10)]

2. 颌窦癌、卵巢癌　麝香 0.6g，血竭 6g，牛胆(干品)30g。共为细末，装 100 个胶囊，每日 2 次，1 次 1 粒。(《肿瘤的诊断与防治》)

3. 宫颈癌　麝香 1g，炉甘石 6g，雄黄、制乳香、制没药各 2g，青黛、冰片、枯矾各 3g，大枣 20 枚，去核，每枚大枣内加红砒 0.1g，用豆秆火烧之存性，研粉。上药共为细末，拌匀，炼蜜

为丸。每丸重 3g。用时纳入阴道内，每 3～4 天用 1 丸。[上海中医药杂志，1984，（9）]

4. 鼻咽癌　麝香 0.5g（冲），桃仁 9g，红花、川芎各 12g，当归、赤芍、辛夷、重楼、露蜂房各 15g，苍耳子、石上柏、夏枯草各 30g，葱白 3 个。辨证加减，每日 1 剂，2 次分服。（《癌痛的中西医最新疗法》）

5. 肝癌　麝香、乳香、没药、牛黄、熊胆各 5g，人参、三七、银耳各 25g，薏苡仁 100g。共研细末，装胶囊内，每日 3 次，每次 2.5g。4 个月为 1 个疗程。（《抗肿瘤中药的治癌效验》）

6. 食管癌、胃癌、肝癌、结肠癌、直肠癌　①麝香适量。经灭菌后在腹膜后、腹膜前，皮下埋藏。[中医药研究参考，1975，（4）] ②麝香适量。按法制成 50％、100％的注射液，肌内注射。每次 2ml，1 日 1 次或 2 次。[中医药研究参考消息，1975，（4）]

丹参　（《神农本草经》）

为唇形科植物丹参的根。亦称紫丹参。苦，微寒。具有活血祛瘀、凉血消痈功能。从丹参中分离出的有明显抗肿瘤活性成分紫丹参甲素，对小鼠 Lewis 肺癌、黑色素瘤和肉瘤有不同程度的抑制作用。此外，还有增强免疫功能、扩张冠脉、增加冠脉血流量、改善心肌收缩、降血压、降血糖、抑制出血、激活纤溶、镇静、抑菌等作用。

【用法用量】内服：煎汤，12～30g。

【治癌效验】临床常用治肝癌、胃癌、宫颈癌、食管癌、白血病、多发性骨髓瘤、鳞状上皮细胞癌等癌瘤中属血热瘀血内阻者。

1. 肝癌　生鳖甲、丹参、干蟾皮、生山楂、半枝莲各 30g，炙全蝎 5g，三棱、莪术各 15g，水蛭 10g，狼毒 6g。水煎服，每日 1 剂。[浙江中医杂志，1980，（3）]

2. 胃癌　丹参 25g，茯苓 20g，郁金 20g，砂仁 15g，麦冬 20g，瓜蒌 25g，半枝莲 50g，干蟾蜍 3 只，生水蛭 15g，荷叶 15g。水煎取液 100ml，每次 50ml 牛奶冲服，每日 2 次。（《千家妙方》）

3. 宫颈癌　丹参 15g，赤芍 9g，土茯苓 15g，金银花 15g，薏苡仁 30g，牡丹皮 9g，白花蛇舌草 15g。水煎服，早晚分服。(《中草药验方选编》)

4. 食管癌　丹参、沙参、海藻、昆布各 15g，川贝母、郁金各10g，荷叶 12g，砂仁 6g，白花蛇舌草 60g，蜂蜜 60g。每日 1 剂，水煎服。[江苏医药：中医分册，1979，(1)]

5. 急性白血病　桃仁 9g，丹参 15g，当归 12g，川芎 10g，熟地黄 15g，赤芍 15g，海藻 10g，鳖甲 15g，生牡蛎 30g，浙贝母6g，夏枯草 30g。水煎服，每日 1 剂。[辽宁中医杂志，1984，4：23]

6. 多发性骨髓瘤　丹参、赤芍、穿山甲、川断各 15g，桃仁、红花、地龙、南星各 9g，补骨脂 10g，夏枯草、半枝莲、白花蛇舌草、益母草各 30g。水煎服，每日 1 剂。[辽宁中医杂志，1984，12：19]

7. 面部鳞状上皮细胞癌　丹参、赤芍、桃仁、当归、干蟾皮、泽泻、僵蚕各 9g，川芎 4.5g，蒲公英 30g，茯苓皮 12g，甘草4.5g，田七粉 1.5g（另吞）。水煎服，每日 1 剂。同时外敷金黄膏、桃花散。[上海中医杂志，1981，1：32]

8. 癌性溃疡　金银花、丹参、蒲公英各 30g，黄连、黄柏、白及、枯矾各 20g，白蔹 15g，煅珍珠、冰片各 3g，马勃 10g。水煎服，每日一剂 [国医论坛，1990，(2)]

水蛭 (《神农本草经》)

为环节动物水蛭科蚂蟥、水蛭及柳叶蚂蟥等的全体。亦称蚂蟥。咸、苦，平；有小毒。具有破血逐瘀、消癥止痛功能。体外用伊红法表明本品提取物注射液对肿瘤细胞有抑制作用，体内实验对小白鼠肝癌有抑制效果。此外，本品尚有抗血栓形成、扩血管、降低血液黏度、降血脂、抗生育等作用。

【用法用量】内服：煎汤，3～6g；焙干研末吞服，每次0.3～0.5g。

【治癌效验】临床常用治直肠癌、原发性肝癌、胃癌、食管癌、结肠癌、子宫体腺癌等癌瘤中属瘀血阻滞者。

1. 直肠癌　水蛭 15g，海藻 30g。研粉，分成 10 包，每次内服 1～2 包，每日 1 次。药完再配，持续服用。（《水蛭的治癌效验》）

2. 胃癌　水蛭 2g，硇砂 0.5g，夏枯草 15g，党参 15g，木香 3g，白矾 3g，硼砂 3g，紫贝齿 30g，槟榔 10g，玄参 10g，赭石 30g，大黄 5g，丹参 30g，陈皮 6g。水煎服，每日 1 剂，分 2 次服。（《抗癌中药一千方》）

3. 原发性肝癌　水蛭、虻虫、鳖甲、壁虎、蟾皮各等量。制成散剂或丸剂。口服，每次 8g，每日 2 次。（《抗肿瘤中药的治癌效验》）

4. 食管癌、结肠癌　水蛭 10g，海藻 30g。共研细末，每服 6g，黄酒送服。（《癌症秘方验方偏方大全》）

5. 子宫体腺癌　水蛭 15g，黄芪 30g，当归 6g，三棱 9g，莪术 9g，穿山甲 12g，桃仁 18g，鸡内金 9g。共为细末，每服 3g，每日 2 次。（《肿瘤的诊断与防治》）

6. 原发性肺癌　水蛭、干蟾皮、全蝎各 30g，壁虎 30 条。烘干研粉，分 10 日服用。（《抗癌中药大全》）

7. 子宫肌瘤　水蛭、黄芪、党参各 30g，白术、鸡内金、知母各 15g，生山药 45g，三棱、莪术、天花粉各 18g。炼蜜丸，每丸重 9g，每次 1 丸，早晚饭前服。（《抗癌中药药理与应用》）

8. 白血病　大黄 300g，黄芩 60g，甘草 90g，桃仁 60g，杏仁 60g，芍药 120g，干地黄 300g，干漆 30g，虻虫 60g，水蛭 6g，蛴螬 60g，土鳖虫 30g。共研细末，炼蜜为丸，每丸重 3g，每服 1 丸温开水送服。（《抗癌中药药理与应用》）

泽兰（《神农本草经》）

为唇形科植物地瓜儿苗或毛叶地瓜儿苗的全草。苦、辛，微温。具有活血祛瘀、行水消肿功能。本品对人鼻咽癌细胞有抑制活性。此外，还有提高白细胞、提高人体免疫能力、强心等作用。

【用法用量】内服：煎汤，10～15g。外用：适量。

【治癌效验】临床常用治绒毛膜癌、葡萄胎、肺癌、盆腔恶性肿瘤等癌瘤中属瘀血阻滞者。

1. 绒毛膜癌、葡萄胎 泽兰、当归、炮甲珠各9g，茯苓12g，丹参15g，蜂房6g，山楂18g。每日1剂，水煎，分2次服。(《抗癌植物药及其验方》)

2. 肺癌 泽兰、全蝎、五味子、橘核各9g，紫草根、蒲公英、海藻、昆布、卷柏、生地黄、半枝莲、蜂房各30g，白茅根60g，芙蓉花、地榆、熟地黄各15g。水煎，每日1剂。(《抗肿瘤中药的治癌效验》)

3. 盆腔恶性肿瘤 泽兰、猫眼草各9g，龙葵、半枝莲、半边莲、生薏苡仁各30g，丹参、土茯苓各15g，车前子12g，木通3g。水煎服。(《抗癌植物药及其验方》)

乳香 (《名医别录》)

为橄榄科小乔木卡氏乳香树及其同属植物皮部渗出的树脂。辛、苦，温。具有活血止痛，消肿生肌功能。本品对肉瘤S180有抑制作用。此外，还有提高免疫功能、镇痛和升高白细胞等作用。

【用法用量】内服：煎汤，3～10g；外用：适量。

【治癌效验】临床常用治食管癌、肝癌等癌瘤中属瘀血阻滞者。

1. 食管癌 乳香、没药各6g，桃仁、红花、黄药子、丹参、赤芍、蟅螂、山慈菇、贝母各9g。水煎服。(《实用中医学》)

2. 肝癌 ①乳香、没药、大黄、姜黄、栀子、白芷、黄芩、山奈各20g，蓖麻仁20粒，小茴香、公丁香、赤芍、木香、黄柏各15g。上药共研细末，用鸡蛋清调匀即可外敷期门穴，6h换1次。②乳香156g，大黄188g，石膏250g，明矾125g，青黛563g，黄丹188g，冰片150g，马钱子94g，五倍子94g，黑矾63g，全蝎94g，蜈蚣94g，紫草313g，牵牛子375g，甘遂313g，水蛭62g，

没药 156g，夏枯草 250g。共研细末，做成膏药，外用适量。（《抗肿瘤中药的治癌效验》）

3. 乳腺癌　乳香、没药、五倍子各 60g，昆布 15g，鸦胆子少许（去壳，无本品用苦参 30g），加醋，用慢火煎成软膏状后，量患处大小摊在纱布上外敷。（《抗癌中药药理与应用》）

【使用注意】本品味苦，入煎剂汤液浑浊，胃弱者多服易致呕吐，故用量不宜过多，对胃弱者尤应慎用。

没药 （《药性论》）

为橄榄科植物没药树或爱伦没药树的胶树脂。苦，平。具有散血祛瘀、消肿定痛功能。本品体外试验有抑制肿瘤细胞活性的作用。此外，还能提高机体免疫功能，其挥发油对霉菌及其他细菌有抑制作用。尚有显著的抗炎、抗风湿、降低兔高胆固醇含量，并能防止斑块形成。

【用法用量】内服：煎汤，6～15g；或入丸、散。外用：适量，研末调敷。

【治癌效验】临床常用治食管癌、原发性肝癌、胃癌、直肠癌、宫颈癌、子宫体癌、乳腺癌、鼻咽癌、恶性淋巴瘤等癌瘤中属瘀血阻滞者。

1. 食管癌咽下疼痛　制乳香 9g，制没药 9g，白胶香 9g，草乌 9g，五灵脂 9g，地龙 9g（血压低可减少），当归 9g，白术 9g，陈皮 9g，儿茶 6g，制土鳖虫 9g，麝香 0.03g。共为细末，最后加入麝香，炼蜜为丸，每丸重 3g，每次 1 丸，每日 2 次。（《中草药验方选编》）

2. 食管癌　桃仁 9g，红花 9g，黄药子 9g，制乳香、制没药各 6g，丹参 9g，赤芍 9g，蜣螂 9g，山慈菇 9g，贝母 9g。水煎服。（《实用中医学》）

3. 胃癌　没药、乳香、黄药子、阿魏各 24g，莪术、三棱各 15g，硇砂 12g，蟾酥 9g，木鳖子 12g，延胡索 30g，甘草 15g，天仙藤 30g，露蜂房、生玳瑁各 18g，鸡内金 45g。各药共研细末，

炼蜜为丸，制成梧桐子大小丸剂，口服，每次 5 丸，每日 2～3 次。（《抗癌中草药制剂》）

4. 原发性肝癌　①制乳香、制没药各 6g，太子参、夏枯草、海藻、漏芦各 30g，郁金 12g，桃仁 9g，赤芍 18g，当归 12g，丹参、铁树叶各 30g，玄参 9g，鸡血藤 30g。水煎服，每日 1 剂。（《抗癌中草药制剂》）②制乳香、制没药各 20g，大黄 50g，天花粉 100g，冰片 20g，黄柏 50g，生南星 20g，皮硝、芙蓉叶、雄黄各 30g。各药共为细末，加入饴糖调成厚糊状，摊于油纸上，厚 3～5mm，周径略大于肿块，敷贴于肝区肿块上或疼痛处，隔日换药 1 次，2 次为 1 个疗程。[肿瘤，1985，(6)：260]

5. 直肠癌　①乳香、没药、三棱各 9g，露蜂房 9g，全蝎 2g，蒲公英、土茯苓各 30g，续断 12g，莪术 9g，桃仁泥 6g，红花 2g，甘草、大黄各 6g，水煎服，每日 1 剂，分 3 次服。（《肿瘤的辨证施治》）②没药 9g，乳香 6g，莪术 9g，桃仁泥、制大黄、当归各 6g，蜈蚣 2g，土鳖虫 3g。水煎，每日 1 剂。（《肿瘤的辨证施治》）

6. 宫颈癌、子宫体癌　乳香、没药各 6g，海龙 1 条，白花蛇 3 条，水蛭、虻虫、人指甲、黄连各 6g，全蝎、露蜂房、黄柏各 9g，牡丹皮 12g，龙胆 15g。上药共研粉，用金银花煎水为丸，外以雄黄为衣。每日 6～9g，分 2～3 次吞服。[新中医，1980，(3)：37]

7. 鼻咽癌　没药 100g，马钱子散 30g，广地龙 250g，全蝎 100g，熟附片 250g，姜半夏 250g，五灵脂 250g，乳香 130g。上药共为细末，每日早晚用开水送服，每次 3g。（《抗癌中草药大辞典》）

8. 恶性淋巴瘤　没药、乳香、天花粉、朱砂各 60g，血竭、枯矾、雄黄、全蝎、蜈蚣、生水蛭各 30g，硼砂、硇砂、苏合香油、硼砂、白及各 15g，轻粉 2g。以上各药共研细末，水泛为丸，如绿豆大小。口服，每次 2～10 丸，每日 3 次。（《抗癌中草药制剂》）

鸡血藤 (《本草纲目拾遗》)

为豆科攀缘灌木密花豆（三叶鸡血藤）和香花崖豆藤（山鸡血藤）等的藤茎。苦、微甘，温。具有活血补血、舒筋活络功能。鸡血藤热水提取物体外实验对 JTC26 抑制率为 94.4%。此外，还有镇静、催眠、抑菌、补血等作用。

【用法用量】 内服：煎汤，10～15g，大剂量可用 30g。

【治癌效验】 临床常用治胃癌、肝癌、白血病等癌瘤中属血瘀血虚者。

1. **胃癌** 鸡血藤、生黄芪、太子参各 30g，白术、茯苓各 10g，枸杞子、女贞子、菟丝子各 15g。水煎服，每日 1 剂。[中西医结合杂志，1987，（2）：715]

2. **原发性肝癌** 鸡血藤、太子参、夏枯草、海藻、漏芦各 30g，郁金 12g，桃仁 9g，赤芍 18g，当归 12g，丹参、铁树叶各 30g，制乳香、制没药各 6g，延胡索 9g。水煎服，每日 1 剂。（《抗癌中草药制剂》）

3. **白血病** ①鸡血藤 9g，生地黄、白芍各 15g，川芎 6g，当归 12g，阿胶 9g，何首乌 15g。水煎服，每日 1 剂。（《中草药验方选编》）②鸡血藤 30g，龙胆 10g，黄芩 10g，栀子 10g，木通 10g，当归 10g，生地黄 10g，柴胡 10g，猪苓 10g，泽泻 10g，丹参 10g。水煎服，每日 3 次。（四川医学院方）

4. **甲状腺瘤** 鸡血藤、女贞子、旱莲草、补骨脂、骨碎补、海藻、肉苁蓉各 30g，山药、牛膝、木瓜各 15g。水煎服，每日 1 剂。（《抗癌良方》）

阿魏 (《唐本草》)

为伞形科植物阿魏、新疆阿魏、宽叶阿魏的树脂。苦、辛，温。具有活血消癥、杀虫消积功能。体外实验证明，阿魏对癌细胞增殖抑制率达 90% 以上。此外，阿魏所含挥发油可用作刺激性祛痰剂；煎剂体外对人型结核杆菌有抑制作用；水浸剂能延长实验性犬、鼠血凝时间，并能显著降低血浆对肝素的耐受力而表现出抗凝作用。

【用法用量】 内服：入丸、散，3～5g。外用：适量。

【治癌效验】 临床常用治食管癌、大肠癌、宫颈癌等癌瘤中属瘀血阻滞者。

1. 食管癌 阿魏 30g，狗苦胆 1 个。先将阿魏研细，用胆汁拌匀为丸，如梧桐子大，每日早晨用开水送服 15 丸。（《癌症秘方偏方验方大全》）

2. 大肠癌 乳香 6g，红花 6g，赤芍、核桃仁、生香附、乌药各 12g，阿魏 4.5g。共研细末，用露蜂房调成糊状，外敷痛处，用纱布固定，24h 换 1 次，配合内服补气活血药。（《抗癌中草药大辞典》）

3. 宫颈癌 阿魏、雄黄、一见喜各 25g，蛇六谷、芙蓉叶各 50g，冰片 12g，加入聚乙二醇、尼泊金乙酯等基质制成饼剂（或锭剂），每块重约 2.5g（0.8cm×2.5cm 左右大小），每次放入宫腔口处即可。（《抗癌中草药大辞典》）

山楂（《新修本草》）

为蔷薇科植物野山楂或山楂的果实。酸、甘，微温。具有消食化积、活血祛瘀功能。山楂的丙酮提取液对黄曲霉素 B 致突变作用有明显的抑制作用；山楂提取液对小鼠艾氏腹水癌细胞亦有明显抑制效果；山楂种仁水煎液对 JTC26 体外实验抑制率达 50％～70％。此外，还有降血压、扩张冠脉、降血脂、强心、抗菌、抗炎、止咳、增加胃液消化酶等作用。

【用法用量】 内服：煎汤，10～15g，大剂量 30g 以上。

【治癌效验】 临床常用治骨癌、鳞状上皮癌、胃癌、卵巢癌、膀胱癌、食管癌、肝癌、贲门癌、鼻咽癌、乳腺癌等癌瘤中属瘀血阻滞，或兼食积者。

1. 骨癌 山楂、黄芪、茯苓皮、薏苡仁、白花蛇舌草各 30g，当归、天花粉各 10g，狗脊、续断、黄药子各 12g，乌梅 10 枚，山

药 15g。水煎服，每日 1 剂。[湖北中医药杂志，1980，(6)]

2. 骶尾部皮肤鳞状上皮癌 党参 15g，太子参 30g，当归 12g，白芍 12g，乌梅 30g，山楂 30g，牡蛎 30g，龙骨 15g，白花蛇舌草 30g，土茯苓 30g，黄芪 5g，甘草 10g。水煎服，每日 1 剂。[贵阳中医学院学报，1985，(4)：36]

3. 卵巢癌 山楂 30g，益母草 15g，当归、延胡索、紫草各 9g，川芎 6g。水煎服，每日 1 剂。(《肿瘤要略》)

4. 膀胱癌 山楂核、荔枝核、橄榄核各 100g。烧存性，研末，饭前用茴香汤送服 10g，调在粥内食也可。(《防癌饮食趣谈》)

5. 胃癌 焦山楂、焦麦芽、川楝子、陈皮、广木香、枳实、白芍各 9g，煅瓦楞子、生牡蛎各 30g，延胡索、丹参各 15g，桃仁 12g，夏枯草 15g，海藻、昆布各 12g。水煎服，每日 1 剂。(《抗癌良方》)

6. 食管癌 焦山楂 20g，赤芍 25g，守宫粉 2g (吞服)，制香附、党参、瓜蒌皮、京三棱各 15g，白花蛇舌草、半枝莲各 100g，白英 150g。水煎服，每日 1 剂。(《抗癌良方》)

7. 贲门癌 炒楂曲、炒麦芽各 18g，生鸡内金 9g，青陈皮、广木香各 12g，山豆根 9g，煅牡蛎 30g，夏枯草 15g，海藻 15g，昆布 15g，白花蛇舌草 30g，铁树叶 30g，旋覆花 12g，赭石 30g，姜半夏 12g，姜竹茹 12g，公丁香 12g，降香 12g。水煎服，每日 1 剂。(《千金妙方》)

8. 肝癌 生鳖甲、丹参、干蟾皮、生山楂、半枝莲各 30g，炙全蝎 5g，三棱 15g，莪术 15g，莐茵子 15g，水蛭 10g，狼毒 6g。水煎服，每日 1 剂。[浙江中医杂志，1980，(3)：109]

9. 乳腺癌 半枝莲、黄柏、金银花、川楝子各 15g，鳖甲、仙人掌各 12g，山楂 50g，穿山甲 6g，野菊花、瓦松各 100g。水煎服，每日 1 剂。(《抗癌良方》)

10. 绒毛膜癌 山楂 18g，当归、泽兰、甲珠各 9g，蜂房 8g，茯苓 12g，丹参 15g。可加半枝莲或紫草以增强抗癌效果，水煎服，每日 1 剂，5 日为 1 个疗程。(《抗癌中草药制剂》)

11. 鼻咽癌 山楂、瘦猪肉、石上柏各 50g。加水 1500ml，煮熟，吃肉喝汤，每日 1 剂，连服 7 日为 1 个疗程，休息 3 日，再用，可服用 10 个疗程。(《癌症秘方验方偏方大全》)

预知子 (《本草拾遗》)

为木通科植物木通、三叶木通、白木通的果实，又称八月札。苦，平。具有活血散结、疏肝理气功能。八月札对小鼠肉瘤 S180、肉瘤 S37 有抑制作用；对 JTC26 有抑制活性。此外，对金黄色葡萄球菌、铜绿假单胞菌、福氏痢疾杆菌、大肠杆菌均有抑制作用。

【用法用量】内服：煎汤，10～30g。

【治癌效验】临床常用治胃癌、肝癌、胰腺癌、肺癌、绒毛膜上皮癌等癌瘤中属气滞血瘀者。

1. 胃癌 八月札、铁树叶、白花蛇舌草、半枝莲 30g，露蜂房、白术各 9g，陈皮 6g。浓煎服。[上海中医药杂志，1984，(8)]

2. 肝癌 ①八月札、石燕、马鞭草各 30g。水煎服，每日 1 剂。②八月札、炙鳖甲、生晒参（另煎）、黄芪各 12g，丹参、郁金、凌霄花、桃仁泥、香附片各 9g。水煎服。③八月札 15g，金铰子 9g，丹参 12g，昆布 15g，白花蛇舌草 30g，红藤 15g，生牡蛎 30g，半枝莲 30g。水煎服。(《抗肿瘤中药的治癌效验》)

3. 肝癌、胰腺癌 ①八月札 12g，郁金、香附、延胡索各 6g。水煎服。②八月札、云茯苓、炒建曲、丹参、广郁金、生地黄、牡丹皮各 9g，生薏苡仁、熟薏苡仁、生白芍、炙鳖甲各 12g，白术 6g，生牡蛎 30g，半枝莲 15g，水煎。朝鲜白参 6g，另煎兑入服。(《抗癌中草药大辞典》)

4. 肺癌 八月札 20g，人参 4g，粳米适量。做粥服，每日 1 剂。(《抗癌本草》)

5. 绒毛膜上皮癌 八月札、山稔根、白花蛇舌草各 60g。水煎服，每日 1 剂。(《青海常见肿瘤的防治》)

䗪虫 （《神农本草经》）

为鳖蠊科昆虫地鳖或冀地鳖的雌虫体。亦称地鳖虫、土鳖虫。咸，寒；有小毒。具有破血逐瘀、续筋接骨功能。本品体外实验证明能抑制肝癌、胃癌细胞的增殖；浸膏有抑制白血病细胞的作用。此外，本品还有抗凝血、增加红细胞变形能力、增加红细胞电泳率、抑制血小板聚集、降低血小板黏附率、抑制体外血栓形成、降低纤维蛋白原、增加冠脉流量等作用。

【用法用量】内服：煎汤，3～10g；研末吞服，每次 1～1.5g。外用：适量。

【治癌效验】临床常用治食管癌、肝癌、骨白细胞癌、皮肤癌等癌瘤中属瘀血阻滞者。

1. 食管癌　①土鳖虫、全蝎、丹参、白术、土贝母各 10g，白花蛇、广木香各 10g。水煎服，每日 1 剂。（《当代名医临证精华》）②白术、莪术各 15g，土鳖虫、丹参各 9g，威灵仙 20g。每日 1 剂，水煎服。（《肿瘤药物治疗》）

2. 肝癌　①土鳖虫 10g，柴胡 9g，鳖甲 15g，白芍 20g，清半夏 6g，半枝莲、桃仁各 12g。水煎服，每日 1 剂。在临床实际运用中，可随证加减，剂量也随机变化。[四川中医，1989，（5）] ②土鳖虫、公丁香各 50g，制马钱子 25g，五灵脂、明矾、莪术、广郁金各 30g，干漆 12g，火硝 36g，枳壳 60g，仙鹤草 90g，蜘蛛 80g。上药共研为细末和匀，贮瓶中密封，勿进气。每服 3g，每日 2 次，温开水送下。[中医杂志，1985，（2）]

3. 骨巨细胞癌　土鳖虫 20g，狗骨、制马钱子各 60g，当归身、赤芍、制乳香、制没药、丹参、三七、穿山甲、牛膝各 30g，地龙、血竭、重楼各 50g。研末；每服 6g，每日 2 次。[陕西中医，1989，（6）]

4. 皮肤癌　土鳖虫、水蛭、穿山甲各 15g，血竭、紫草根各 30g，松香 120～150g，麝香、蓖麻子油各适量。将紫草根用麻油炸香，水蛭、穿山甲炒焦，加其他药研末，加蓖麻子油加热熔化、

摊涂成膏药，外用贴敷于癌肿表面，每周换药 2～3 次，麝香可撒于膏药上使用。(《抗癌中药方选》)

瞿麦 (《神农本草经》)

为石竹科植物瞿麦和石竹的带花全草。苦，寒。具有利水通淋、活血通经功能。瞿麦有抗癌活性，瞿麦根水提物对 JTC26 及 S180 均有抑制活性；石竹根乙醇制剂、药敏试验对人体贲门癌及膀胱癌细胞有抑制作用。此外，本品还有利尿、兴奋肠管、心脏抑制、降压及杀血吸虫作用。

【用法用量】 内服：煎汤，15～30g。

【治癌效验】 临床常用治膀胱癌、肠癌、食管癌、胃癌、乳腺癌等癌瘤中属瘀血阻滞、水湿内停者。

1. 膀胱癌 瞿麦、茜草、龙葵、野葡萄根各 30g。水煎服。每日 1 次。(《实用抗癌药物手册》)

2. 直肠癌 藤梨根、瞿麦、猪精肉各 20g，加水 1500～2000ml，煎煮至 500ml，连煎 2 次分服，饮汁食肉，每日 1 剂。另用藤梨根 60g，野葡萄根、水杨梅根、凤尾草、重楼、半枝莲、半边莲、土贝母各 15g，黄药子、白茅根各 30g，水煎服，与前方交替使用。(《抗癌中药大全》)

3. 肠癌 瞿麦 40g，党参、茯苓、白术、甘草各 12g。水煎服，每日 1 剂。或把生瞿麦根用泔水洗净，每日 40～80g（干品 32g），水煎服，每次喝 50ml，每日 2 次。或将药汤浓缩成膏，每次半勺，开水冲服。(《妙药奇方》)

4. 胃癌 瞿麦、丹参各 15g，白花蛇舌草、半枝莲、虎杖、石见穿各 30g，延胡索、香附、姜黄、陈皮、茯苓各 9g，甘草 6g。每日 1 剂，水煎服。(《抗肿瘤中药的治癌效验》)

5. 乳腺癌 瞿麦、茯苓、薏苡仁、防己、葶苈子、猫爪草、白花蛇舌草各 30g，淫羊藿 15g，党参、白术各 12g，桂枝 9g，甘草、川椒各 6g，大枣 10 个。水煎服，每日 1 剂。(《抗肿瘤中药的治癌效验》)

虎杖 (《名医别录》)

为蓼科植物虎杖的根茎和根。亦称大叶蛇总管。苦,寒。具有活血定痛、清热利湿功能。本品体外试验证实对子宫颈癌细胞培养株系 JTC26 有抑制活性;虎杖根对小鼠肉瘤 S180 亦有较好的抑制作用。此外,本品还能刺激网状内皮系统,提高机体抗病力,并具有抗菌、抗病毒、镇咳、降血脂、升高白细胞等作用。

【用法用量】内服:煎汤,10~30g。外用:适量。

【治癌效验】临床常用治肝癌、胃癌、肠癌、恶性淋巴瘤、膀胱癌等癌瘤中属瘀血阻滞或湿热内盛者。

1. 肝癌　虎杖、乌骨藤各 60g,陈皮、枳壳各 15g,昆布 12g。水煎服。(《实用抗癌验方》)

2. 胃癌　①虎杖 30g,藤梨根 60g。水煎服,每日 1 剂,分 2 次服。②虎杖、半枝莲、白花蛇舌草、石见穿各 30g,丹参、瞿麦各 15g,延胡索、香附、姜黄、陈皮、茯苓各 9g,甘草 6g。水煎服,每日 1 剂,分 2 次服。(《抗肿瘤中药的治癌效验》)

3. 肠癌　虎杖、藤梨根、野葡萄根各 30~60g,党参、白术、茯苓、八月札各 15g,生薏苡仁 30g,生山楂 12g,甘草 6g。水煎服,每日 1 剂,分 2 次服。尤适于合并化疗时使用。(《抗肿瘤中药的治癌效验》)

4. 恶性淋巴瘤　虎杖、白芍、玄参、瓜蒌、地龙干、金银花各 15g,川贝母 12g,牡蛎 25g,穿山甲 18g,天花粉、白花蛇舌草各 30g。水煎服,每日 1 剂。[福建中医药,1989,(4)]

5. 膀胱癌　虎杖、白毛藤、半枝莲各 30g,藤梨根 90g,仙鹤草、忍冬藤各 60g,凤尾草 15g,川楝子 12g,乌药 1g,苦参、白芷各 6g。水煎服。(《抗肿瘤中药的治癌效验》)

6. 胆囊癌或胆管癌　虎杖 30g,金钱草 30g,茵陈 15g,木香 6g(后入),大黄 9g(后入),枳壳 15g,黄芩 6g,白花蛇舌草

30g，麦芽 15g。以上药物水煎，每日 1 剂，分 2 次空腹服。(《肿瘤学》)

茜草 (《神农本草经》)

为茜草科植物茜草的根。苦，寒。具有凉血止血、活血祛瘀功能。从茜草中提取的物质，对小鼠白血病、腹水癌、小鼠肉瘤 S180 有明显抑制作用。此外，尚有较好的止血作用。

【用法用量】内服：煎汤，10～30g。

【治癌效验】临床常用治白血病、食管癌、绒毛膜上皮癌、膀胱癌等癌瘤中属瘀血阻滞者。

1. 白血病　茜草、山豆根各 9g，生马钱子 1～2g，生甘草 4.5g，重楼、凤尾草各 20g，射干、当归各 6g，黄芪、紫草各 30g，党参 15～30g，西黄粉 0.5g。每日 1 剂，水煎服。另配合仙鹤草、鹿衔草、岩珠、金银花各 30g，凤尾草 12g，生甘草 3g。泡茶随时饮用。(《抗肿瘤中药的治癌效验》)

2. 食管癌　①茜草、薤白、山慈菇各 10g，全瓜蒌 25g，桃仁、杏仁、半夏、牛蒡子、牛膝、绿萼梅、旋覆花各 6g，紫厚朴 5g，丹参（米炒）1g。水煎服，每日 1 剂。(《施今墨临床经验集》)②茜草、柿蒂、娑罗子、清半夏、旋覆花各 9g，半边莲 24g，川椒 2.5g，玫瑰花 1.5g，刀豆子 15g。水煎服，每日 1 剂。(《治肿瘤方剂》)

3. 绒毛膜上皮癌　茜草、蒲黄粉、五灵脂各 9g，红花、台乌药各 3g，射干、当归、山慈菇、炒阿胶、乳香、没药各 9g，海螵蛸 30g，丹参 15g。水煎，每日 1 剂，分 2 次服。(《抗肿瘤中药的治癌效验》)

4. 膀胱癌　茜草 50g，野葡萄根、龙葵、瞿麦各 30g，白花蛇舌草 6g。水煎服，每日 1 剂。(《抗肿瘤中药的治癌效验》)

5. 垂体肿瘤　乌贼骨 40g，茜草 10g。共研为细末，每次服 6～10g，每日服 2～3 次。亦可水煎服。(《千家妙方．战士出版社，1982：577)

鬼箭羽 (《日华子本草》)

为卫矛科植物卫矛的具翅状物的枝条或翅状附属物。亦称卫矛。苦，寒。具有破血逐瘀、通经杀虫功能。本品对肉瘤 S180、瓦克癌 W256 均有抑制活性。此外，还有降血脂、降血糖等作用。

【用法用量】 内服：煎汤，10～30g；或入丸、散。

【治癌效验】 临床常用治直肠癌、肝癌、胃癌、恶性葡萄胎、乳腺癌等癌瘤中属瘀血阻滞者。

1. 直肠癌 鬼箭羽 6g，闹羊花 3g，乌桕树根、山楂根各 24g，皂角刺、大戟各 18g，白茅根 30g，野南瓜 15g。水煎服，每日 1 剂。(《草药手册》)

2. 胃癌 鬼箭羽、无花果、石打穿、鸟不宿各 30g，龙葵 60g，藤梨根 90g，铁刺铃、九香虫各 9g（便秘加全瓜蒌 30g）。水煎服，每日 1 剂。(《抗肿瘤中药的治癌效验》)

3. 乳腺癌 鬼箭羽、凤尾草、刘寄奴、蜂房、蜣螂虫各 9g，白毛藤 30g，铁树叶、山慈菇各 15g，猫爪草 30g。水煎服，每日 1 剂。(《抗癌良方》)

4. 恶性葡萄胎 鬼箭羽 15g，延胡索、川芎各 12g，桃仁 30 粒。水煎后，冲服下药制成的散剂（1 次量）：雄黄 2g，砒石 3mg，麝香 60mg。(《抗肿瘤中药的治癌效验》)

穿破石 (《岭南采药录》)

为桑科植物小柘树或柘树的根。微苦，凉。具有活血通经、祛风利湿功能。本品对 S180 艾氏腹水癌等有抑制作用；体外对食管癌细胞株有细胞毒作用。此外，尚能镇痛，扩张血管，降低外周阻力，降低血液黏度。

【用法用量】 内服：煎汤，15～30g。外用：适量，捣敷。

【治癌效验】 临床常用治鼻咽癌、恶性葡萄胎、绒毛膜上皮癌等癌瘤中属瘀血内阻者。

1. 鼻咽癌 ①生地黄 30g，玄参 24g，麦冬 18g，象贝母、牡丹皮、白芍各 12g，薄荷 7.5g，甘草 6g。②雄黄 18g，郁金 9g，巴豆 7.5g。③枸骨 60g，鸡血藤、穿破石、九节龙各 30g，贯众 15g，猴头 3～5g。①③方为水煎剂，②方以醋泛丸绿豆大。①方每日 1 剂；②方每日 2 丸，2h 1 次，浓茶送下，服至吐泻为止；③方每日 1 剂，至痊愈为止。(《抗癌良方》)

2. **恶性葡萄胎、绒毛膜上皮癌** 山稔根 60g，八月札 60g，葵树子 60g，半枝莲 60g，穿破石 60g。每日 1 剂，水煎，分 2 次温服。(《抗癌中草药大辞典》)

3. **直肠癌** 石打穿 50g，半枝莲 50g，白花蛇舌草 50g。每日 1 剂，用水煎煮 500～1000ml，保温瓶装，每日代茶饮。(江西医学院学报，2001，3：140)

卷柏 (《神农本草经》)

为卷柏科植物卷柏的全草。辛，平。功能凉血活血（生用），宁血止血（炒炭）。卷柏全草的热水提取物对肉瘤 S180 抑制率为 61.2%。此外，还有抑菌、消炎、止血等作用。

【用法用量】 内服：煎汤，15～30g。外用：适量。

【治癌效验】 临床常用治鼻咽癌、肝癌、肺癌、恶性网状细胞病等癌瘤中属瘀血阻滞者。

1. **鼻咽癌** ①卷柏、麦冬、女贞子、苍耳子、辛夷、菟丝子各 15g，玄参、北沙参各 30g，石斛、黄芪、白术、紫草各 25g，知母 12g，山豆根、怀山药、石菖蒲各 10g，白芷 5g。水煎，每日 1 剂。(《抗肿瘤中药的治癌效验》)②干卷柏 30～60g（鲜品 90～120g），加瘦猪肉 50～100g，清水 6～8 碗。煎至 1 碗或 1 碗半，分 1～2 次服。每天 1 剂，一般以 15～20 天为 1 个疗程，用药量可酌情增减。[中草药通讯，1970，(6)]

2. **肺癌** ①卷柏 60g，白花蛇舌草 30g。水煎服，每日 1 剂。②卷柏、生地黄、半枝莲、露蜂房各 30g，地榆、熟地黄各 15g，泽兰、全蝎、五味子各 9g。水煎，每日 1 剂，2 次分服。(《肿瘤的辨证施治》)

徐长卿 (《神农本草经》)

为萝藦科植物徐长卿的根及根茎。亦称寮刁竹。辛，温。具有活血祛风、行气止痛功能。本品有抑制淋巴细胞性白血病的作用。此外，还有镇静、镇痛作用，也能降低血压，减慢心率，改善心肌缺氧状况，对痢疾杆菌、金黄色葡萄球菌有抑制作用。

【用法用量】内服：煎汤，10～30g；或入散剂，1.5～3g。

【治癌效验】临床常用治骨癌、胰腺癌、肺癌等癌瘤中属瘀血阻滞者。

1. 肺癌　徐长卿、玉竹、葶苈子、羊乳、干蟾皮各 30g，守宫、蜈蚣各 5 条，茯苓皮、茴香子各 15g，生甘草 10g，蛤蚧 1 对。以此加减，进行治疗。(《抗癌中药大辞典》)

2. 胰腺癌　徐长卿 30g，白花蛇舌草 50g，茯苓 30g，炒白术 20g，醋延胡索 20g，香附 20g，槟榔片 30g，茵陈 50g，栀子 20g，丁香 10g，甘草 10g，肉桂 10g。水煎服，每日 3 次。(《妙方秘笈》)

3. 骨癌　白花蛇舌草 10g，土鳖虫 10g，当归 10g，徐长卿 10g，露蜂房 6g，蜈蚣 3 条，党参 12g，黄芪 12g，熟地黄 15g，鸡血藤 15g，乳香 9g，没药 9g，炙甘草 6g。连服 3 个月。(《抗癌中草药大辞典》)

石见穿 (《本草纲目》)

为唇形科植物紫参的全草。苦、辛，平。具有消肿化痰、祛瘀散结功能。本品对 S180（小鼠肉瘤）有抑制作用。用噬菌体法筛选抗癌药提示有抗噬菌体活性。

【用法用量】内服：煎汤，15～30g；或捣汁和服。

【治癌效验】临床常用治鼻腔癌、肺癌、宫颈癌、食管癌、直肠癌、胰腺癌、肝癌等癌瘤中属瘀血阻滞者。

1. 鼻腔癌　石见穿 30g，水煎服，每日 3 次，每次 1 剂。有条件者，可服石见穿鲜汁，每天 60g。(《肿瘤的诊断与防治》)

2. 肺癌 ①石见穿 60g，紫草根 30g，沙参、麦冬、生地黄、百部、地榆各 12g，五味子 6g，炒栀子、王不留行各 9g，蒲公英 15g。水煎服，每日 1 剂。（《肿瘤的诊断与防治》）②石见穿 30g，赤芍、荆三棱、蓬莪术各 9g，王不留行、紫丹参、延胡索各 12g，蜈蚣粉（分吞）、土鳖虫粉（分吞）、蜈蚣粉各 1.5g（分吞）。水煎，每日 1 剂，分 2 次服。［福建中医药，1983，（6）］

3. 宫颈癌 鲜石见穿、鲜六月雪、鲜墓头回各 30g，鲜香附 15g。煎汤，每日 1 剂，分 2 次服。（《全国中草药汇编》）

4. 食管癌 ①石见穿 30g，半枝莲 30g，大枣 5 枚，急性子 30g。水煎服，每日 1 剂。②石见穿、急性子各 30g。浓煎成汤，冲入硇砂 1～2g，呷饮。胃溃疡、食管静脉曲张者禁用。（《癌症秘方验方偏方大全》）

5. 直肠癌 石见穿、山慈菇、蛇莓、八月札、败酱草、薏苡仁各 30g，黄芪、鸡血藤、丹参各 15g，八角金盘 12g，枳壳 10g，大黄 6g。水煎，每日 1 剂，煎 2 次，分 2 次服，3 个月为 1 个疗程。（《抗癌中草药大辞典》）

6. 胰腺癌 石见穿、枸杞子、红藤、龙葵、平地木、夏枯草、蒲公英各 30g，丹参 15g，郁金、川楝、广木香各 9g。水煎取汁，分 2～3 次服。（《抗癌中草药制剂》）

7. 肝癌 石见穿 15g，三棱 10g，莪术 10g，水红花子 10g，丹参 15g，生牡蛎 30g，广郁金 10g，八月札 10g。水煎服。（《抗肿瘤中药的治癌效验》）

墓头回 （《本草纲目》）

为败酱科植物异叶败酱、糙叶败酱的根。辛，温。具有活血祛瘀、燥湿消肿功能。墓头回在试管内对艾氏癌细胞有抑制活性；给艾氏实体癌小鼠口服、腹腔注射或皮下注射墓头回制剂，也有一定的抑制作用。

【用法用量】 内服：煎汤，10～30g。外用：适量，煎水洗。

【治癌效验】 临床常用治胃癌、白血病、宫颈癌、恶性淋巴瘤等癌瘤中属瘀血内阻者。

1. 胃癌　墓头回 30g，生姜 3 片，红糖 30g。水煎代茶。(《肿瘤要略》)

2. 白血病　墓头回 15g，羊蹄根 30g。水煎服，每日 1 剂。(《全国抗癌药物手册》)

3. 宫颈癌　墓头回、半枝莲、坎炁(干脐带)、苦参、土茯苓、白毛藤各 12g。每日 1 剂，水煎分 2 次服。

4. 恶性淋巴瘤　墓头回 10g，黄药子、天冬各 15g，天花粉、猫爪草各 20g，夏枯草、土贝母、土茯苓各 15～30g，重楼 30g。水煎服，每日 1 剂。(《抗肿瘤中药的治癌效验》)

蟅螂 (《本草纲目拾遗》)

为鳖蠊科昆虫东方蠊等的全虫。咸，寒。具有破瘀化积、解毒消肿功能。蟅螂去翅足的醇提取物对小鼠肉瘤有显著抑制活性，体外证明对肉瘤细胞有直接杀灭作用。此外，本品醇提取物能使小鼠腹腔巨噬细胞的吞噬指数显著增加。

【用法用量】内服：煎汤，1～3 只；或焙干研末。外用：适量，捣敷。

【治癌效验】临床常用治肝癌、鼻咽癌等癌瘤中属瘀血内阻者。

1. 肝癌腹水　蟅螂 2g，甘遂 1g，生大黄粉 6g。共研细粉，水冲服。若服药后二便增多，则隔日 1 剂。(中国抗癌报，1991)

2. 原发性肝癌　蟅螂提取物 AT-2 制成胶囊或浸膏片，每次 3～6 片，每日 3 次。[福建医药杂志，1981，(5)]

马鞭草 (《名医别录》)

为马鞭科植物马鞭草的全草或带根全草。苦，凉。具有清热解毒、活血散瘀、利水消肿功能。马鞭草水浸液对人子宫颈癌 JTC26 细胞有抑制效果。对小鼠子宫颈癌 U14、肉瘤 S180 均有抑制作用。此外，还有一定的消炎止痛、止血、促进哺乳动物乳汁分泌等作用。

【用法用量】内服：煎汤，10～30g；或入丸、散。外用：适量，捣敷或煎水洗。

【治癌效验】临床常用治胆囊癌、白血病等癌瘤中属瘀血阻滞或热毒内盛者。

1. 胆囊癌 马鞭草、金钱草、薏苡仁各30g，射干15g。水煎服，每日1剂（《中医肿瘤的防治》）

2. 癌性胸腹水 马鞭草30g，龙葵120g，了哥王9g，大枣10只。水煎服。（《实用抗癌药物手册》）

3. 白血病 马鞭草、白花蛇舌草、白花丹根、葵树子各30g，夏枯草15g。水煎服，或制成丸剂应用。 ［浙江中医学院学报，1992（增刊）］

紫杉 （《东北药用植物志》）

为红豆杉科植物东北红豆杉的枝叶。苦，凉。具有活血祛瘀、清热利尿功能。抗癌有效成分为紫杉素和紫杉碱。本品所含紫杉醇是当前唯一的促微管聚合的新型抗肿瘤药物，它对KB细胞的Hela细胞也有很强的杀伤作用，对KB细胞和L1210集落形成的抑制超过长春新碱和秋水仙碱，对移植性肿瘤L1210、P388、W256、B16黑色素瘤均有明显疗效。对人体肿瘤MX1乳腺癌、CXX结肠癌、LX1肺癌异种移植均有明显抑制作用。此外，还有降血压、麻痹中枢神经系统、抑制心脏等作用。

【用法用量】内服：煎汤，叶5～10g；小枝（去皮）15～25g。

【治癌效验】临床上常用治卵巢癌、肺癌、白血病等癌瘤中属瘀热蕴结者。

多种恶性肿瘤 ①紫杉茎皮1000g，黄酒2500g，浸泡1周后饮用。每次5～10ml，每日2次。（《抗癌中药》）②紫杉叶3～6g或紫杉小枝（去皮）9～15g，水煎服。（《中药大辞典》）

血竭 （《雷公炮炙论》）

为棕榈科植物麒麟竭果实及树干中的树脂。甘、咸，平。具有散瘀定痛、止血生肌功能。血竭热水提取物、热水乙醇混合提取物对小鼠肉瘤 S180 有较强的抑制作用。此外，对黄色毛癣菌、石膏样毛癣菌、许兰毛癣菌等多种致病菌有不同程度的抑制作用。

【用量用法】内服：研末，0.5～1.5g；或入丸剂。外用：适量，研末撒或入膏药内敷贴。

【治癌效验】临床常用治宫颈癌、大肠癌、阴茎癌等癌瘤中属瘀血阻滞者。

1. 宫颈癌 血竭、青黛、冰片、儿茶、白及各 9g，生石膏 60g。共研细末，制成粉剂，撒布患处。[浙江中医学院学报，1982（增刊）]

2. 大肠癌 血竭、牡蛎灰、发灰各等份，入麝香少许。以自己的唾液调成糊状，敷于肛门处。（《仁斋直指方论·血竭散》）

3. 阴茎癌 血竭、白及各 9g，象皮、枯矾各 15g。共为细末，每用少许敷患处。[浙江中医学院学报，1982（增刊）]。

苏木 （《新修本草》）

为豆科植物苏木的心材。甘、咸、微辛，平。具有活血通经、祛瘀止痛功能。本品对人宫颈癌（JTC26）有抑制作用；苏木提取液对人红髓白血病细胞株 K562、小鼠成纤维瘤细胞 L925、小鼠淋巴瘤细胞株均有抑制作用。给白血病 P388、L1210 小鼠每日腹腔注射 0.2ml/只苏木水提液，结果能明显延长荷瘤小鼠的生存期。同属植物基里苏木的水提物 4.4mg/kg，对小鼠 S180 肉瘤及大鼠瓦克癌 W256 均有抑制活性。此外，还有镇痛、安眠、收缩外周血管、增强心肌收缩力、抑菌等作用。

【用法用量】内服：煎汤，3～10g。

【治癌效验】临床常用治子宫体癌、白血病、原发性肝癌等癌瘤中属瘀血阻滞者。

1. 白血病 苏木 10g，远志 20g，蜈蚣 2 条，人参 10g，白术 10g，陈皮 5g。每日 1 剂。（《常氏抗癌验方》）

2. 原发性肝癌 苏木、鬼箭羽、猫爪草、桃仁、鳖甲、瓜蒌

皮、郁金、西洋参（或人参）、白术、薏苡仁、大枣等。水煎服，每日1剂。[中国医药学报，1989，（6）：42]

3. **子宫体癌**　苏木9g，红花6g，桃仁、赤芍、当归尾、三棱、莪术各9g，玄参12g，茜草根15g，枳实9g，沉香0.3g，蒲公英9g，桃奴5个，虾鼠粪（公鼠粪）10粒。水煎，以白颈蚯蚓7条白糖化水兑服，连服数剂。（《湖南中草药单方验方选编》）

4. **宫颈癌**　苏木10g，虎杖、小红参各30g，香附、马鞭草各15g。水煎，每日1剂。（《云南抗癌中草药》）

鹅血（《本草经集注》）

为鸭科动物鹅的血。咸，平。微毒。具有解毒消肿、活血祛瘀功能。其所含的抗癌因子不被人体消化系统的酸、碱、酶所破坏，系一种低分子化合物。鹅血可使小鼠EC癌性腹水形成减慢，液量减少，而且能使癌细胞核发生质的改变。

【**用法用量**】内服：开水冲服或鲜血吞服，每次100～200ml。

【**治癌效验**】临床上常用治胃癌、鼻咽癌、胃网状淋巴肉瘤等癌瘤中属热毒、瘀血阻滞者。

1. **胃癌**　①将白鹅尾毛捋下来，放于瓦盆或瓷盆内，火烧成炭，未烧透的再烧，研成细面，分3次，调入米汤或稀粥内，或调藕粉口服不限量（白鸭尾毛亦可）。②白鹅肉也可煨汤吃，须少吃，适量，可酌加健胃之剂（白鸭肉亦可）。以上两方，可配合应用，忌发疮动火的食物，如辛、辣、酒等。[新中医，1973，（4）]

2. **消化系恶性肿瘤**　①鹅血糖衣片，每次5～7片，每天3～4次，饭前服。②鹅血肠溶衣片，服法同①。③鹅血糖浆，每次20ml，每日3次，饭前服。[群众医学，1975，（6）]

3. **胃网状淋巴肉瘤**　新鲜鹅血200ml，韭菜0.25kg挤汁约100ml，边搅匀边喝，每日或隔日1次。[新医学，1975，（4）]

4. **食管、胃管、贲门癌**　生鹅血半杯，黄酒少许。每日服1～2次。（《食物中药与便方》）

路路通 (《本草纲目拾遗》)

为金缕梅科植物枫香的果实。苦，平。具有祛风通络、活血通经功能。路路通提取物对某些肿瘤细胞有抑制作用。此外，枫香酒精溶剂（60％）外用，能防止钩蚴侵入小鼠皮肤，其防护力与溶剂成正比。

【用法用量】 内服：煎汤，10～30g。外用：适量，煅存性研末调敷或烧烟闻臭。

【治癌效验】 临床常用治甲状腺癌、脑膜瘤、横纹肌肉瘤、食管癌等癌瘤中属瘀血内阻、水湿内停者。

1. 甲状腺癌 路路通 15g，丹参、海藻、煅牡蛎、黄药子各 30g，玄参、象贝母、僵蚕各 12g，莪术、青皮、郁金各 10g。每日 1 剂，水煎，分 2 次温服。（《抗癌中药大辞典》）

2. 脑膜瘤 路路通 30g，菊花、生石膏、桑枝各 50g，蔓荆子、钩藤、贯众、白芍各 20g，僵蚕 15g，全蝎蚣 1 条，葛根 10g。每日 1 剂，水煎服。（《抗癌中药大辞典》）

3. 横纹肌肉瘤 路路通 9g，夏枯草、白花蛇舌草各 30g，海藻、山豆根、昆布、猪苓、茯苓各 15g，泽泻 21g，山药、鳖甲各 9g，牡蛎 30g，牛膝、石斛、党参、黄芪、白术各 12g，木瓜、橘核、荔枝核各 9g。水煎服，每日 1 剂。［上海中医药杂志，1984，（45）］

4. 食管癌 半枝莲 60g，蒲公英、黄药子各 30g，姜半夏 9g，全瓜蒌 15g，黄连 6g。每日 1 剂，水煎服，胸痛加路路通、薤白、延胡索、丹参；津液干枯加天花粉、玄参、石斛。（《抗癌中药大辞典》）

防己 (《神农本草经》)

为防己科植物粉防己的根。苦，寒。具有活血通络、利水消肿功能。粉防己甲素在体外可杀死癌细胞，腹腔注射或皮下注射可抑制小鼠艾氏腹水癌细胞及大鼠腹水肝癌细胞。此外，粉防己碱利尿作用明显且有镇痛、解热、消炎及抗过敏性休克、肌肉松弛和抗阿米巴原虫等作用。

【用法用量】内服：煎汤，5～15g；或入丸、散。

【治癌效验】临床常用治食管癌、贲门癌、鼻咽癌等癌瘤中属湿热内盛、水湿蕴积、瘀血阻滞者。

1. 食管癌、贲门癌　粉防己、半夏、佩兰各 12g，降香 24g，乌梅 15g，陈皮 9g，炮山甲 4.5g。水煎服，每日 1 剂。便秘加狼毒 0.6～1.5g，可连续用，不计疗程。(《医学研究通讯》)

2. 鼻咽癌　鲜汉防己、鲜野荞麦、鲜土牛膝各 30g。水煎服。另取灯心草捣碎口含，同时用垂盆草捣烂外敷。(《全国中草药疗法展览会资料选编》)

大蓟 (《本草集注》)

为菊科植物大蓟的全草或根。甘，凉。具有凉血止血、祛瘀止痛功能。大蓟根所含的 β-谷甾醇对子宫颈癌 U14、海拉细胞均有抑制作用。此外，本品尚有降压、抑菌等作用。

【用法用量】内服：煎汤，9～12g，或鲜品 30～60g；捣汁或研末。

【治癌效验】临床常用治膀胱癌、白血病、鼻咽癌、肝癌等癌瘤中属血毒炽盛、水湿停聚者。

1. 膀胱癌　苦参、生地黄各 15g，金银花、大蓟、小蓟各 12g，泽泻、萆薢 9g，黄柏 6g，琥珀 1.5g。水煎服，每日 1 剂。(《肿瘤要略》)

2. 白血病　干蟾皮 9～12g，半枝莲、板蓝根、土大黄、白花藤各 30g，重楼、紫草各 15g，射干 9g，墨旱莲 30g，牡丹皮 9g，大蓟、小蓟各 15g，水牛角 9～18g。水煎服，每日 1 剂。(上海第二医科大学附属瑞金医院方)

3. 鼻咽癌　蛇泡簕、白茅根、野菊花、铁包金各 30g，土鳖虫、钩藤各 15g，大蓟 21g，甘草 9g。水煎服。(广州第三人民医院方)

4. 肝癌　大蓟根 90g，三白草根 90g，分别煎水去渣加白糖适量，内服，上午服三白草根水，下午喝大蓟根水，每日 1 次。(《中国民间草药良方》)

5. 子宫颈癌　大蓟根、白英各 30g，蛇莓 15g。随症加减，水煎服，每日 1 剂。(《肿瘤的防治》)

三棱 (《本草拾遗》)

为黑三棱科植物黑三棱的干燥块茎。苦、辛，平。具有破血行气、消积止痛功能。经动物体内筛选表明，本品对肿瘤生长有抑制活性，三棱莪术注射液对小鼠肉瘤 S180 有明显抑制作用，对人癌细胞有抑制作用。此外，本品尚能抑制血栓形成、加强肠管收缩等。

【用法用量】内服：煎汤，3～15g。

【治癌效验】临床常用治肝癌、骨肉瘤、胃癌、食管癌、宫颈癌、皮肤癌、乳腺癌等癌瘤中属气血凝滞者。

1. 肝癌　三棱 15g，莪术 15g，金鸡胆豆 20g，茵陈草 30g，泽泻 20g。水煎 4 次，每次 15min，合并药液，分 4 次服，每日 1 剂。(《抗癌中草药大辞典》)

2. 胃癌、食管癌　三棱、莪术、炮山甲、广郁金、桃仁、延胡索各 9g，制乳香、制没药各 3g，炙鳖甲、石燕、马鞭草各 15g，土鳖虫 7 只，红花 4.5g。水煎服。参三七 3g，分吞。(《抗癌中草药大辞典》)

3. 骨肉瘤　三棱 10g，山豆根 30g，山慈菇 12g，菊花 10g，莪术 6g，制马钱子 6g，皂角刺 10g，海藻 15g。水煎服，每日 1 剂，分 2～3 次服。15 日为 1 个疗程。(《防癌中药处方 700 种》)

4. 皮肤癌　三棱、海藻、重楼、制马钱子、菊花各 50g，金银花、漏芦、马蔺子、山慈菇各 75g，何首乌 100g，蜈蚣 25g，黄连 12.5g。共研细末，水泛为丸，每丸重 0.1g，每次口服 30 丸，每日 3 次，配合外用五虎丹。(湖南中医学院附属第二医院方)

5. 中晚期宫颈癌　三棱 20g，莪术 20g，黄独 20g，黄柏 15g，黄芩 15g，桂枝 20g，茯苓 20g，牡丹皮 15g，赤芍 15g，红花 15g，茜草 20g，白头翁 20g，半枝莲 20g。水煎服，10 天为 1 个疗程。（河南省唐河县中医院方）

6. 乳腺癌　生晒参 15g，白术 10g，三棱 10g，莪术 10g，生黄芪 30g，浙贝母 15g，王不留行 20g，皂角刺 20g，半枝莲 15g，白芍 10g，陈皮 10g，炙甘草 3g，白花蛇舌草 20g。［四川中医，2007，（12）：80］

第五章

以毒攻毒药

　　毒药，从广义上说，是指能攻邪愈病的一切中药，即是药物的偏性。从狭义上看，专指本身含有毒性成分的中药。本类药既有广义的作用，又专指后者，服用不当容易产生毒性反应的一类中药。此类药物气味雄烈，作用峻猛，功力专，奏效快，但用量稍过大，或较长时间服药，便可引起中毒。有毒中药可分为大毒、有毒和小毒三级。大毒指毒性峻烈，治疗量和中毒量接近，超量用药可致严重毒性反应且易于中毒致死的药物，如生川乌、蟾酥、狼毒、巴豆等；有毒指毒性较大，治疗量与中毒量比较接近，过量服用可致中毒甚至死亡的药物，如制川乌、制附子；小毒指有一定毒性，治疗量与中毒量差距较大，但剂量过大也可发生毒副反应的药物。疾病的成因，其中有外感内伤，六淫为病，过盛者成毒，内伤饮食积滞者为食毒，湿邪内盛者为湿毒，热邪炽盛者为热毒，邪盛而成时行疫疾者为疫毒，邪盛聚于肌肤者为疮毒，虫积日久者为蛊毒……治疗邪毒致病之深重者，选用药性剧烈、药力峻猛、功力专属、奏效较快的一类中药治疗，即为以毒攻毒。

　　本类药物药味多辛、苦，药性寒、热各异，均含毒性成分，具有攻毒散结、消肿止痛，或破血消癥、解毒消积等功效，用于治疗多种癌瘤中属热毒，或湿毒，或食毒，或疫毒者，宜按临床表现不同而辨证选药。

　　本类有毒抗癌中药均有不同程度抑杀癌细胞的作用，但主治各异，如多用治呼吸系统肿瘤的有乌梢蛇、千金子、马钱子、壁虎、蜈蚣等；用治消化系统肿瘤的有斑蝥、全蝎、露蜂房、槟榔、蟾蜍等。此外，本类药物尚有镇痛、抗炎、扩张血管、杀菌等作用。

　　应用本类药物，应针对病因不同、兼证不同而随证配伍，寒邪阻滞者，应配温里散寒药；热毒内盛者，应配清热解毒药；气血不足者，应配补益气血药；痰湿阻滞者，应配祛湿化痰药。

　　因本类药物均有不同程度的毒性，用之不当，容易中毒，临床使用注意如下：①严格掌握适应证；②剂量不宜过大；③不能长期内服、外用；④依法炮制、合理配伍；⑤一般宜久煎；⑥孕妇慎用或忌用；⑦密切注意用药后反应，及时发现问题并采取解毒措施。

全蝎 （《蜀本草》）

　　为节肢动物钳蝎科东亚钳蝎的干燥全体。咸、辛，平。有毒。具有攻毒散结、息风止痉、通络止痛功能。全蝎提取物对细胞肉瘤（SRS）实体瘤、MA-737 乳腺癌、LA-795 乳腺癌、S180 肉瘤、艾氏腹水瘤、结肠癌和人肿瘤细胞均有抑制作用。此外，本品还有一定的抗惊厥和降压作用。

　　【用法用量】 内服：煎汤，2～6g；或入丸、散。外用：适量，研末调敷。

　　【治癌效验】 临床常用治胃癌、皮肤癌、绒毛膜癌、乳腺癌、肺癌、舌癌、鼻咽癌、食管癌、鼻窦及副鼻窦恶性肿瘤等癌瘤中属瘀毒内郁者。

　　1. 胃癌　全蝎、水蛭、土鳖虫、蚕茧、补骨脂、生牡蛎、生南星、淫羊藿、炒白术、茯苓、炒鱼鳔、人参各128g，橘络、炮干姜、生半夏各64g。共研细末，每次3g（大便潜血试验阳性者1.5g）与白蜜调成糊状，每日按7时、11时、17时、21时咽服，服后1h内禁止任何饮食。忌生食、饮酒及难消化食物。[北京中医杂志，1988，（5）]

　　2. 皮肤癌　全蝎7只，黄泥封煅，研细，黄酒冲服，每周1次。同时取仙人掌刮去皮刺，捣成泥状敷于患处，覆以绷带包扎，

干则更换。(《实用抗癌验方》)

3. 绒毛膜癌　全蝎 5 只，露蜂房 6g，僵蚕 9g。水煎服，每日 1 剂。(《癌症秘方验方偏方大全》)

4. 乳腺癌　全蝎 10g，蜈蚣 1 条，胡桃 1 个。将胡桃一开两半，一半去仁，将两药放内捆住，放火上烧，冒过青烟为度，研末，开水冲服，每次 1.5g，每日 3 次。(《癌症秘方验方偏方大全》)

5. 肺癌　蜈蚣 4 条，全蝎 10 只，穿山甲 9g，朱砂 1.5g，乳香、没药各 6g，赤练蛇(煅) 1 条，共研细末，装胶囊。口服，每次 1 粒(0.5g)，每日 3 次，饭后吞服。病情严重者加斑蝥 5～6 只，去头足，研末合在一起应用。(《抗癌良方》)

6. 食管癌　蜈蚣、全蝎、乌梅各 50g，麝香 1g，冰片 5g。共研细末，含服，每次 5g，含在口中徐徐咽化，每日 3 次。(《实用抗癌验方》)

7. 舌癌　①蛇蜕、全蝎、露蜂房各等量，共研为细末，口服，每次 3g，每日 3 次。(《癌症秘方验方偏方大全》)②番木鳖、全蝎各适量，共研细末，并以醋糊为丸。口服，每次 5～8g，每日 3 次。同时每日用棉签蘸羊毛油对准局部烫熨，配以六神丸、人参蜂王浆口服。(《现代治癌验方精选》)

8. 鼻窦及副鼻窦恶性肿瘤　全蝎、蜈蚣各等量研末，口服，每次 3g，每日 3 次。(《癌症秘方验方偏方大全》)

9. 鼻咽癌　全蝎 15g，研极细末，口服，每次 2.5～5g，每日 3 次。(《实用抗癌验方》)

10. 癌性疼痛　活全蝎 1 只，置青瓦上焙干后研末备用。取新鲜鸡蛋 1 枚，搅匀后加沸水冲成蛋花，撒上全蝎粉趁热顿服，每天 3 次，饭前服。[农村医药报，2006，(6)]

乌梢蛇 (《药性论》)

为游蛇科动物乌梢蛇除去内脏的全体。甘、咸，平。有小毒。具有祛风胜湿、通经活络功能。乌梢蛇的分离物有抗肿瘤作用，水浸剂对某些皮肤真菌有抑制作用。此外，本品尚有抗炎、镇痛、抗惊厥等作用。

【用法用量】 内服：煎汤，6～12g；研末服，1.5～3g；浸酒或入丸剂。外用：适量，烧灰调敷。

【治癌效验】 临床常用治胃癌、肺癌、骨癌、白血病等癌瘤中属风湿内犯、经络不通者。

1. 胃癌　①乌梢蛇、螃蟹、鹿角霜各60g。晒干研细末，每服5g，温开水调服，每日3次。（《肿瘤临证备要》）②乌梢蛇粉420g，土鳖虫、蜈蚣各90g。共研细末，炼蜜为丸，重3g，早、晚各服1丸，温开水送服。（《抗癌中药的治癌效验》）

2. 肺癌　土鳖虫、桃仁、重楼、露蜂房、乌梢蛇各10g，瓜蒌仁30g，香附15g，山豆根10g，川楝子15g，瓦楞子30g，仙鹤草60g，马兜铃10g，料姜石60g。每日1剂，水煎服。（《抗癌中草药大辞典》）

3. 骨癌　补骨脂、郁李仁、透骨草、生地黄、薏苡仁各30g，骨碎补、桑寄生各15g，露蜂房、全蝎、乌梢蛇各10g。每日1剂，水煎温服。（《抗癌中草药大辞典》）

4. 慢性粒细胞性白血病　壁虎、蜈蚣各30条，朱砂、皂角各15g，枯矾40g，青蒿、乌梢蛇各50g，三七30g，僵蚕25g。共研细末，口服，每次2g，每日2次。（《中药的妙用》）

5. 食管癌　乌梢蛇500g，蜈蚣120g，全蝎120g，生薏苡仁1000g，硇砂15g，皂角刺250g，瓜蒌500g。研成细面，压成0.5g片。1日3次，1次10片。如蜈蚣、全蝎缺，可用露蜂房240g代。（中草药验方选编．内蒙古自治区人民出版社，1972：151）

【使用注意】 血虚生风者忌服。

千金子 （《开宝本草》）

为大戟科植物续随子的种子。辛，温。有毒。具有泻下逐水、破血散瘀、解毒杀虫功能。千金子鲜草对急性淋巴细胞性白血病、慢性粒细胞性白血病均有抑制作用。千金子对小鼠腹水肉瘤 S180

具有抗肿瘤活性。此外，本品还有致泻、利尿、抗菌、镇痛、抗惊厥作用。

【用法用量】内服：入丸、散，1.5～3g。外用适量，研末调敷。

【治癌效验】临床常用治鼻咽癌、食管癌、乳腺癌、贲门癌、白血病等癌瘤中属瘀血内阻或水饮内停者。

1. 鼻咽癌　干漆（炒）3g，千金子9g，郁金30g，山慈菇30g，辛夷30g，五倍子9g，露蜂房30g，全蝎30g，苍耳子30g，料姜石30g。共研为细末，水泛为丸，如绿豆大。每服3～6g，黄芪煎水送下，1日3次。（《中医癌瘤证治学》）

2. 食管癌梗阻　紫金锭（由千金子、山慈菇、红大戟、五倍子、朱砂、雄黄、麝香制成，每片3g），研极细末，少少含咽（不可用水送），分4～6次服完，吞咽梗阻显著改善，可减量如法长期内服，能使生存期延长。[中成药研究，1982，（5）：45]

3. 乳腺癌中晚期，肿瘤转移，淋巴结肿大　千金子6g，绿矾3g，干漆9g，郁金3g，花蕊石3g，山慈菇3g，白矾3g，火硝9g，枳壳6g，五灵脂6g，制马钱子9g。共研为细粉，水泛为丸。每服1.5～3g，黄芪煎水送下，或开水送下，每日3次。（《中医癌瘤证治学》）

4. 食管癌、贲门癌　千金子30g，山慈菇、五倍子各60g，红芽大戟45g，麝香、朱砂、雄黄各9g。共为粉末，和匀，每50g用糯米粉15g打成糊，制成锭，每锭重5g，少少咽服。（《抗癌植物药及其验方》）

5. 癌性胸腹水　千金子（去油）60g，大黄30g。为末，酒水为丸，每次服3g，每日2次。（《中医肿瘤的防治》）

【使用注意】本品药性峻烈，为攻逐克伐之品，病重正虚甚者及孕妇忌服。

雄黄 《神农本草经》

为硫化物类矿物雄黄的矿石。辛、苦，温。有毒。具有解毒杀虫、燥湿祛痰功能。雄黄体内试验有抗动物肿瘤活性的作用，对小鼠肉瘤 S180 有抑制作用。本品热水浸出物。体外实验对人子宫颈癌 JTC26 抑制率达 90％以上。此外，本品还有较强的抑菌及抗血吸虫作用。

【用法用量】内服：入丸、散，0.15～0.3g。外用：适量，研末撒、调敷或烧烟熏。

【治癌效验】临床常用治白血病、乳腺癌、皮肤癌、胃癌、宫颈癌、肝癌、恶性淋巴瘤、女阴癌等癌瘤中属瘀毒内阻，或痰湿内阻者。

1. 急性白血病　雄黄、巴豆（去皮）、生川乌、乳香、郁金、槟榔、朱砂各 3g，大枣 7 个。先将巴豆、大枣以外各药研末，巴豆去皮于砂锅炒至微黄压碎，微热去油、去核枣制丸，上药制 90 丸。口服，成人每日 4～8 丸，小儿每日 1～4 丸。清晨空腹服，连服 3～5 天，休息 1 天，一般从小剂量开始，逐步加大。保持大便每日 4～5 次为宜。（《抗肿瘤中药的治癌效验》）

2. 慢性白血病　雄黄、青黛按 1∶9 重量比研细调匀，装胶囊或制片，每日 10g，分 3 次口服，配合辨证用药。[中西医结合杂志，1981，（1）]

3. 乳腺癌、脑肿瘤　取雄黄、老生姜各等份，将雄黄置于等量老生姜内，放陈瓦上文火焙干至金黄色，研末，撒于膏药上外贴，并据证服中药。（《抗肿瘤中药的治癌效验》）

4. 皮肤癌　雄黄、轻粉、大黄、硼砂各 3g，硇砂 9g，冰片 0.15g。各药共研为细末，用獾油或香油调成糊。外用，每日涂擦 1 次。（《抗肿瘤中药的治癌效验》）

5. 胃癌　雄黄 6g，血竭、木香各 9g，白术、法半夏、瓦楞子各 30g。上药研细末，分 30 份，每次 1 份，每日 3 次，开水冲服，并同服蛋白吸附斑蝥素。[福建中医药，1981，（1）]

6. 宫颈癌　雄黄、轻粉各 3g，梅片 0.3g，麝香 0.15g，蜈蚣 2 条，黄柏 15g。共为细末，药粉附于大棉球一侧，送入穹窿部，使药粉靠近子宫病变处，初每日外用 1 次，月经期停用，其后可根

据病情减少用药次数,直至肿块消失。(《千家妙方》)

7. 乳腺癌 血余炭 25g,雄黄 35g。醋泛为丸,如梧子大,口服,每次 2g,每日 1 次,白酒送下。(《癌症秘方验方偏方大全》)

8. 恶性淋巴瘤 明雄黄 30g,研极细末,口服,每次 0.3g,每日 3 次。(《癌症秘方验方偏方大全》)

9. 女阴癌 雄黄、矾石各 30g,麝香 25g。共研细末,搽于患处。(《实用抗癌验方》)

马钱子 (《本草纲目》)

为马钱科植物马钱或长籽马钱的成熟种子。苦、寒。有大毒。具有活血消肿、通经止痛功能。本品在动物体内筛选中,对 S180(小白鼠肉瘤)有抑制作用;体外试验对肿瘤细胞有抑制活性。此外,本品所含番木鳖碱对整个中枢神经系统都有兴奋作用,能反射性地促进消化功能和食欲及镇咳祛痰,对某些细菌和真菌有抑制作用。

【用法用量】内服:入丸、散,0.3～0.6g(1 日量)。外用:适量,醋磨涂,研末吹喉或调敷。

【治癌效验】临床常用治食管癌、肝癌、胃癌、乳腺癌、皮肤癌、宫颈癌、恶性淋巴瘤等癌瘤中属瘀毒内壅者。

1. 食管癌 ①制马钱子 300g,炒蟾蜍 300g,穿山甲珠 200g,炒五灵脂 200g,山药粉适量。共研细末,以山药粉制成绿豆大小丸剂,口服,每次 3g,1 日 2 次,饭后服。(《抗癌中草药制剂》)②大公羊 1 头,马钱子 20g,药料 1 剂(药料组成:苍术、陈皮、半夏、厚朴、枳壳、香附、藿香、砂仁、六曲、乌药、青皮、红蔻、紫蔻、焦山楂各 100g,沉香、肉桂各 60g,谷芽、麦芽各 120g,广木香 45g,炙甘草 30g)。先将马钱子浸于米泔水中约 50 天,每隔 3 天换米泔水 1 次,泡好后刮去皮毛,洗净,晒干,以黄酒浸泡 48h,备用。另将药料研成细粉,与马钱子混合均匀。杀死公羊,剖开羊肚,挤去粪便,保留内脏及皮毛,将上述药料填塞于羊肚内,用线缝合,置大锅内煮沸 2h,捞取全羊,拆开线取出马钱子，用水洗净（羊尸有毒弃去），切成薄片，晒干。取净沙炒热后放入马钱子薄片，慢慢炒至焦黄，离火放冷，研成细末，每丸重0.5g。每次服 1 丸，1 日 2～3 次。温开水送下，可连续服用。（《抗癌良方》）

2. **胃癌**　制马钱子、胡椒、粳米各 1.5g，蜈蚣 5 条，水蛭3g，冰片 0.9g，砂仁 2g。共研为细末，分为 7 包，每服 1 包，1日 3 次，食后白开水冲服。[浙江中医杂志，1981，（12）：544]

3. **肝癌**　①马钱子 25g，五灵脂、明矾、莪术、广郁金各30g，干漆 12g，火硝 36g，枳壳 60g，仙鹤草 90g，公丁香、土鳖虫各 50g，蜘蛛 80g。共为细末，贮瓶中密封。每服 3g，每日 2次，温开水送下。（《抗癌良方》）②马钱子 20g，天南星 60g，丁香30g，乳香 30g，没药 50g，黄连 50g，蟾酥 50g，斑蝥 5g，樟脑5g。上药除樟脑外，用传统熬制法，熬成黑膏药，分为数贴，把樟脑末分撒于膏药面上备用。需要时贴于患处，10 天换 1 次。（《抗癌中药一千方》）

4. **乳腺癌**　马钱子 0.1g，活蜗牛 0.5g，蜈蚣 1.5g，露蜂房0.5g，全蝎 0.3g，乳香 0.1g。共研细末，水泛为丸，分 3 次口服，上方为 1 日量。（《肿瘤良方大全》）

5. **皮肤癌**　马钱子 400g，蜈蚣 3 条，天花粉、细辛各 15g，蒲黄 5g，白芷 3g，紫草、穿山甲、雄黄各 1.5g。取麻油 500g 加热，入蜈蚣以下 8 味药，再入马钱子，煎至黄色。余油趁热加入白醋 50～100g 和匀即成。治疗皮肤癌时，先用甘草水洗净患处，拭干，涂上药膏，每日 1～2 次。（《抗癌良方》）

6. **宫颈癌**　生马钱子 500g，天花粉 500g，重楼 500g，甘草300g。先将生马钱子去皮，麻油炒至焦黄酥脆，再与其余药物共研为细末，加辅料后压制成片，即得。每片重 0.3g，每次 3～5片，每日 3 次。（《肿瘤良方大全》）

7. **恶性淋巴瘤**　生马钱子适量，醋磨后，调涂患处，每日 1次。（《实用抗癌验方》）

8. **消化道癌**　马钱子 30g，甘草 9g。先将马钱子用水泡去皮，晒干，切片，用香油炸至黄色，再与甘草共为细粉，以糯米面为衣，如梧桐子大。口服，每次 0.3～0.6g，每日 2～3 次，温开水送下。(《全国部分名老中医验方》)

9. 癌性疼痛　①马钱子于麻油中炸至膨胀焦黄后，滤净油，冷却，研末装胶囊，每粒200mg。口服，每次 1 丸，每日 3 次，连用 3 日，有效则维持。若疼痛无明显缓解遂增为每次 2 粒，每日 3 次维持。[辽宁中医杂志，1993，(2)] ②生马钱子、天花粉、重楼、甘草各 500g。马钱子去皮，香油炒至酥脆，与其他 3 味药共研细末，加淀粉打成片剂，每片 0.3g。口服，每次 3～5 片，每日 3 次，温开水送下。(《抗癌中草药制剂》) ③制马钱子 1 份，莪术、五灵脂、川芎各 4 份，制川乌头、樟脑、冰片各 2 份，共研细末。使用时用蓖麻油调成糊状，敷于疼痛部位，厚约 0.3cm，塑料薄膜覆盖，胶布固定。[中国中西医结合杂志，1993，(12)]

【使用注意】本品有大毒，不宜长服、久服，过量使用可致强直性惊厥，最后导致呼吸麻痹而死亡。孕妇及体虚者忌服。生品切忌内服。

狼毒 (《神农本草经》)

为大戟科植物狼毒大戟、月腺大戟或瑞香狼毒的根。前两者药材称"白狼毒"，后者药材称"红狼毒"。苦、辛，平。有大毒。具有破积杀虫、除湿止痒功能。实验证明，狼毒腹腔注射和口服均能抑制 Lewis 肺癌，并对小鼠移植性肿瘤 S180、子宫颈癌 U14、肝癌有抑制作用。此外，本品可提高实验小鼠痛阈值，增强小肠蠕动，促进排便。

【用法用量】内服：煎汤，1～2.5g；或入丸、散。外用：适量，可磨汁涂、煎水洗，研末调敷或熬膏外敷。

【治癌效验】临床常用治肺癌、乳腺癌、胃癌、肝癌等癌瘤中属痰湿内阻者。

1. 胃癌、肺癌、肝癌、甲状腺癌　取狼毒3g，放入 200ml 水中，煮后捞出，再打入鸡蛋 2 只，煮熟后吃蛋喝汤。(《抗癌本草》)

2. **胃癌** 狼毒 6g，半枝莲、鸡血藤、薏苡仁各 30g，水煎服。或加大剂量制成浸膏，口服，每次 15g，每日 2 次。(《实用抗癌验方 1000 首》)

3. **乳腺癌** 狼毒、大枣各 500g，共煮，去狼毒，吃大枣，每次 5 枚，每日 2～3 次。(《肿瘤临证备要》)

4. **多种癌症** 瑞香狼毒醇提取物，每片 0.3g，口服，每次 6～10 片，每日 3～4 次。[中西医结合杂志，1989，(11)]

5. **肝癌** 狼毒 6g，生鳖甲、丹参、干蟾皮、生山楂、半枝莲各 30g，炙全蝎 5g，三棱、莪术、葶苈子各 15g，水蛭 10g。水煎服。每日 1 剂。[浙江中医杂志，1980，(3)]

【**使用注意**】①畏密陀僧、醋。②本品毒性大，临床多复方制剂。孕妇忌服，慢性胃溃疡者慎用。③生狼毒为国家规定的毒性中药管理品种，使用时需凭医生签名的正式处方。

两面针 (《本草求原》)

为芸香科植物光叶花椒的根或枝叶。亦称入地金牛。辛、苦，微温。有小毒。具有行气活血、祛风消肿功能。根及根皮含两面针碱、氧化两面针碱、布枯苷（洋芫荽苷）。两面针碱对小鼠白血病 P388 有一定的抑制作用。两面针的甲氧基衍生物对小鼠白血病 L1210 显示更强的抑癌作用。此外，本品对金黄色葡萄球菌、结核杆菌均有一定的抑制作用。局部应用对神经末梢有麻醉作用，尚有较强的镇痛作用。

【**用法用量**】内服：煎汤，6～9g；研末或浸酒。外用：适量，捣敷或煎水洗。

【**治癌效验**】临床常用治鼻咽癌、皮肤鳞状上皮癌等癌瘤中属血瘀气滞者。

1. **鼻咽癌** ①两面针、白茅根、蛇蜕各 30g，徐长卿、山药、川芎各 15g，葵树子 90g，生地黄 24g，茅莓 60g。水煎服，每日 1 剂。(《抗癌本草》) ②龙胆、两面针、重楼、茅莓各 30g，野菊花、苍耳子、玄参、太子参各 15g。水煎服，每日 1 剂。(《抗癌本草》)

2. 皮肤鳞状上皮癌　两面针 60g，地胆头、鬼针草各 30g，穿心莲、金银花各 15g。水煎服，每日 1 剂。(《抗癌本草》)

商陆 (《神农本草经》)

为商陆科植物商陆的根。苦，寒。有毒。具有泻水散结、通大小便功能。商陆苷元、商陆酸对小鼠肉瘤 S180、肉瘤 S37 有一定抗癌作用。商陆多糖腹腔注射能显著抑制小鼠肉瘤 S180 生长。此外，本品还有祛痰、镇咳、平喘、抗菌及抗病毒等作用。

【用法用量】内服：煎汤，4.5～9g；或入散剂。外用：适量，捣敷。

【治癌效验】临床常用治肺癌、骨癌、唇癌、皮肤癌等癌瘤中属热毒内阻或水饮内停者。

1. 肺癌　商陆、干蟾皮各 15g，生半夏、生南星、重楼、蛇六谷、羊蹄根、铁树叶、白花蛇舌草各 30g，蜈蚣粉（分吞）、壁虎粉（分吞）、土鳖虫（分吞）各 1.5g。先煎南星、半夏、蛇六谷 1～2h，再加入其余药物合制成煎剂，即得。口服，每日 1 剂，煎 2 次分服。使用中可依病情与润肺益气及健脾益肾方交替使用。(《抗肿瘤中药的治癌效验》)

2. 骨癌　商陆、三棱、莪术、生半夏、土鳖虫、生川乌、桃仁、乳香、没药各 9g，麝香 0.3g，红花 6g，木鳖子、斑蝥各 0.9g，雄黄 3g。上药研为细末，制成外用散剂，撒敷于癌肿处，或用蜜糖调和后涂敷，隔日 1 次。(《抗肿瘤中药的治癌效验》)

3. 皮肤癌　生商陆根适量砸烂，加盐少许，外敷患处。同时以阳和汤冲服犀黄丸，每次 5g。(《抗肿瘤中药的治癌效验》)

4. 唇癌　单味商陆制成片剂，口服，每次 3～10g，每日 3 次。[中成药研究，1986，(12)]

【使用注意】阴虚水肿及孕妇忌用。

牵牛子 (《雷公炮炙论》)

为旋花科植物牵牛或毛牵牛等的种子。苦、辛，寒。有毒。具有泻水消积、下气杀虫功能。体外试验有抑制肿瘤细胞的作用。此外，本品还有致泻、杀虫、兴奋子宫作用。

【用法用量】内服：入丸、散，0.3～0.9g；煎汤，4.5～9g。

【治癌效验】临床常用治肺癌、肝癌、肠癌、癌性腹水等癌瘤中属水湿积滞者。

1. 肺癌　牵牛子30g，虎杖根、白花蛇舌草各60g，茴香12g。水煎服。(《抗癌植物药及其验方》)

2. 肝癌　牵牛子（生、炒各半）15g，大黄45g，郁李仁、紫葛各30g，赤芍、炒桔梗、紫菀、木香、诃黎勒皮各22g。上为细末，炼蜜为丸，如梧桐子大，每服15丸，空腹时用木通及大枣汤送下。(《抗肿瘤中药的治癌效验》)

3. 肠癌　牵牛子9g，大黄、青黛、硇砂、硼砂、红参各15g，料姜石、地榆各30g，蜈蚣10条。上药共为细末，每服1.5～3g，黄芪煎水送下，或开水送服，每日3次。(《抗肿瘤中药的治癌效验》)

4. 癌性腹水　牵牛子、桃仁、红花各50g，黄芪、莪术各40g，薏苡仁30g。属热者加黄芩、汉防己各40g；属寒者加桂枝、猪苓各40g。水煎浓缩成稀粥状约50ml。将药液涂于肋弓下缘与脐之间，盖上纱布，待干燥后即可穿衣。每日换1次，每个疗程3～5次。(《抗肿瘤中药的治癌效验》)

5. 脑瘤　牵牛子30g，槟榔30g，当归10g，川芎10g，白芷10g，苍耳子10g，蜈蚣7条，蝉蜕10g，百部15g，土茯苓40g，海藻15g，牡蛎15g，莪术10g，党参10g，苍术10g，薏苡仁10g，陈皮10g，高良姜15g，肉桂15g。每日1剂，水煎2次，早晚分服。(癌症的治疗与预防．春秋出版社，1988：147)

【使用注意】孕妇及体质虚弱者忌用。

钩吻 (《神农本草经》)

为马钱科胡蔓藤属植物胡蔓藤的根、叶及全草。亦称断肠草。辛、苦，温。有毒。具有祛风除湿、消肿散结功能。钩吻总生物碱对动物移植性肿瘤小鼠肉瘤 S180 有抑制作用。此外，本品还有镇痛作用。

【用法用量】 内服：研粉，每次 50mg，每日 3 次，每日最大不超过 300mg。外用：适量，捣敷或研粉调敷，亦可煎水或烟熏。

【治癌效验】 临床常用治胃癌、肝癌、食管癌、贲门癌等癌瘤中属风湿瘀毒阻滞者。

1. 胃癌　钩吻 0.1g，水煎代茶饮。(《肿瘤临证备要》)

2. 肝癌　将钩吻制成干粉，口服，每次 50mg，每日 3 次，3 日后若无反应，增至每次 100～150mg，连服 1 至数月。(《中医肿瘤学》)

3. 食管癌、贲门癌　钩吻烧灰，口服，每次 0.1g，每日 2 次，冲开水服或入稀饭内服。(《实用抗癌验方》)

【使用注意】 本品有剧毒，一般只宜外用，如内服时应严格控制剂量，以防中毒。

壁虎 (《本草纲目》)

为壁虎科动物无蹼壁虎或其他几种壁虎的全体。亦称守宫、天龙。咸，寒。有小毒。具有祛风定惊、散结解毒功能。本品有抗肿瘤作用，壁虎水提物对人体肝癌细胞有抑制活性。此外，本品还有抗结核杆菌、抗真菌、镇静、催眠、抗惊厥及溶血等作用。

【用法用量】 内服：入丸剂，一次量 0.03～0.06g。外用：适量，研末调敷、磨汁涂或熬膏涂。

【治癌效验】 临床常用治食管癌、白血病、胃癌、宫颈癌、鼻咽癌、纵隔恶性肿瘤、绒毛膜上皮癌等癌瘤中属风热毒结者。

1. 食管癌　①壁虎（夏季用壁虎 10 条）、锡块各 50g，泽漆 100g。用黄酒 1000ml 浸泡 5～7 日，滤去药渣，制成壁虎酒，1 日 3 次，口服，每次 25～50ml。②壁虎 1 只，薏苡仁、奶母子、黄药子各 3 份。加入曲酒，以浸至药面为度，密封浸泡 2 周。每服 15～20ml，每日 3 次。空腹或进餐时饮用，嗜酒者可适当增加药量，但每天不得超过 150ml。(《抗肿瘤中药的治癌效验》)

2. 慢性粒细胞性白血病　壁虎、蜈蚣、三七各 30g，朱砂、皂角各 15g，苦矾 40g，青黛、乌梢蛇各 50g，僵蚕 25g。共研细面，瓶装备用，每次服 2g，每日 2 次，并配合内服汤剂：白花蛇舌草 30g，半枝莲、党参、沙参、丹参、黄药子、重楼、紫草各 20g，黄精 40g，白芍、阿胶各 15g，马齿苋 50g。每日 1 剂，水煎服。（《抗肿瘤中药的治癌效验》）

3. 胃癌　①活壁虎 10 条，白酒 500ml。先将壁虎置白酒中浸泡，7 日后服药酒，每次 10～15ml，每日 3 次。（《中国民间单验方》）②壁虎、三七、水蛭、半夏、鸡内金、威灵仙、猫爪草、草豆蔻各等份，共研细末，每次 9g，每日 3 次，用蜂蜜调成糊状，或开水冲服。[辽宁中医杂志，2005，（1）：47]

4. 宫颈癌　鸡蛋 1 个，活壁虎 1 条。将活壁虎装入鸡蛋内，密封后蒸熟，除去蛋壳，置瓦上焙干研末，口服，每次 1 个，每日 2 次，开水送服。（《中国民间单验方》）

5. 鼻咽癌　炙壁虎末，口服，每次 5g，每日 2 次。[浙江中医杂志，1986，（1）]

6. 纵隔恶性肿瘤　壁虎 15g，地龙 9g，僵蚕 6g。共研细末，炼蜜为丸，每丸 1.5g，口服，每次 1 丸，每日 2 次。（《肿瘤的诊断与防治》）

7. 绒毛膜上皮癌　活壁虎 40 条，研粉，加蜈蚣粉 10g。口服，每次 2g，每日 2～3 次，10 日服完。忌海味、咸、酸、辣、酒、冷的食品。（《实用抗癌验方》）

8. 白血病　①壁虎适量，焙干研末为粉，口服，每次 2～3g，每日 3 次，开水送服。（《实用抗癌验方》）②取新鲜鸡蛋 1 个，开洞将活壁虎 1 条完整放入，随即将蛋壳开洞处盖纸并泥封，焙熟后将鸡蛋、壁虎一并吃下，每 3 日吃 1 次。症状减轻后，改为每 5 日 1 次。[山东医药，1981，（8）]

斑蝥 （《神农本草经》）

为芫青科昆虫南方大斑蝥或黄黑小斑蝥的干燥全虫。辛、寒。

有毒。具有攻毒散结、活血逐瘀功能。体外实验表明：斑蝥的水、醇或丙酮提取物能抑制 Hela 细胞和人的食管癌、贲门癌、胃癌、肝癌等细胞的代谢。整体动物水平实验证明斑蝥素对 S180、ARS（小鼠网织细胞肉瘤）及 JTC26 移植瘤等均有抑制作用。此外，本品对皮肤真菌有抑制作用，并能刺激骨髓，从而升高白细胞。

【用法用量】 ①煎服，0.5～1g；入丸、散，每次 0.06g。②斑蝥素片，每片 0.25mg，每次 1～2 片，日服 3 次。③复方斑蝥素片（每片含斑蝥素 0.25mg，白及粉 20mg，海螵蛸 30mg）每次 1～2 片，每日 3 次。④羟基斑蝥胺片，每次 50～1000mg，每日 3 次。⑤去甲基斑蝥素注射液，每支 4mg，以 16mg 加入 5％葡萄糖 1000ml 内静脉点滴，每日 1 次。⑥斑蝥酸钠（每支 0.5g）2g，加入 5％葡萄糖 500ml 中静脉点滴，每日 1 次。

【治癌效验】 临床常用治胃癌、肝癌、食管癌、贲门癌、肺腺癌、鼻咽癌、乳腺癌、宫颈癌、结肠癌、皮肤癌等癌瘤中属瘀毒内壅者。

1. 原发性肝癌　①斑蝥 2g，猪苓、茯苓、茵陈、白花蛇舌草、半枝莲、冬瓜皮、焦三仙各 30g，白术、泽泻各 15g，三棱、莪术各 10g，桂枝、土鳖虫各 6g，栀子 12g，葫芦 20g，黄芪 40g，肿节风 30g，石上柏 20g，猕猴桃根 30g。水煎服，每日 1 剂。［四川中医，1981，（6）］②斑蝥 1～3 只，灵芝 30g，重楼 30g，白参 15g，白术 10g，茯苓 10g，黄芪 30g，广木香 10g，砂仁 10g，金钱草 15g，守宫 10g，绿豆 6g，水蛭 10g，甘草 5g，僵蚕 15g。上方每日 1 剂，先用温开水浸泡 30min，再文武火煎 2h，取汁 500ml，分 2～3 次服，10 天为 1 个疗程。方中斑蝥第 1 疗程用 1 只，以后根据病人身体情况、用药后的反应，可逐渐加大用量至 3 只（服药的同时多饮绿茶）。［湖南中医药导报，2004，（1）：14］

2. 胃癌　斑蝥、鸡蛋。将鸡蛋上方凿一小口，将斑蝥 1 个（去翅）装入鸡蛋内，用纸封口，煮熟或火煨熟，每日服 1 个，2 日后如反应不大，将药量增加 1 倍，每日早、晚各服 1 次。［四川中医，1988，（2）］

3. 食管癌、贲门癌　①斑蝥（去毒烧炼）10～16 枚，大枣 30 枚，人参、莪术、白术、急性子、田三七、半夏、炮山甲、茯苓各 30g，生黄芪 40g，重楼 50g，茜草、沉香、补骨脂各 25g，甘草 20g。用针将斑蝥头、足、翅、胸甲全部去掉，纳入去核大枣中，用线缠扎，烘干碾细，与诸药碾面后混匀，炼蜜为丸，每丸 10g，每次 2 丸，1 日服 3 次。[中西医结合杂志，1989，（3）] ②用斑蝥 1 只，糯米炒后，去头、翅、足、毛，纳入鸡蛋中煮半小时，作 1 日量分 3 次吃。（《实用抗癌验方》）③制斑蝥 200mg（龙眼肉包，分早、晚 2 次吞服），生地黄 18g，山药、茯苓、山茱萸各 12g，牡丹皮、泽泻各 10g，白花蛇舌草 45g。水煎服，每日 1 剂。[四川中医，1986，（8）]

4. 肺腺癌　①斑蝥 4g，蜘蛛 10 只，蜈蚣 10 条，生草乌、生附子、生半夏、生南星、生一枝蒿各 3g，昆布、冰片、肉桂各 6g，生甘草 10g，轻粉 1g。用白酒 500ml，浸泡 1 个月，每日早、晚各服 1 次，每次 1～3ml，加 10 倍冷开水稀释调服。[四川中医，1988，（10）] ②斑蝥 5mg，木通、车前子各 9mg，滑石粉 10mg。制成片剂，以上为 1 片剂量。口服，每次 1 片，每日 2 次。（《抗癌良方》）

5. 皮肤鳞状上皮癌、基底细胞癌、恶性黑色素瘤　鲜斑蝥、鲜马陆、埋葬虫、威灵仙、皂角刺各 20g，硫黄 30g，红砒、冰片各 15g，麝香 5g。将前 3 味药捣烂，后 6 味药共研细末后，混合调匀，外敷在癌肿上。[广西中医药，1987，（5）]

6. 鼻咽癌　①用斑蝥 1 只，去翅、足，以粟米 250g 同炒，米焦后弃米不用，入薄荷 200g 研为末，乌鸡蛋清调为丸，如绿豆大。空腹浓茶送服，每次 3 丸，每日 1 次。（《实用抗癌验方》）②斑蝥（去头、足、翅，糯米炒黄）3g，香油 30g，冰片 0.5g，麝香 0.15g，放入瓶中，盖严浸泡 1 个月即成，外用；若欲成膏，则以上药物研细后加少量凡士林调膏即成，外用。（《实用抗癌验方 1000 首》）

7. 乳腺癌　新红皮鸡蛋 1 个，内纳斑蝥 3 只，外用纸封好，

放笼屉里蒸熟后，去斑蝥吃鸡蛋，每日 1 个。(《肿瘤的诊断与防治》)

8. 宫颈癌 ①斑蝥、车前子、滑石、木通各 30g，共研细末，水泛为丸。口服，每次 1g，每日 1～2 次。(《肿瘤的防治》) ②斑蝥 2 只，鸡蛋 1 个。将斑蝥去头、足放入鸡蛋内，文火蒸熟，去斑蝥吃鸡蛋，每日 2 个，连服 5 日，休息 5 日再服。(《癌症秘方验方偏方大全》)

【使用注意】斑蝥制剂对泌尿道及消化道有刺激作用，出现尿痛、尿频等反应，可饮用绿茶缓解，并宜饭后服用。心、肾功能不全、严重消化道溃疡者及孕妇禁用。

砒石 (《开宝本草》)

为氧化物类矿物砷华的矿石。目前多为毒砂、雄黄等含砷矿石的加工制成品，成分 As_2O_3。辛、酸，热。剧毒。具有祛痰截疟、杀虫蚀疮功能。砒石对小鼠肉瘤有抑制作用，对肿瘤细胞有原生毒作用，能诱导肿瘤细胞凋亡。此外，还有一定的抑菌及杀虫作用。

【用法用量】内服：入丸、散，0.03～0.075g。外用：适量，研末撒，调敷或入膏药中贴之。

【治癌效验】临床常用治宫颈癌、皮肤癌、白血病等癌瘤中属痰浊，瘀毒内阻者。

1. 宫颈癌 砒石、硇砂各 10g，枯矾 20g，碘仿 40g，冰片适量。共研末，过 120 目筛，制散剂外用，以带线棉球蘸取药粉，上于癌灶处，每日或隔日 1 次，配合其他内服药用。(《抗癌中药的治癌效验》)

2. 皮肤癌 ①白砒 5g，明矾 6g，马钱子 3g，黄连素 1g，普鲁卡因 2g。将白砒、明矾混置于瓦罐内，放在炉火上煅至青烟尽、白烟出、上下通红，冷却 24h，与马钱子、黄连素、普鲁卡因共研成粉，过 120 目筛，装瓶备用。将创面选用 0.1％依沙吖啶液或生理盐水洗净（去痂皮及分泌物），如未溃破可用手术刀剪除表皮，暴露癌组织。在癌组织表面或溃疡面撒敷上述散剂，呈一薄层，外

盖以油纱布及敷料，每天 1 次或隔日 1 次。第二次换药时要用依沙
吖啶或生理盐水洗净上次敷的药及分泌物。每隔 3～5 天彻底清除
1 次坏死组织，不易清除者，可用手术刀、剪剥离，但以不出血为
度。如此反复，直至原位癌组织全部坏死脱尽。原位癌组织脱尽
后，经 3 次活检未找到癌细胞者，可改用 1%依沙吖啶液湿敷，每
天交换敷料 1 次，直到创面愈合。②白砒 10g，淀粉 50g，加水适
量，揉成面团，捻成线条状，待自然干燥备用。于肿瘤周围间隔
0.5～1cm 处刺入白砒条，深达肿瘤基底部，在肿物周围形成环
状。外敷一软膏（由朱砂、冰片各 50g，炉甘石 150g，滑石 500g，
淀粉 100g，加麻油适量，调成糊状制成），每日换药 1 次，直至治
愈。(《抗癌中药的治癌效验》)

3. 白血病 ①三氧化二砷注射液（哈尔滨医科大学第一附属
医院提供）10ml 加入 5%葡萄糖 500ml 静滴，每日 1 次，连续应
用 28 天为 1 个疗程。[中国实用内科杂志，2000，(6)] ②安血宁
注射液 [主要成分是三氧化二砷（As_2O_3）]，每次 10ml 加入 5%
葡萄糖液 500ml 内静滴，每日 1 次，连用 30 天为 1 个疗程。若未
完全缓解，再重复 1 个疗程。[河南中医，2000，(5)]

【使用注意】 本品有剧毒，用时宜慎。体虚及孕妇忌服。

蜈蚣 (《神农本草经》)

为大蜈蚣科动物少棘巨蜈蚣或其近缘动物的干燥全虫。辛，
温。有毒。具有攻毒散结、通络止痛、息风止痉功能。本品对动物
移植性肿瘤 S180（小鼠肉瘤）、艾氏腹水瘤、子宫颈癌 U14、L160
（小鼠白血病模型）、D6（Dunning 氏白血病模型）、瓦克癌 W256
有抑制作用，对人体肝癌细胞、胃癌细胞、子宫颈癌细胞也有抑制
作用。此外，本品还有镇静、抗惊厥、抗皮肤真菌及结核菌等
作用。

【用法用量】 内服：煎服，1.5～4.5g；或入丸、散。外用：
适量，研末调敷。

【治癌效验】 临床常用治鼻咽癌、肝癌、脑癌、骨癌、鼻腔癌、

喉癌、食管癌、胃癌等癌瘤中属瘀毒内壅，或见肝风内动者。

1. 鼻咽癌 ①蜈蚣3条，炮山甲、土鳖虫、地龙、田三七各3g。共研为细末，水煎，分2次温服。另用山苦瓜10g切碎，浸入75％乙醇25ml，搅匀，用消毒纱布过滤去渣，加甘油20ml，每日滴鼻3～6次。(《抗肿瘤中药的治癌效验》) ②蜈蚣、全蝎各等量为末，口服，每次3g，每日3次。(《肿瘤的诊断与防治》)

2. 颌窦癌、鼻腔癌、副鼻窦癌 蜈蚣、全蝎各等量，研细末，口服，每次3～5g，每日3次。(《抗癌良方》)

3. 喉癌 蜈蚣5条(去头足)、全蝎、僵蚕、土鳖虫各30g，鸡蛋40个。上药分别用瓦焙干研细末，混匀分为40包。服时每包放入1个鸡蛋内摇匀，面糊封口，置碗内蒸熟吃，早、晚各服1枚。[四川中医，1985，(9)]

4. 原发性肝癌 ①蜈蚣30条，炮甲珠30g，制乳香、制没药、生南星、僵蚕、制半夏、朴硝各10g，大戟20g，蟾酥、麝香各2g，甘遂15g，酌加少量铜绿、阿魏。共研细末，瓷瓶收贮。视肿块大小，取药粉调凡士林摊于纱布上，贴敷肿块部位胶布固定，每日1换，切勿内服。[中医杂志，1985，(12)] ②蜈蚣1～2条，鸡蛋1个。用75％乙醇适量浸泡蜈蚣，加等量开水后煮干，再取出蜈蚣焙干，研末；另取鸡蛋1个，去壳将蛋黄蛋清放碗内，加入一半水加前药末3～6g搅拌，蒸熟。每日食蛋2～3个。(《湖南中草药单方验方选编》) ③半枝莲、石上柏各30～60g，水煎服，每日1剂。另用蜈蚣粉末1g冲服，每日3次。(《抗癌食药本草》)

5. 脑癌 蜈蚣、全蝎各100g。共研细末，每次3g，每日2～3次。[辽宁中医杂志，1978，(3)]

6. 食管癌、胃癌 ①硇砂、硼砂、干蟾皮各1.0g，人工牛黄、玉枢散各1.5g，蜈蚣1条，冰片0.3g。共为细末，每日1剂，分3次口服。[中医药学报，1995，(2)] ②蜈蚣1条，降香炭3g，硼砂、冰片各2g，百草霜6g。共研细末，用生鹅血趁热将药送下。(《中医诊疗特技精典》) ③蜈蚣4g，全蝎2g，蛴螬4g。烘干共研细末，将药粉与2个鸡蛋调匀，文火蒸熟后，1次服完，每日1

次。[成都中医学院学报，1983，（2）]④蜈蚣 3～5 条，蘸上白酒焙干，研细末，1 个鸡蛋里放 1.5g，用纸封口，煮熟，每日吃 2 个蛋。（《妙药奇方》）⑤蜈蚣 20 条，地龙、乌梢蛇、土鳖虫、三七、穿山甲各 50g。共研细末，炼蜜为丸，每丸重 5g。口服，每次 1 丸，每日 1 次。（《实用抗癌验方》）⑥蜈蚣 7 条，全蝎 9g，穿山甲、山豆根、斑蝥、地龙、水蛭各 9g，白花蛇舌草、桃仁、三棱、莪术各 12g，黄芪、熟地黄各 10g。另在上方中加全蝎 15g，蟾酥 6g，鸦胆子 10g，碾粉装入纱袋中，置锅中蒸热 20min，冷却至 50～60℃外敷。[湖北中医杂志，2011，（1）：53]

7. 乳腺癌　蜈蚣 1～2 条，焙干研细，和鸡蛋 2 枚同炒食，连食 10 余日。（《抗癌中药大全》）

8. 头部鳞状上皮细胞癌　蜈蚣 70g，干蟾蜍 50g，砂仁 30g。研末冲服，每次 6g，每日 3 次。[江西中医药，1988，（2）]

9. 恶性淋巴瘤、皮肤癌　蜈蚣 10 条，蜂蜜 180g，五倍子 140g，黑醋 1500g。研磨成膏，外敷，避免接触金属类用具。（《肿瘤的诊断与防治》）

白花蛇 （《开宝本草》）

为蝰蛇科动物五步蛇或眼镜蛇科动物银环蛇幼蛇等去内脏的全体。亦称蕲蛇。甘、咸，温。有毒。具有祛风定惊、通络止痛功能。以荧光显微镜法体外测定，证实本品有抗白血病细胞的活性，体外试验对肿瘤细胞有抑制作用。此外，还有镇静、催眠、镇痛等作用。

【用法用量】内服：煎汤，2.4～4.5g；或浸酒、熬膏或入丸、散。

【治癌效验】临床常用治中耳癌、肺癌、阴茎癌、宫颈癌、肝癌等癌瘤中属风毒内阻，或见肝风内动者。

1. 中耳癌　白花蛇或草花蛇蛇衣 9g，小蜘蛛 3g，梅片 0.3g。将前 2 味煅存性，研为细末，再与梅片混合研细，将药粉吹入耳内，每日 1 剂。（《肿瘤的诊断与防治》）

2. 绒毛膜上皮癌　白花蛇 2 条，露蜂房 6g。共研细末，口服，每次 6g，每日 1 次。(《肿瘤的诊断与防治》)

3. 肺癌　露蜂房 200g，白花蛇 2 条，蜈蚣 10 条。共为细末，早、晚各服 3g，温开水送下。(《中药的妙用》)

4. 宫颈癌　白花蛇 2 条，蜈蚣 2 条，露蜂房 10g。共研细末，口服，每次 10g，每日 2 次。(《抗癌中药大全》)

5. 肝癌、肺癌、乳腺癌及白血病　白花蛇 75g，干蟾 5 个，鳖甲 150g，黄精、丹参、三棱、莪术、僵蚕、青黛各 60g。共为细末，水泛为丸，赭石为衣。每日服 3 次，每次 6g。(《肿瘤的诊断与防治》)

【使用注意】本品性温而燥，阴虚内热者忌服。

露蜂房 (《神农本草经》)

为胡蜂科昆虫大黄蜂或同属近缘昆虫的巢。甘、辛，平。有毒。具有祛风攻毒、散肿止痛功能。本品能抑制人肝癌细胞，用亚甲蓝法筛选对胃癌细胞有效，动物体内筛选对肿瘤细胞有抑制活性。此外，本品还有一定的强心、降压和利尿作用。

【用法用量】内服：煎汤，7～14g；或烧存性研末。外用：适量，研末调敷或煎水熏洗。

【治癌效验】临床常用治胃癌、肝癌、乳腺癌、宫颈癌、大肠癌、膀胱癌、肺癌等癌瘤中属风毒瘀阻者。

1. 胃癌　马钱子 3g，用井水泡 24h，再换清水连续泡 7～10 日，去皮晒干，用麻油炒黄，研为末；露蜂房 1.5g，蜈蚣 4.5g，全蝎 0.9g，炒微黄研末；蜗牛 0.5g 捣烂，晒干研末，乳香 0.3g 研粉。诸药末混合均匀，共制成小丸粒，每 3g 约 20 粒。口服，每次 10 粒，每日 2 次。(《肿瘤的诊断与防治》)

2. 乳腺癌　①露蜂房、山慈菇各 15g，雄黄 6g，先分别研末，再和匀共研，口服，每次 1.5g，每日 2 次 (均装胶囊内服)。(《实用抗癌验方 1000 首》)

3. 绒毛膜上皮癌　露蜂房 6g，穿山甲珠、当归各 9g，茯苓

12g，丹参 15g，山楂 18g。水煎服，每日 1 剂，5 剂为 1 个疗程。（《抗癌本草》）

4. 大肠癌、膀胱癌 露蜂房烧为末，黄酒调服，每次 10～15g，每日 2 次。（《实用抗癌验方》）

5. 耳癌 露蜂房、全蝎、蛇蜕各等量，研细末，温开水送服，每次 3g，每日 3 次。（《实用抗癌验方》）

6. 肝癌 露蜂房、柴胡、全蝎各 10g，枳壳 12g，白术、当归、郁金、娑罗子各 15g，牡蛎、瓦楞子各 30g，生甘草 3g。水煎服，每日 1 剂。并可随证加减。（《抗癌良方》）

7. 食管癌、胃癌 露蜂房、山豆根、全蝎、生姜各 10g，旋覆花 12g，生半夏、郁金各 15g，赭石、瓦楞子各 30g，生甘草 3g，料姜石 60g。可随证加减，每日 1 剂，水煎服。（《抗癌良方》）

8. 肺癌 ①露蜂房 10g，生艾叶 20g，大蒜 20 瓣，生甘草 3g。可随证加减，水煎服，每日 1 剂。（《肿瘤资料选编》）②白花蛇舌草 15g，半边莲 15g，半枝莲 15g，重楼 10g，露蜂房 5g，炮山甲 5g，醋鳖甲 10g，紫花地丁 15g，黄连 10g，川贝母 10g，蜈蚣 2 条，蛇干 10g，蛇蜕 10g，全蝎 3g，土鳖虫 5g，仙鹤草 15g，猫爪草 10g，莪术 10g，三棱 10g，黄芪 15g，人参 5g（蒸兑服），当归 15g，甘草 5g。水煎服，每日 1 剂。［中国中医药现代远程教育，2010，（4）：45］

9. 直肠癌 露蜂房、丹参、蜀羊泉各 15g，夏枯草、海藻、海带、玄参、天花粉、川楝子各 12g，牡蛎、贯众炭、白花蛇舌草各 30g，象贝母 9g。每日 1 剂，水煎服。（《抗癌中药药理与应用》）

10. 腮腺癌 露蜂房、生地黄、昆布、桃仁各 12g，夏枯草、王不留行、生鳖甲、石见穿、生牡蛎各 30g，天花粉 24g，丹参、海藻、瓜蒌仁、苦参各 15g，蟾皮 9g。水煎服，每日 1 剂。（《抗肿瘤中药的治癌效验》）

【使用注意】气血虚弱者慎服。肿瘤、痈疽破溃者不宜用。

附子 （《神农本草经》）

为毛茛科植物乌头的子根（侧根）的加工品。辛、甘，大热。

有毒。具有回阳救逆、散寒止痛功能。附子对小鼠腺癌 75、Lewis 肺癌和大鼠瓦克癌 W256 均具有抗癌活性。此外，本品还能增强免疫功能，能兴奋垂体-肾上腺系统，有强心、升高血压、抗炎和抗寒冷等作用。

【用法用量】 内服：煎汤，3～9g；回阳救逆可用 18～30g。先煎；或入丸、散。

【治癌效验】 临床常用治肺癌、食管癌、胃癌、宫颈癌等癌瘤中属脾肾阳虚、寒湿内阻者。

1. 肺癌　①生草乌、生附子、生半夏、生南星、生一枝蒿各 3g，昆布、冰片、肉桂各 6g，轻粉 1g，蜈蚣、蜘蛛各 10g，斑蝥 4g。以白酒 500ml 浸 1 个月，每次 1～3ml，每日 2 次，加 10 倍冷开水调服。若白细胞低于 4000/mm³，则加红参、鹿角胶、三七各 10g。(《抗癌中草药大辞典》) ②制附子 120g（先煎 4h），淫羊藿 30g，仙茅 30g，补骨脂 15g，党参 15g，黄精 15g，山药 15g，全瓜蒌 20g，法半夏 12g，杏仁 12g，茯苓 15g，白术 15g，莪术 15g，王不留行 30g，黄芪 15g。水煎服，每日 1 剂。[中医肿瘤学（上）. 科学出版社，1983：280]

2. 食管癌　天南星 10g，乌头、附子各 5g，木香 15g。水煎服，每日 1 剂。(《抗癌中草药大辞典》)

3. 胃癌　①白灵砂 5g，附子 500g，寒水石、自然铜各 2.5g，麝香 10g。制成绿豆大丸剂。每日 3 次，饭前服，每次 2 丸。②白灵砂 1.5g，附子 700g，乳香、没药、麝香各 10g。制成绿豆大丸剂。每日 3 次，饭后服，每次 2 丸。①、②方同时服用，3 个月为 1 个疗程。(《抗癌良方》)

4. 宫颈癌　青黛、雄黄各 9g，鸦胆子、生马钱子、生附子、轻粉各 4.5g，砒石、硇砂各 3g，乌梅炭 15g，冰片 1.5g，麝香 3g。共为细末，外敷患处，可破坏局部肿瘤细胞的生长和分裂，使肿瘤逐渐脱落。(《抗癌中草药大辞典》)

【使用注意】 本品有毒，用量不宜过大，且须先煎以减轻其毒性，一般宜炮制后应用，以免引起中毒。凡阴虚阳盛、真热假寒者及孕妇忌用。

蟾酥 (《本草衍义》)

为蟾蜍科动物中华大蟾蜍或黑眶蟾蜍的分泌物经加工干燥而成。辛，温。有毒。具有解毒止痛、开窍醒神功能。蟾毒内酯类物质对小鼠肉瘤 S180、兔 BP 瘤、子宫颈癌、腹水型肝癌等均有抑制作用。在机体抑制人的上下颌未分化癌、间皮癌、胃癌、脾肉瘤、肝癌等肿瘤细胞的生长，延长精原细胞瘤、腹水癌和肝癌小鼠的生存期，试管中对白血病细胞有抑制作用。此外，本品还有强心利尿、升血压、兴奋呼吸、抗炎、抗过敏、抑制汗腺及唾液腺分泌、兴奋横纹肌、促进神经节传导、促进糖原生成、抑制乳酸产生等作用。

【用法用量】 内服：入丸、散，0.015～0.03g。外用：适量，研末调敷或掺入膏药内贴敷患处。

【治癌效验】 临床常用治肝癌、乳腺癌、直肠癌、皮肤癌、癌性疼痛、鼻咽癌等癌瘤中属瘀毒内阻者。

1. 肝癌　每次用华蟾素 4ml 肌内注射，每日 2 次；或每次用华蟾素 20ml 加 10% 葡萄糖注射液 500ml 静脉点滴，每日 1 次。[中西医结合杂志，1985，(2)]

2. 乳腺癌　每次肌内注射华蟾素注射液 4ml，每日 2 次，连用 2 个月为 1 个疗程。[中西医结合杂志，1987，(5)]

3. 直肠癌　蟾酥、雄黄各 20g，白及粉 15g，研细末后加颠茄浸膏 5g、甘油 75g，调成糊状，倾入已涂过润滑剂的鱼雷形栓模内，冷凝后取出，以蜡纸包好备用。患者仰卧，取栓剂 1 颗轻轻塞入肛内约 10cm，俯卧 30min，每日 2 次，30 日为 1 个疗程。[上海中医药杂志，1988，(9)]

4. 皮肤癌　蟾酥 10g，研细，放入 30ml 生理盐水中，浸泡 10～48h 后，蟾酥成糊状，再加入外用的磺胺软膏拌匀，制成含 10% 或 20% 的软膏备用。肿癌周围以 75% 乙醇消毒后，将软膏均匀地涂于肿瘤上。[肿瘤防治研究，1982，(2)]

5. 癌性疼痛 蟾酥、雄黄、冰片、铅丹、皮硝各 30g，乳香、没药、血竭各 50g，硇砂 10g，麝香 1g，大黄 100g。共研成细末。用米醋或温开水（如有猪胆汁更好）调成糊状，摊在油纸上，或将粉末撒在芙蓉膏药面上，贴敷患处，每日 1 换。如果贴敷局部出现过敏性皮疹，可暂停使用，待皮疹消退后仍可继续外敷。[陕西中医，1993，（5）]

6. 鼻咽癌 蟾酥 5g，鹅不食草 20g，麝香 0.3g，白芷 15g，冰片 5g。先将鹅不食草、白芷研为细末，再加入麝香、蟾酥、冰片混匀备用。用时取少许药末搽于鼻孔口，并轻轻吸入鼻腔中，稍时即打喷嚏，使鼻窍通畅，头脑清爽，头痛随之解除。（《抗癌中草药大辞典》）

【使用注意】本品有毒，不宜过量服用，否则易致中毒。凡有严重胃溃疡、胃炎、心血管疾病者及孕妇忌服。外用时注意如有入目者，宜急用紫草汁洗点。

雷公藤 （《中国药植志》）

为卫矛科植物雷公藤的全株。亦称黄藤根、断肠草。苦，寒。大毒。具有消肿止痛、解毒散结、活血通络、祛风除湿、杀虫止痒功能。雷公藤根醇提取物及雷公藤甲素或雷公藤乙素对小鼠白血病 L1210 及 P338 有抗肿瘤活性；雷公藤甲素对小鼠肉瘤 S37、肝癌及大鼠 W256 实体型瘤亦有一定的疗效；雷公藤酮具细胞毒作用，对人鼻咽癌细胞有抑制作用。此外，本品尚有抗炎、调节免疫功能、抗生育、杀虫及抗病原微生物等作用。

【用法用量】内服：煎汤，1～5g，宜久煎。外用：适量，捣烂或研末外敷，调擦。外敷不可超过半小过，否则起泡。

【治癌效验】临床常用治肝癌、鼻咽癌、肺癌、白血病、大肠癌、乳腺癌等癌瘤中属热毒瘀结者。

1. 原发性肝癌、肺癌、白血病 雷公藤糖浆（内含生药 0.3g/ml），口服，每次 10ml，每日 3 次。（《抗癌中草药剂制》）

2. 癌性疼痛 雷公藤木质部 15～21g，水煎 2h，分 2 次服，

每日 1 剂，10 日为 1 个疗程。[上海中医药杂志，1987，（2）]

此外，本品内服还用治风湿热痹疼痛、肺痨、咳喘、热毒痈肿疔疮等。外用治痈疮肿毒、腰带疮、皮肤顽癣、痒疮等。

【使用注意】 口服过量雷公藤可出现消化道反应，如恶心、呕吐、上腹部不适、轻度疼痛、胃纳差，或肠鸣、腹泻。还可出现头晕、口干、流泪、口唇及口腔黏膜糜烂以致出血、喉痛、皮肤瘙痒、皮疹、面颊脱皮、色素沉着、月经紊乱以致闭经、睾丸萎缩、精子数目减少、白细胞下降等。个别病人可出现房室传导阻滞，亦有用本品注射液引起过敏者。雷公藤提取物副作用相似，药物剂量大、年老体弱者反应多，这些反应一般于停药后 5～7 日恢复。

为了减少不良反应，应严格去净二层根皮，药用木质部分，入汤剂宜煎煮 3h 以上，饭后服用或合用胃舒平或维生素 B_6 等可减轻消化道反应。心、肝、胃、肾、脾病患者及青年妇女慎用，孕妇忌用。

苦参 （《神农本草经》）

为豆科植物苦参的根。苦，寒。有小毒。具有清热燥湿、杀虫、利尿功能。苦参碱能抑制小鼠肥大细胞瘤 P815 肿瘤细胞代谢；氧化苦参碱能增强环磷酰胺对艾氏癌实体型的抑制作用；苦参总碱、苦参碱、氧化苦参碱、脱氢苦参碱对 S180 实体瘤有抑制作用；苦参碱、氧化苦参碱对子宫颈癌、艾氏腹水癌均有一定抑制作用；苦参煎液能诱导人早幼粒白血病细胞向单核巨噬细胞分化；苦参碱等五种单体生物碱对由 T 细胞介导的特异性肿瘤免疫都有明显的抑制效应。此外，苦参总碱、氧化苦参碱能抑制 I 型超敏反应、升高白细胞、抗炎、抗辐射；槐果碱、槐胺碱能明显增强单核巨噬细胞功能；本品还有抗心律失常、减慢心率、扩张冠状动脉、增加冠脉流量、降血压、降血脂、镇静、镇痛、抗溃疡、利尿、抗寄生虫、抗病原微生物等作用。

【用法用量】 内服：煎汤，9～15g；或入丸、散。外用：适量，煎水洗，或研末调敷。

【治癌效验】 临床常用治食管癌、大肠癌、膀胱癌、宫颈癌、恶性葡萄胎、绒毛膜上皮癌等癌瘤中属热毒内积，湿浊停聚者。

1. 食管癌　苦参、八月札、白花蛇舌草、瓦楞子、枸杞子、紫草根各 30g，丹参、夏枯草各 15g，干蟾皮 12g，生南星、公丁香、广木香、蛞蝓各 9g，生马钱子 4.5g，天龙丸 15 粒。每日 1 剂，煎 2 次分服。（上海龙华医院方）

2. 大肠癌　①苦参 15g，红藤 30g，大枣 10 只。水煎服，每日 1 剂，可随证加减。（《实用抗癌药物手册》）②苦参 30g，白花蛇舌草 30g，蛇莓 30g，蟾皮 5g，地锦草 30g，败酱草 30g，大血藤 15g，丹参 15g，穿山甲 5g，薏苡仁 30g，白术 20g，枳壳 10g。水煎取 100ml，患者先排便，用小枕抬高臀部 10～20cm，将中药液加温至 38℃，用导尿管插入直肠内 15cm 以上，每次 50ml，上下午各 1 次，10min 内灌完，保留 2h 以上。每日 1 剂，3 周为一周期，共治疗 2 个周期。[实用中医药杂志，2011，27（12）：842]

3. 膀胱癌　苦参、生地黄各 15g，金银花、大蓟、小蓟各 12g，泽泻、萆薢各 9g，黄柏 6g，琥珀屑 1.5g（另吞）。水煎服，每日 1 剂。（《肿瘤要略》）

4. 宫颈癌　苦参 60g，蛇床子、野菊花、金银花各 30g，黄柏、白芷、地肤子、石菖蒲各 15g。水煎液浸纱布，填塞宫颈瘤体。（《肿瘤的防治》）

5. 恶性葡萄胎及绒毛膜上皮癌　用脱氧苦参碱针剂，静滴或局部注射。（《免疫中药学》）

6. 软组织肉瘤　苦参 15g，蛇六谷、泽漆各 30g，三棱、莪术各 10g。水煎服，每日 1 剂。（《抗肿瘤中药的治癌效验》）

【使用注意】 苦参有小毒，量大可引起中枢神经抑制，可因呼吸麻醉而死亡；一般剂量少数人可引起恶心、呕吐、便秘、头晕等轻微反应；苦参注射液肌注时局部疼痛。

山豆根（《开宝本草》）

为豆科植物柔枝槐的根及根茎。亦称广豆根。苦，寒。有毒。

具有清热解毒、清肺利咽、消肿止痛功能。本品所含苦参碱、氧化苦参碱等对肉瘤 S180、S37、宫颈癌 U14、艾氏腹水癌、腹水型吉田肉瘤、人的急性淋巴细胞性白血病、急性粒细胞性白血病细胞均有抑制活性。本品并能促进网状内皮系统的吞噬功能、提高白细胞、增强免疫功能。此外，本品尚有抗心律失常、抗心肌缺血、降压、抑菌、镇咳、平喘、抗溃疡等作用。

【用法用量】内服：煎汤，3～9g；或磨汁服。外用：适量，煎水含漱或捣敷。

【治癌效验】临床常用治鼻咽癌、喉癌、肺癌、食管癌、胃癌、肝癌、宫颈癌、滋养叶细胞肿瘤、膀胱癌等癌瘤中属热毒壅聚者。

1. 鼻咽癌　①山豆根、茜草、辛夷各90g，鱼脑石、青果、蝉蜕、露蜂房、苍耳子各60g，射干、料姜石各120g。上药共研为细粉，水泛为丸，如绿豆大，每服6～9g，黄芪煎水送下，1日3次。并与平消片同服。（《中医癌瘤证治学》）②放疗后用方：将山豆根、麦冬、半枝莲、石上柏、白花蛇舌草、天花粉制成片剂。每日4次，每次4片，15天为1个疗程。（《抗癌中药一千方》）

2. 肺癌　①用山豆根浸膏制成片剂，每片含生药3g，每日服3次，每次3～5片。（《癌症秘方验方偏方大全》）②山豆根、陈皮、干姜各60g，露蜂房、蛇蜕、全蝎、生甘草各30g，生艾叶120g，蜈蚣10条。将上药共研成细粉，水泛为丸，如绿豆大，每服3～6g，黄芪煎水或白开水送服，1日3次。（《中医癌瘤治疗学》）

3. 喉癌　山豆根、玄参、大青叶各15g，开金锁30g。水煎服，每日1剂。（《实用抗癌手册》）

4. 舌癌　山豆根、夏枯草、土贝母各15g，重楼、半枝莲、白花蛇舌草、龙葵各30g，儿茶9g，苦参10g，川连粉3g（冲）。水煎服，1日1剂。（《中医肿瘤学》）

5. 扁桃体癌　山豆根、山慈菇各120g，杏仁、儿茶各150g，急性子50g。共为细末，炼蜜为丸，每丸重3g，含化，徐徐咽下，每日6粒。（《癌症秘方验方偏方大全》）

6. **食管癌**　山豆根 10g，旋覆花 10g，赭石 20g，莱菔子 15g，郁金 10g，瓜蒌 20g，刀豆子 15g，重楼 20g，陈皮 10g。水煎服。（《中医肿瘤学》）

7. **胃癌**　山豆根 30g，山慈菇 12g，菊花、皂角刺、三棱各 9g，海藻 15g，马钱子 6g。水煎服，每日 1 剂。（《抗癌良方》）

8. **大肠癌**　山豆根 20g，黄柏 10g，马齿苋 4g，苦参、五倍子、龙葵、败酱草、土茯苓、黄药子、枯矾、漏芦各 30g，冰片少许后下。煎水坐浴浸洗，每日 2～3 次。［湖南中医杂志，1998，（5）］

9. **宫颈癌**　山豆根、黄柏、干脐带、贯众各 30g，白花蛇舌草 60g。各药加水煎煮，制成浸膏后，干燥，加入辅料，研细，充分混合均匀，即得。口服，每次 3g，每日 3 次。（安徽省人民医院方）

10. **恶性葡萄胎**　山豆根总碱及山豆根甲碱 200～400mg，或山豆根乙碱 50～125mg，加入 5% 葡萄糖注射液 500ml 中静脉点滴，4～6h 滴完，每日 1 次，10 天为 1 个疗程，2 个疗程间隔 7 天；少数病人采用山豆根甲碱肌内注射，每次 200mg，每日 2～3 次，疗程同前。局部用药，适用于阴道转移，用山豆根甲碱 200～400mg，或山豆根乙碱 25～50mg，从肿瘤基底部做放射状注射，每日或隔日 1 次。至转移结节干枯脱落或吸收消失。［江西医药，1990，25（1）：53］

11. **膀胱癌**　广豆根浸膏片，每次 4 片（每片相当于生药 1.5g），每日 3 次。或用广豆根注射液 4ml（每 1ml 含生药 2g）肌注，每日 2 次；喜树碱 10～15mg 加生理盐水 30～40ml，每周 3 次，或 15～20mg 加生理盐水 30～40ml 稀释，每周 2 次，膀胱灌注后经常改换体位，保留 2～4h 以上，25 次为 1 个疗程。［中华泌尿外科杂志，1980，1（3）：161］

12. **恶性淋巴瘤**　山豆根、土茯苓、连翘、露蜂房、板蓝根、玄参、鬼针草、地锦草各 30g，牛蒡根、天花粉各 15g，土贝母 12g，柴胡 9g。水煎服。（《抗癌良方》）

13. **甲状腺癌**　山豆根、海藻、昆布、金银花、连翘、白芷、射干、升麻各 9g，龙胆、夏枯草、天花粉、生地黄各 15g，甘草 4.5g。水煎 2 次分服，每日 1 剂。（福建省安溪县人民医院方）

【使用注意】 山豆根所含生物碱有毒，多因内服过量而中毒，其临床表现为头晕、头痛、恶心、呕吐、腹痛（或腹泻）、四肢乏力、心悸、胸闷。重者表现为面色苍白、四肢颤抖，甚则抽搐，全身发冷，心跳加速或减慢，甚至休克。

天花粉 （《雷公炮炙论》）

为葫芦科植物栝楼的块根。甘、微苦，微寒。具有清热解毒、生津止渴、清肺润燥、消痈排脓功能。本品对多种肿瘤有抑制活性；用天花粉腹腔注射对小鼠艾氏腹水癌、腹水型肝癌、移植性肝癌实体瘤均有抑制作用；天花粉温浸冷冻干燥制剂或水浸剂，对子宫颈癌 U14 有抑制效果；天花粉蛋白对小鼠移植性肝癌、乳腺癌、网织细胞肉瘤腹水型及大鼠瓦克癌亦有一定的抑制活性；α-栝楼素对小鼠黑色素瘤 B16 等有显著抑制效果。本品能增强红细胞免疫以抗肿瘤，它对体外培养的人黑色素瘤细胞 M21 具有强烈的抑制活性。此外，本品还有调节免疫功能、抗艾滋病病毒、升血糖、致流产、抗早孕、抗溃疡、抑制蛋白质的生物合成、抗菌等作用。

【用法用量】 内服：煎汤，10～15g；或入丸、散。外用：适量，研末撒或调敷。

【治癌效验】 临床常用治肺癌、肝癌、恶性葡萄胎、绒毛膜上皮癌、乳腺癌、食管癌、恶性淋巴瘤等癌瘤中属热毒壅盛、阴液亏损者。

1. 恶性葡萄胎、绒毛膜上皮癌　新鲜天花粉洗净，酒精消毒后压汁，置冰箱中沉淀，取上清液冻干。另取完整的牙皂洗净，酒精消毒，烤脆研末，以蒸馏水渗滤后冻干。再取冻干的天花粉 9 份，冻干的牙皂粉 1 份，和匀，装入剂量为 0.275～0.5g 的胶囊备用。上药前让病人解空大小便，阴道用生理盐水冲洗，排除积水，将胶囊放置于阴道后穹窿，卧床休息，用药量从最小开始，每隔 5～7 天上药 1 次。（《全国医药卫生科研资料选编》）

2. 乳腺癌　天花粉、牡蛎、夏枯草各 30g，海藻、昆布、露蜂房各 9g，玄参 3g，土贝母 15g，蜈蚣 2 条。水煎，每日 1 剂。(《肿瘤的诊断与防治》)

3. 食管癌　天花粉 18g，党参、生山药各 15g，桃仁、天冬、麦冬各 9g，生赭石 30g。水煎服，每日 1 次。(《陕西中医验方选编》)

4. 肺癌　天花粉、沙参、海蛤壳各 15g，麦冬、白薇各 12g，白花蛇舌草、半枝莲各 30g，生甘草 6g，川贝母粉 3g（吞服）。随证加减。水煎服，每日 1 剂。〔浙江中医杂志，1986，(11)：498〕

5. 肝癌　天花粉 100g，大黄、黄柏、姜黄、皮硝、芙蓉叶各 50g，冰片、生南星、乳香、没药各 20g，雄黄 30g。上方共研末，加入饴糖调成糊状，摊于油纸上，厚 3～5cm，周径略大于肿块，敷贴于肝肿块上或疼痛处。〔肿瘤，1985，(6)：260〕

6. 恶性淋巴瘤　天花粉、没药、乳香、朱砂各 60g，血竭、枯矾、雄黄、全蝎、蜈蚣、生水蛭各 30g，硇砂、苏合香油、硼砂、白及各 15g，轻粉 2g。共研末，水泛为丸，如绿豆大，每次 2～10丸，每日 3 次。(天津市江桥区第一防治院方)

【使用注意】天花粉蛋白有较强的抗原性。注射用药后常引起发热、头痛、咽喉痛、皮疹、关节酸痛、颈项活动不利等，并伴有白细胞总数及中性粒细胞比例增加。肌注有局部红肿疼痛。这些全身及局部反应多在数日自行消退，加用长效促皮质激素或皮质激素可减轻不良反应，并可选用解热镇痛药和抗组胺药作对症处理。个别病人可出现荨麻疹、心电图改变、血压下降、神经血管性水肿、鼻出血、流产前后出血过多、肝脾肿大、蛋白尿等，甚至可能出现肺水肿、过敏性休克、脑水肿、脑组织出血、心肌损伤等。此外，部分病人在静注后出现可逆性精神状态改变，如痴呆症状、神经毒性症状（包括头痛、定向力障碍、失眠等）。个别病人出现失语、昏迷等类似急性弥散脑脊髓炎症状。故用药前必须做好预防措施（如皮试、配合皮质激素用等，不用于有禁忌证的患者）和必要的救治措施。

天花粉蛋白的禁忌证有皮试阳性（包括再次用药前的皮试阳性），过敏体质，活动性心、肝、肾疾病或功能不良者。出血性疾病、严重贫血、精神异常、智力障碍者及有过敏史者慎用。

三尖杉（《抗癌药物手册》）

为粗榧科植物三尖杉等多个品种的枝叶和种子。亦称粗榧。苦、涩，寒。有毒。具有清热杀虫、抗癌消积功能。三尖杉总碱皮下注射，对小鼠肉瘤 S180 及大鼠瓦克癌 W256、小鼠脑瘤 B22 均有抑制作用，对小鼠淋巴白血病 P388、L1210 均有明显抑制活性。对人类白血病、淋巴瘤细胞生长同样有较好的抑制作用。本品对小鼠移植性肿瘤的作用也是肯定的。对体外培养的肉瘤、乳腺癌、卵巢癌、子宫内膜癌、黑色素瘤细胞均有抑制效果。此外，本品尚有抑制体液及细胞免疫，抑制交感神经功能，使麻醉犬的心率、心排血量、动脉血压下降，收缩犬、猫的冠状动脉，使其血流量减少，大剂量能抑制骨髓造血功能。

【用法用量】内服：煎汤，10～18g。

【治癌效验】临床常用治恶性淋巴瘤、白血病、肺癌、乳腺癌、恶性葡萄胎、绒毛膜上皮癌、肝癌、胃癌、食管癌、前列腺癌等癌瘤中属热毒积聚者。

1. 白血病　从三尖杉中提取总生物碱、三尖杉酯碱、高三尖杉酯碱等成分治疗。三尖杉酯碱注射液，每支 1mg、2mg，每日 1～6mg 或 0.15～0.3mg/(kg·d)；高三尖杉酯碱注射液，每支 1mg、2mg，每日 1～4mg 或 0.05～0.1mg/(kg·d)。上两药均宜加 5%～10% 葡萄糖液 250～500ml 静滴，每日 1 次，5～7 天 1 个疗程。停 1～2 周再用，可用 1～3 个疗程。主要用于治疗急性非淋巴细胞性白血病，对慢性粒细胞性白血病亦有较好效果。（《常用抗肿瘤中草药》）

2. 恶性淋巴瘤、肝癌、绒毛膜上皮癌、恶性葡萄胎等　用提取的粗榧碱结晶，制成注射液，成人每天最小剂量为 20mg，最大为 280mg，大部分为 100～200mg，临用时以生理盐水或 5％葡萄糖注射液稀释后直接静脉缓缓推注或滴注。一般用药至 1000～2000mg 开始见效，总剂量以 4000～5000mg 为宜。（《抗癌中草药大辞典》）

3. **乳腺癌** 用高三尖杉酯碱配合 CMF 方案治疗，可提高疗效，降低毒副作用。（《抗肿瘤中药的治癌效验》）

【使用注意】三尖杉酯碱类可引起毒副反应，主要为消化道反应，如食欲减退、恶心、呕吐等；其酯碱类均可抑制骨髓；尚有心脏受损；个别病例可出现中枢神经症状、脱发及休克。

重楼 （《神农本草经》）

为百合科植物七叶一枝花及金钱重楼的根茎。亦称七叶一枝花、蚤休、草河车。苦、辛，微寒。有小毒。具有清热解毒、平喘止咳、息风止痉、活血止痛功能。本品对小鼠艾氏腹水瘤、肉瘤、实体型肝癌等均有抑制活性；本品皂苷腹腔给药对肉瘤有效并能重复验证；用细胞呼吸法检测发现本品对离体脾肉瘤、回盲部未分化癌均有抑制作用；其提取物有拮抗肿瘤坏死因子的作用，并能明显保护小鼠内毒素致死性攻击。此外，尚有平喘、抗炎、镇痛、镇咳、止血、抑精、杀精、雌激素样作用。

【用法用量】内服：煎汤，10～30g；或入丸、散。外用：适量，鲜品磨汁，或捣烂敷，或干品研末调敷。

【治癌效验】临床常用治脑肿瘤、鼻咽癌、喉癌、肺癌、食管癌、胃癌、肝癌、直肠癌、结肠癌、宫颈癌、膀胱癌、恶性淋巴瘤、脂肪瘤、皮肤癌等癌瘤中属热毒瘀阻者。

1. **脑肿瘤** ①重楼、威灵仙各 30g，木瓜 9g。水煎服，同时吞服三七粉 3g，每日 1 剂。（《实用抗癌药物手册》）②苍耳子、重楼各 12g，石菖蒲 6g，远志肉 4g。水煎，每日 1 剂，分 3 次服。（《肿瘤的辨证施治》）

2. **鼻咽癌** 重楼 50～100g，钩藤 15g，生南星 50～150g，龙胆、太子参、夏枯草各 15g，泽泻 50g，茅莓 100g。水煎服，每日

1剂。(《实用肿瘤学》)

3. 喉癌 重楼、野荞麦根、蛇果草各25g,龙葵50g。每日1剂,水煎、分早、晚2次服。(《抗癌中草药大辞典》)

4. 肺癌 ①重楼、紫草根各60g,前胡30g,人工牛黄10g。前三味制成流浸膏,干燥研细,加入牛黄和匀。每次服2g,每日3次。(《肿瘤临证备要》)②三七、重楼、延胡索、芦根、黄药子各10g,冰片8g,川乌6g,麝香适量,紫皮大蒜100g。用大蒜汁制成丸剂,每丸3g,每服1丸,每日2次。[中国中药杂志,1991,(1):57]

5. 食管癌 重楼12g,炒大黄、木鳖子各9g,马牙硝12g,半夏30g。共为细末,炼蜜为丸3g重,每日徐徐含化3～4丸。(《常见肿瘤的防治》)

6. 肝癌 ①重楼、半枝莲各30g,山慈菇15g,蜈蚣2条,莪术12g,三七6g,牛黄1g(冲化)。水煎服,每日1剂。(广州中医学院肝癌研究室方)②肝部疼痛:重楼(鲜)30g,田螺肉10枚。同捣如泥,加冰片1g,贴敷肝区。每日1次,连用3天。[浙江中医杂志,1984,(10):463]

7. 直肠癌、结肠癌 重楼12g,藤梨根、土茯苓、白茅根各30g,生薏苡仁、熟薏苡仁各24g,槐花9g。水煎服,每日1剂。(《肿瘤的辨证施治》)

8. 宫颈癌 重楼10g,白丁香花根20g,白毛藤根30g,金丝桃根10g。每日1剂,水煎内服,每日3次。(《抗癌中草药大辞典》)

9. 膀胱癌 生地黄、知母、黄柏、蒲黄炭、大蓟、小蓟各12g,木馒头15g,半枝莲、重楼、车前子、蒲公英各30g。每日1剂,水煎,分2次温服。(上海龙华医院方)

10. 前列腺癌 重楼、杭白芍、制何首乌、栀子、淫羊藿、潞党参各12g,生黄芪、穿山甲、土茯苓、白花蛇舌草各15g,炒黄柏10g,肉苁蓉、巴戟天、制大黄、知母、炙甘草各6g。每日1剂,水煎服。(《抗癌中草药大辞典》)

11. 恶性淋巴瘤　重楼 18～24g，猫爪草 15～30g，乌蔹莓 30～60g。水煎，每日 1 剂分服。（武汉医学院附属二院方）

12. 皮肤癌　重楼、菊花、海藻、三棱、制马钱子各 50g，金银花、漏芦、马蔺子、山慈菇、蜈蚣各 75g，何首乌 100g，黄连 12.5g。以上各药研细粉，水泛为丸，每丸重 0.1g，每次口服 30 丸，每日 3 次。（湖南中医学院附属二院方）

【使用注意】本品有毒成分为重楼皂苷，属细胞毒作用，内服过量可引起恶心、呕吐、头痛、痉挛等不良反应。孕妇忌服。

肿节风 （《本草拾遗》）

为金粟兰科植物草珊瑚的全株。亦称九节茶、草珊瑚、接骨金粟兰。辛、苦，微寒。有小毒。具有清热解毒、活血祛瘀、祛风通络、祛痰平喘功能。本品挥发油在体外对白血病 615 细胞有很强的直接杀伤作用；延长小鼠自发性白血病腹水型 771 的生存期；其干浸膏对小鼠肉瘤 S180、瓦克癌、小鼠自发性腺癌均有抑制作用；挥发油对艾氏腹水癌、肉瘤 S180、瓦克癌、肉瘤 S37 有 30％～40％的抑瘤率。此外，本品能使脾及胸腺重量明显减轻，其挥发油部分对巨噬细胞吞噬功能有抑制作用，其黄酮部分及浸膏小量时促进吞噬功能，大量时则起抑制作用；并具有抗菌、抗溃疡、促进骨折愈合及保护心肌缺氧等作用。

【用法用量】内服：煎汤，10～30g；或制成浸膏、片剂、针剂等。外用：适量，鲜品捣烂敷，或煎水熏洗。

【治癌效验】临床常用治胰腺癌、大肠癌、胃癌、肝癌、食管癌、膀胱癌、胆囊癌及鼻部肿瘤等癌瘤中属热毒、瘀血壅积者。

1. 胰腺癌　①本品的总黄酮制成片剂（每片含 200mg），根据病情每次口服 100～400mg，1 日 3～4 次。[中草药，1980，（8）] ②肿节风、凤尾草、茵陈、赤芍、党参各 30g，郁金、五灵脂、栀子、鳖甲各 15g，丹参、莪术各 20g，黄芪 50g。水煎服，1 日 3 次。（《妙方秘笈》）

2. 胃癌、食管癌、肝癌等　肿节风片（每片含生药 2.5g），每次 4～6 片，每日 3 次；肿节风糖浆（每 10ml 含生药 10g），每次口服 10ml，每日 3 次。1 个月为 1 个疗程，可持续服用数疗程。[浙江中医药，1976，（1）：22]

3. 大肠癌 肿节风、败酱草、白花蛇舌草各 30g，槐花 20g，蛇蜕 12g。上药晒干研细，调拌蜂蜜冲服，每日 3 次。（《中国民间草药方》）

4. 前列腺癌 肿节风 60g，每日煎水代茶。又以新癀片（肿节风为主）每日 3 次，每次 4 片，饭后服。[福建中医药，1988，（2）]

5. 骨肉瘤 肿节风、核桃树皮、女贞子、生地黄各 30g，透骨草 20g，川断、补骨脂、骨碎补、寻骨风、山茱萸各 15g，自然铜 12g，牡丹皮、知母、黄柏各 10g。水煎服。（《抗癌中草药大辞典》）

【使用注意】 本品的毒性成分为氰苷，氰苷在胃肠内水解为氢氰酸，从而阻止细胞代谢，发生细胞窒息，最后可因呼吸麻痹而死。使用肿节风注射液后，个别患者可引起皮肤丘疹、荨麻疹、头晕、乏力等过敏反应，故过敏体质者应慎用。

龙葵（《药性论》）

为茄科植物龙葵的全草。苦，寒。有毒。具有清热解毒、活血消肿功能。对艾氏腹水癌、淋巴性白血病 615、肉瘤 S180、肉瘤 S37 等均有抑制作用；动物体内实验证明能抑制胃癌细胞；应用美蓝试管法体外试验，表明对肿瘤细胞（白血病）有抑制活性。此外，龙葵碱能使正常大鼠血糖升高，明显降低糖耐量，其苷元有抗胆碱酯酶作用；澳洲茄胺有可的松样抗炎、抗休克作用，但不抑制抗体生成，能降低实验动物对疼痛刺激的敏感性，并能降温。

【用法用量】 内服：煎汤，15～30g。外用：适量，捣敷或煎水洗。

【治癌效验】 临床常用治舌癌、喉癌、声带癌、鼻咽癌、癌性胸腹水、食管癌、胃癌、直肠癌、肝癌、白血病、恶性网状细胞瘤、骨肉瘤、膀胱癌、乳腺癌、子宫肌瘤、宫颈癌、恶性葡萄胎、绒毛膜上皮癌、癌性疼痛等癌瘤中属热毒壅阻、瘀血郁结者。

1. 喉癌　龙葵、蜀羊泉各 30g，蛇莓、重楼、开金锁各 15g，灯笼草 10g，溃烂者加蒲公英 30g，半枝莲 10g。水煎服，每日 1 剂。(《癌症家庭防治大全》)

2. 声带癌　龙葵、白英各 30g，蛇莓、石见穿、开金锁各 15g，麦冬、金杯茶匙各 12g。每日 1 剂，水煎，分 2 次服。(上海群力草药店方)

3. 舌癌　龙葵 15g，野菊花、蒲公英、海藻、象贝母、车前子、生大黄各 9g，生牡蛎 12g。梅花点舌丹 2 粒，分 2 次随汤药吞服。水煎服，每日 1 剂。(《实用抗癌验方》)

4. 鼻咽癌　龙葵、白花蛇舌草、金银花各 40g，野菊花、麦冬、生地黄各 20g，山豆根、甘草各 15g，紫草、薏苡仁各 25g。水煎服，每日 1 剂。(《实用抗癌验方》)

5. 胃癌、食管癌　龙葵 30g，白毛藤 15g，黄药子 10g。水煎服。(《中国民间百草良方》)

6. 直肠癌　龙葵、白英、半枝莲、白花蛇舌草、忍冬藤、败酱草各 30g，红藤、蒲公英、地榆各 15g。水煎服。(《抗癌植物药及其验方》)

7. 肝癌　①龙葵、白英、遍地香各 50g，蛇莓 25g，半枝莲 15g，徐长卿 9g。水煎服，每日 1 剂，10 剂为 1 个疗程。(《实用抗癌验方》) ②龙葵 60g，十大功劳 30g。水煎服，每日 1 剂。(《新编中医入门》)

8. 白血病　龙葵、白花蛇舌草、生薏苡仁各 30g，黄药子 15g，乌梅 12g，生甘草 5g。水煎服。(《中国中医秘方大全》)

9. 恶性网状细胞瘤　龙葵、薏苡仁各 60g，黄药子、三七粉各 9g，乌梅 6g，白花蛇舌草 75g。水煎服，每日 1 剂。(《实用抗癌验方》)

10. 骨肉癌　龙葵、白英各 48g，苍耳草 30g，猪殃殃、蛇莓、土茯苓各 24g。水煎服。(《抗癌植物药及其验方》)

11. 膀胱癌　龙葵、蛇莓、海金沙、灯心草、山慈菇、重楼、山豆根、露蜂房、全蝎、羊蹄根各 10g，白英、喜树根各 15g，半枝莲、白花蛇舌草、土茯苓各 30g。水煎服，每日 1 剂。（《实用抗癌验方》）

12. 乳腺癌　龙葵、白英、蒲公英各 50g，蛇果草 25g。每日 1 剂，水煎服。（《抗癌中草药大辞典》）

13. 恶性葡萄胎、绒毛膜上皮癌　①龙葵、薏苡仁、天花粉、紫草根、白英、丹参各 15g，山豆根、半枝莲各 30g。水煎服，每日 1 剂，煎 2 次分服。（《抗癌中药一千方》）②龙葵、紫草各 45g，半枝莲 60g。水煎服，每日 1 剂。（《肿瘤的诊断与防治》）

【使用注意】本品有毒成分为龙葵碱，使用剂量过大或误食未成熟果实而引起中毒，可致消化、神经等系统的毒性损害。

蓖麻子 （《唐本草》）

为大戟科植物蓖麻的干燥成熟种子。甘、辛，平。有毒。具有消肿拔毒、泻下通滞功能。蓖麻毒蛋白对体外培养的多种肿瘤细胞株和变异细胞株均有抑制活性，$0.002 \sim 0.3 \mu g/ml$ 可以抑制淋巴瘤、骨髓瘤和骨髓样白血病 C1498 的生长；腹腔注射对小鼠肉瘤 S37 有抑制作用；体外对 Hela 细胞也有抑制活性；对小鼠艾氏腹水癌、腹水肝癌、子宫颈癌 U14、肉瘤 S180 及白血病等动物移植性肿瘤均有一定治疗作用；能够完全抑制艾氏腹水癌细胞生长，使小鼠生存时间延长。蓖麻油、蓖麻酸亦具抗肿瘤活性。此外，本品尚有泻下、细胞毒等作用。

【用法用量】内服：入丸剂，生研或炒食，$10 \sim 15$ 粒。外用：适量，捣敷或调敷。

【治癌效验】临床常用治宫颈癌、绒毛膜上皮癌、肠癌、恶性淋巴瘤、皮肤癌等癌瘤中属湿毒壅阻者。

1. 宫颈癌　蓖麻子经提取制成软膏，每 10g 内含蓖麻毒蛋白 0.3g。先将软膏挤入空胶囊，再推入宫颈管内，每日 1 次，$1 \sim 2$ 个月为 1 个疗程。（武汉医学院附属第二医院方）

2. 绒毛膜上皮癌　蓖麻子 3 个（捣烂），鸡蛋 1 个。鸡蛋顶端挑一拇指大小孔，把捣烂的蓖麻子放入蛋内，搅拌匀后，用纸封口。然后将蛋立放瓷盅内预制小铁环上固定，加水于盅内（勿令水浸入纸封蛋洞口），再加热煮蛋 40min，去蛋壳，趁热顿服。[四川中医，1983，（4）]

3. **肠癌**　大鸡蛋 1 枚，完整蓖麻子 20 粒去壳。先将鸡蛋大头开 1 小孔，放入蓖麻子，不要让蛋白流失过多，用纸将孔封闭，孔朝上，以冷水蒸之。从上汽算起蒸 80min 以上。每日吃 1 个，蛋及蓖麻子同吃，体质好者可每日服 2 个蛋（40 粒蓖麻子）。可连吃3 个月，停几天再吃。如服后不适及出现中毒症状，即停服或到医院诊治。（《实用抗癌验方》）

4. **恶性淋巴瘤**　去壳蓖麻子、紫背天葵各等份，清水入砂锅中煮半日。空腹时，嚼下 15～21 枚，每日 1 次。（《妇人良方》）

5. **皮肤癌**　蓖麻子 2g，陈石灰、叶烟粉各 1g，鲜苎麻根、千足虫各 6g。取 95% 乙醇浸泡千足虫，捣烂，加入去壳蓖麻子泥、陈石灰、叶烟粉调匀。最后加入捣烂的苎麻根心，调和成膏状。用时以双氧水及盐水洗净肿瘤创面后，再涂此膏，隔日或每日 1 换。（四川医学院附属口腔医院方）

【使用注意】蓖麻子中含蓖麻毒蛋白及蓖麻碱，特别是前者，可引起中毒。4～7 岁小儿生吃蓖麻子 2～7 粒可引起中毒，致死；成人生吃 20 粒可能致死。常见中毒症状有头痛，胃肠炎，体温上升，白细胞增多，无尿，黄疸，冷汗，频发痉挛，虚脱等。

藤黄 （《海药本草》）

为藤黄科植物藤黄的胶质树脂。亦称海黄、月黄。酸、涩、寒。有毒。具有活血消肿、清热解毒功能。本品所含藤黄酸、别藤黄酸有抗癌活性，对肉瘤 S37、肉瘤 S180、大鼠瓦克癌 W256、艾氏腹水癌、肝癌腹水型等动物瘤株有明显抑制作用；体外抗癌实验，藤黄对人体肝癌细胞 7402 和实验子宫颈癌细胞有明显抑制和杀伤作用；藤黄酸对大鼠乳腺癌 737、子宫颈癌 U14 癌细胞有直接杀伤作用；对体外培养的人癌细胞 Hela 细胞株也有不同程度的杀伤作用；藤黄对肿瘤的放疗有增敏作用。此外，本品尚有抗菌、泻下等作用。

【用法用量】 内服：入丸剂，$0.03\sim0.06g$。外用：适量，研末调敷、磨汁涂或熬膏涂。

【治癌效验】 临床常用治乳腺癌、子宫颈癌、皮肤癌、恶性淋巴瘤、胰腺癌等癌瘤中属热毒瘀血积聚者。

1. 乳腺癌 藤黄片剂，口服，每次 $2\sim3$ 片（每片 30mg），每日 3 次。[肿瘤防治研究，1986，（2）]

2. 子宫颈癌 藤黄、大黄、轻粉、桃仁各 30g，雄黄、白矾、官粉、冰片、五倍子各 60g。共为细末，制成散剂，用带线棉球蘸取药粉，塞于阴道宫颈处。（《抗癌植物药及其验方》）

3. 皮肤癌 藤黄软膏外敷癌肿块，$2\sim3$ 日换药 1 次。藤黄片，口服，每次 $60\sim90mg$，每日 3 次。[实用癌症杂志，1986，（3）]

【使用注意】 体质虚弱者忌服。服用多量易引起头晕、呕吐、腹痛、泄泻，甚或致死。

鸦胆子 （《本草纲目拾遗》）

为苦木科植物鸦胆子的干燥成熟果实。苦，寒。有小毒。具有清热解毒、腐蚀赘疣功能。鸦胆子甲醇提取物对艾氏腹水癌、瓦克癌 W256 和 P338 淋巴细胞性白血病有显著抑制作用，从中分离得到的鸦胆子苷 A 对 P338 白血病有显著治疗效果，鸦胆子苷 B 有同样的抗癌活性，鸦胆子苷 A、鸦胆子苷 B 具有明显抗艾氏腹水癌、瓦克癌 W256 活性；鸦胆子水煎剂及氯仿提取物对体外培养的人鼻咽癌 KB 细胞有显著抑制作用；鸦胆子苦醇、鸦胆子苦素 D 和另一新鸦胆子苦素类成分，体外实验均有一定抗肿瘤作用；鸦胆子苦烯及 7 种苦木苦味素对 KB 细胞均有抑制作用。此外，本品尚有抗疟，抗阿米巴原虫，驱杀鞭虫、蛔虫、绦虫及阴道滴虫，抗流感病毒等作用。

【用法用量】 内服：$10\sim30$ 粒，不宜入煎剂，以干龙眼肉或胶囊包裹吞服；或制成乳剂口服，或油乳剂静脉滴注。外用：适量，捣烂敷。

【治癌效验】临床常用治食管癌、胃癌、大肠癌、肝癌、肺癌、宫颈癌、五官科肿瘤等癌瘤中属热毒壅结者。

1. 食管癌　①鸦胆子、水蛭各 60g，桃仁 120g，赭石 150g。禁用火烘，先将水蛭、桃仁、生赭石研成细面，再入鸦胆子捣烂，每次 9～12g，搅入藕粉内服，每日 3～4 次，体虚者慎用。(《新编中医入门》)②鸦胆子、鸡内金各等份，共研细末，装胶囊内，每粒 0.5g。口服，每次 2 粒，每日 2 次，开水送服。(《实用单方验方大全》)

2. 胃癌等　鸦胆子油乳 20～30ml 加生理盐水静脉点滴，每日 1 次；鸦胆子油乳口服液，口服，每次 20～25ml，每日 3 次，15 日为 1 个疗程。有效者连续使用多疗程。[中成药，1991，(9)]

3. 大肠癌　①鸦胆子 20 粒（去壳龙眼肉包裹吞服），黄药子、马尾黄连各 15g，水煎服。(《云南抗癌中草药》)②大黄 3g，鸦胆子 15 粒，蟾酥 0.015g。共研为末，分 3 次口服，每日 1 剂。(《癌症秘方验方偏方大全》)③取鸦胆子适量，制成 10% 的注射液，肌内注射，每次 2ml，隔日或隔 2 日 1 次，15 次为 1 个疗程。(《肿瘤的诊断与防治》)

4. 肺癌等　10% 鸦胆子油静脉乳剂 10～40ml，加入 5% 葡萄糖注射液 500ml 静脉点滴，每日 1 次；或口服本品，每次 20ml，每日 2～3 次，均 30 日为 1 个疗程。[中西医结合杂志，1985，(2)]

5. 原发性肝癌　将鸦胆子油剂与碘化油混合乳化，以该乳化剂进行 1～4 次肝动脉插管灌注治疗，临床结果显示对肝癌灶体有强烈的杀灭能力，用药后临床症状明显缓解或消失。[临床医学影像杂志，1994，(3)]

6. 眼睑鳞状上皮癌　鸦胆子适量。第 1 周内服鸦胆子，每次 9 粒，第 2 周每次 10 粒，第 3 周每次 11 粒，第 4 周每次 12 粒，第 5 周每次 15 粒，均每日 3 次，用龙眼肉包裹，饭后吞服。外搽鸦胆子仁凡士林膏，将鸦胆子仁捣碎，与凡士林混合，拌匀，外敷患

处，每日 1 次。[广西中医药，1979，（3）]

【使用注意】本品对胃肠道均有损害，不宜多用久服。胃肠出血及肝病患者应忌用或慎用。

昆明山海棠 (《滇南本草》)

为卫矛科植物昆明山海棠的根茎或全草。亦称火把花、紫金皮、六方藤。苦、辛，温。有大毒。具有祛风除湿、活血散瘀功能。昆明山海棠所含雷公藤甲素对小鼠淋巴细胞白血病 L675 有显著的抑制活性，生存时间延长率在 159% 以上，并使部分动物长期存活。此外，本品尚有抗炎、镇痛、调节免疫功能、抗生育、解热等作用。

【用法用量】内服：煎汤，带皮全根 10～20g，去皮根芯 20～30g，茎枝 20～30g，水煎时间 1h 以上。饭后服用。

【治癌效验】临床常用治肝癌、恶性淋巴瘤、白血病、骨肉瘤、阴茎癌等癌瘤中属风湿毒聚、瘀血阻滞者。

1. 肝癌、恶性淋巴瘤　六方藤片剂（每片相当于生药 3.3g），每次服 3 片，每日 3 次。（《抗癌本草》）

2. 白血病　昆明山海棠、小白薇、牡丹皮各 15g，羊蹄根、白花蛇舌草各 30g。水煎服。（《抗癌植物药及其验方》）

3. 骨肉瘤　昆明山海棠、刺五加各 15g，补骨脂、萆薢、小红参、白毛藤、柘木各 30g，大麻药 10g，三七 6g。水煎服。（《抗癌植物药及其验方》）

4. 阴茎癌　六方藤 15g。水煎服，每日 1 剂。可同时应用鲜马齿苋捣烂外敷患处。（《实用抗癌验方》）

【使用注意】孕妇及体弱者忌服。

长春花 (《常用中草药手册》)

为夹竹桃科植物长春花的全株。微苦，凉。有毒。具有平肝利尿、镇静安神功能。从长春花分离出的总生物碱的一部分 AC-857，对小鼠艾氏腹水瘤及腹水型肝癌均有明显抑制作用；长春新碱对体外培养的人肝癌细胞株有明显抗癌活性；并对腺癌 775 有抑制作用；长春新碱与去水卫矛醇联合使用，对小鼠淋巴细胞白血病 L1210 有协同疗效；长春新碱对 DBA/2 小鼠的移植性淋巴细胞白血病 P1531 有显著治疗效果，可以延长小鼠的生存时间；对 AKR 白血病、大鼠 W256、LRC747/1398 白血病、小鼠肉瘤 S180、艾氏腹水癌均有实验治疗效果；长春地辛的抗肿瘤活性谱比其母体化合物长春碱宽，对直肠结肠癌、非小细胞性肺癌、白血病、乳腺癌、肾细胞癌和恶性黑色素瘤有效，甚至对已用过其他长春花生物碱的上述癌症患者亦有效。

【用法用量】内服：煎汤，6～15g；或提取有效成分制成注射剂联合其他抗癌药序贯治疗。外用：适量，捣烂敷。

【治癌效验】常用治白血病、恶性淋巴瘤、肺癌、食管癌、绒毛膜上皮癌等癌瘤中属肝热阳亢、水湿内停者。

已从长春花中提取抗肿瘤的有效成分，制成长春花碱、长春新碱、长春花碱酰胺等注射液，用于治疗多种癌症。

【使用注意】长春花口服剂量过大，或应用长春花生物碱制剂每次间隔时间过短可引起中毒，表现为对骨髓、神经系统及胃肠道等的毒性，应严格控制剂量，勿长期连续用药。

川楝子 (《本草正》)

为楝科植物川楝的果实。亦称金铃子。苦，寒。有毒。具有行气止痛、清肝除湿功能。用 Hela 细胞单纯培养法筛选，提示有抗肿瘤活性；对人体子宫颈癌 JTC26 有抑制作用。此外，尚有抗菌、抗炎、杀虫、利胆等作用。

【用法用量】内服：煎汤，3～10g。外用：适量，研末调敷。

【治癌效验】临床常用治食管癌、胃癌、大肠癌、肝癌、乳腺癌、前列腺癌等属湿热内蕴、火郁气滞者。

1. 食管癌　川楝子、延胡索、赭石各 15g，柴胡、厚朴、枳壳、法半夏、柿蒂、白芍、橘皮各 12g，佛手、丁香、广木香各 6g。水煎服。(《抗癌植物药及其验方》)

2. 胃癌　焦山楂、焦麦芽、川楝子、陈皮、广木香、枳壳、白芍各 9g，煅瓦楞子、生牡蛎各 12g。水煎服，每日 1 剂。（上海中医学院附属曙光医院方）

3. 肝癌　川楝子、枳壳、木香各 9g，八月札、大腹皮各 15g，橘皮、橘叶、郁金、莱菔子各 12g，佛手 6g。水煎服，每日 1 剂，煎 2 次分服。（《抗癌中药一千方》）

4. 乳腺癌　①川楝子、赤芍、白术、土鳖虫各 9g，当归、橘核、川断各 12g，丝瓜络、白薇、丹参各 15g，柴胡 6g，生牡蛎30g。水煎服，每日 1 剂。（《抗癌良方》）②川楝子（微炒）、两头尖（微炒）、露蜂房（炙）、山羊角（火煅）各 90g。以上药共研为细末，每服 6g，陈酒送下，隔日服 1 次。（《实用抗癌验方 1000首》）

5. 前列腺癌　川楝子 15g，白花蛇舌草、半枝莲、萆薢、薏苡仁各 30g。水煎服。（《云南抗癌中草药》）

【使用注意】川楝子毒性较低，内服偶见头痛、头晕、恶心、呕吐等。苦楝子毒性比川楝子大，有内服过量或误服而中毒甚至死亡的报道。

骆驼蓬（《新疆中草药手册》）

为蒺藜科植物骆驼蓬的种子或全草。辛、苦，凉。有毒。具有解毒消肿、宣肺止咳、祛风除湿功能。本品所含的哈梅灵和哈尔明碱对小鼠肝癌、网状细胞肉瘤 LID、S180 等瘤株均有抑制作用。骆驼蓬种子混合生物碱能抑制 Hela 细胞的生长；吲哚生物碱可能是骆驼蓬种子中主要的抗癌生物碱。从其种子提取出来的生物碱（2A-1、2B-2）进行体外抑癌作用，结果表明，对癌细胞 L1210 和K562 均有明显的抑制作用。其抗癌作用的强度和药物浓度呈正相关。此外，本品尚有中枢兴奋、减缓心率、降血压、保护胃黏膜、抗菌、抑制细胞免疫及体液免疫等作用。

【用法用量】内服：煎汤，全草 1.5～6g；种子 0.6～1.2g。外用：适量，捣烂敷或煎水洗。

【治癌效验】常用治食管癌、贲门癌、胃癌等癌瘤中属风湿热毒内蕴者。

1. **胃癌、贲门癌**　骆驼蓬子，研成细末，口服，每次 2～4g，每日 2～3 次。(《中药大辞典》)

2. **食管癌**　将骆驼蓬子仁制成蜜丸服用，每丸含生药 0.5g，每次 2 丸，每日 2 次。(《中国沙漠地区药用植物》)

3. **多种恶性肿瘤**　①骆驼蓬子总生物碱片，每片含生药碱 10mg，每日 3 次，每次 4～7 片，口服。②总生物碱注射液，每 1ml 含生物碱 5mg，每支 2ml，每日 1 次或隔日 1 次，每次 1～3 支，肌注或加入糖盐水中静脉滴注。均连续用药 30 天为 1 个疗程。(《毒药本草》)

【使用注意】骆驼蓬子制剂的毒副作用主要表现为：心悸，头晕，胃部灼热感，恶心呕吐，食欲不振；个别可见丙氨酸氨基转移酶略升高；国外报道，大剂量服用种子可引起流产，应引起重视。

喜树 (《浙江民间常用草药》)

为珙桐科植物喜树的果实及根皮、树皮。苦、涩，寒。有毒。具有清热解毒、活血消肿功能。喜树根、果的醇提溶液，对实验动物白血病 L615、腹水型网状细胞瘤（ARS）、病毒性白血病、肉瘤 S180、艾氏腹水癌都有抑制作用；树皮乙醇提取物对腺癌 755 有抑制效果，果实煎液及粗提物对小鼠胃癌有较好的疗效。喜树碱对白血病 L1210 和 DON 细胞有明显的抑制作用；对 Hela 细胞及其他肿瘤细胞均有一定的抑制作用；喜树碱腹腔注射，对小鼠 Lewis 肺癌、黑色素瘤 B16、脑瘤 B22、艾氏腹水癌实体型及大鼠瓦克癌 W256、吉田肉瘤等均有明显抑制效果。喜树碱钠盐对小鼠肉瘤 S180、肉瘤 S37、白血病 L615、艾氏腹水癌及大鼠瓦克癌、吉田肉瘤等多种肿瘤有抑制作用。此外，本品尚有免疫抑制、抗病毒、抗早孕等作用。

【用法用量】内服：煎汤，根皮 9～15g；果实 3～9g；叶 10～15g；或制成针剂、片剂用。外用：适量，捣烂敷或煎水洗或水煎浓缩调敷。

【治癌效验】临床常用治胃癌、肠癌、肝癌、膀胱癌、乳腺癌、白血病等癌瘤中属热毒内盛、瘀血积聚者。

1. **胃癌**　柴胡、白芍、枳壳各10g，陈皮、郁金、香附、延胡索、生姜、丁香各6g。水煎服，每日1剂。另取鲜喜树叶250g，水煎服。[新中医，1990，（3）]

2. **肝癌、肠癌**　①喜树根皮研末，口服，每次3g，每日3次；或喜树果实研末，口服，每次6g，每日1次；或喜树叶研末，口服，每次15g，每日2次。以上亦可水煎服。（《辨证论治》）②喜树果片剂，含喜树果50％，竹茹、白茅根各25％。将生药水煎煮，煎液浓缩成膏，烘干磨粉，加赋形剂压片。口服，每次3片，每日3～4次。（《抗癌本草》）

3. **乳腺癌**　喜树果、天冬、薏苡仁各30g，西洋参、三七粉（冲服）各12g，冬虫夏草3g，苦荞头50g，泽漆根、重楼各20g。水煎服，每日1剂。[四川中医，1995，（10）]

4. **急性白血病**　喜树碱钠盐注射液10～20mg，加生理盐水20ml稀释后静脉注射，每日1次，10～14日为1个疗程。以后每3日注射1次作维持量。（《浙江药用植物志》）

5. **慢性粒细胞性白血病**　①喜树根研末，口服，每次3g，每日3次。如白细胞下降，改为每次1.5g，每日3次。维持量为每日0.1～0.5g。（《癌症秘方验方偏方大全》）②喜树根注射液，每日4～8ml（每毫升相当于喜树根浸膏250mg），肌内注射。（《浙江药用植物志》）

6. **多种恶性肿瘤**　喜树碱静脉注射，常规剂量每次5～10mg，每日1次或隔日1次，每次加生理盐水20ml，总量以100mg为1个疗程。大剂量每次20mg，每日1次，加生理盐水20ml，总量300mg为1个疗程。动脉注射：对肝癌、头颈部肿瘤及胃癌手术时，每次5～10mg，加生理盐水10～20ml。胸腹腔注射用于癌性胸水或腹水患者，每次10～20mg加生理盐水20～30ml，于抽胸腹水后用药，每周2次。肿瘤局部注射，每次5～10mg，每日或隔日

1 次，直接注射于转移肿块内（《全国中草药新医疗法展览会技术资料选编》）

【使用注意】本品内服或注射过量可致中毒，表现为对消化系统、泌尿系统、血液骨髓及肝肾的损害。外用浓度过高对局部有刺激作用。故应严格控制用量用法。

八角莲（《福建民间草药》）

为小檗科植物八角莲的根及根茎。苦、辛，凉。有毒。具有清热解毒、化痰祛瘀功能。本品所含的鬼臼毒素、脱氧鬼臼毒素等有抗癌活性。鬼臼毒素对多种动物肿瘤、瓦克癌 W256、肉瘤 S180 有明显抑制作用。小鼠腹腔注射抑制艾氏腹水癌细胞分裂，对组织培养的癌细胞和移植性动物肿瘤均高度敏感。此外，本品尚有兴奋蛙心、抗菌等作用。

【用法用量】内服：煎汤，3～10g。外用：适量，捣烂敷，研末醋调敷或浸酒涂敷。

【治癌效验】临床常用治食管癌、贲门癌、直肠癌、恶性淋巴瘤、腮腺癌、宫颈癌、皮肤癌等属热毒、痰瘀壅结者。

1. 食管癌、贲门癌　①八角莲、土木香各 10g，急性子、半枝莲各 15g，丹参、生山楂各 12g，八月札 30g，水煎服。（《抗癌中药药理与应用》）②八角莲、扶芳藤、石竹、箬竹各 30g，生白术 9g，陈皮 6g。水煎服，每日 1 剂。（《福建民间草药》）

2. 直肠癌　八角莲 12g，黄芪、鸡血藤、丹参各 15g，枳壳 10g，大黄 6g，山慈菇、蛇莓、八月札、石见穿、败酱草、薏苡仁各 30g。水煎服。（《抗癌植物药及其验方》）

3. 恶性淋巴瘤　八角莲 30～60g，黄酒 60g。加水适量煎服，每日 1 剂。（《福建民间草药》）

4. 腮腺癌　八角莲、山豆根各 30g。共为细末，加凡士林制成 50% 的软膏外敷患处。（《实用抗癌验方》）

5. 宫颈癌、皮肤癌　用八角莲制成 10%～20% 的鬼臼草脂悬液，局部外涂。（《实用抗癌验方》）

【使用注意】八角莲的有毒成分为鬼臼毒素。其根茎口服过量可引起中毒，出现呕吐、腹泻、呼吸兴奋、运动失调以致虚脱死亡。对皮肤、黏膜有刺激作用，故内服或外用均应慎重。

马陆 （《神农本草经》）

为圆马陆科动物约安巨马陆或其他马陆类动物的全虫。亦称千足虫。辛、温。有毒。具有破积解毒、祛风止痒功能。千足虫酯及醚提取物对小鼠肉瘤 S180、子宫颈癌 U14、网织细胞肉瘤、小鼠黑色素瘤 B16 和大鼠瓦克癌 W256 均有抑制作用。千足虫醇提取物对白血病 P388 小鼠和瓦克癌 W256 大鼠的生命延长和肿瘤的抑制也有较明显的疗效。醇醚提取物对 Lewis 肺癌、腹水型子宫颈癌 U14A 均有抑制作用，并能延长荷瘤小鼠存活时间。

【用法用量】一般不作内服。外用：适量，熬膏、研末调敷或捣敷。

【治癌效验】临床常用治体表恶性肿瘤属风毒积滞者。

1. 皮肤癌　千足虫、鲜苎麻根各 18g，蓖麻子 6g，陈石灰、叶烟粉各 3g。取乙醇浸泡千足虫或活捉千足虫捣烂，加入蓖麻子泥（蓖麻子去壳捣烂）、陈石灰、叶烟粉调匀，然后加入鲜嫩苎麻根调和，最后加入浸泡千足虫的乙醇 50ml，二甲基亚砜 50ml，调成膏状，瓶贮备用。临用时，以过氧化氢溶液（双氧水）及水洗涤肿瘤创面后涂敷此膏，隔日或每日换敷，1～2 个月为 1 个疗程。（四川医学院附属口腔医院方）

2. 体表恶性肿瘤　马陆（鲜）、斑蝥（鲜）、埋葬虫、皂角刺、威灵仙各 20g，硫黄 30g，红砒、冰片各 15g，麝香 5g。将前 3 味药捣烂，后 6 味药共研细末后，诸药混合调匀，适量外敷癌肿上，盖以纱布。[广西中医药，1987，（5）]

山慈菇 （《云南中草药选》）

为百合科植物丽江山慈菇的鳞茎。亦称草贝母、丽江山慈菇。苦，温。有毒。具有止咳平喘、解毒散结、消肿止痛功能。本品所含秋水仙碱及其衍生物秋水仙酰胺对多种动物移植性肿瘤均有抑制作用，秋水仙酰胺对肿瘤作用较明显，如对小鼠肉瘤 S180、S37及肝癌的抑制率约为 70%，对瓦克癌 W256 抑制率为 60%，抑制率秋水仙酰胺高于秋水仙碱。秋水仙碱具有细胞毒作用，对于正常细胞也可选择性地阻断于有丝分裂中期。此外，本品尚有选择性抑制淋巴组织（脾、胸腺）的呼吸、降低体温、增强或延长催眠等作用。

【用法用量】 内服：煎汤，3～10g；或研末，每次 0.3～0.6g。外用：适量（每次不超过 25g），捣烂敷或研末调敷。

【治癌效验】 常用治食管癌、贲门癌、大肠癌、肺癌、胃癌、胰腺癌、胆管癌、宫颈癌、白血病、骨肉瘤肺转移、乳腺癌、皮肤癌等癌瘤中属湿毒壅聚者。

1. 食管癌、贲门癌 ①山慈菇 200g，硼砂 80g，硇砂、三七各 20g，冰片 30g，沉香 50g。共研极细末，口服，每次 10g，每日4次，10 日为 1 个疗程。服完 1 个疗程后每日 2 次，每次 10g。[浙江中医杂志，1989，(6)] ②山慈菇 120g，田七 18g，海藻、浙贝母、柿霜各 60g，制半夏、红花各 30g，制乳香、制没药各 15g。共研细末，每日服 3 次，每次 6g，加蜂蜜适量，温开水送服。(《抗癌本草》)

2. 胃癌 山慈菇、蟾蜍、紫草各 4g；或白花蛇舌草、半枝莲各 10g，山慈菇、紫草各 5g，蟾蜍 0.5g。水煎服，每日 1 剂。(《肿瘤的诊断与治疗》)

3. 胆管癌、胰腺癌 山慈菇、紫草根各 30g，蛇蜕 10g，蜈蚣3 条。水煎服，每日 1 剂。(北京第二医学院附属宣武医院方)

4. 宫颈癌 山慈菇、枯矾各 18g，砒霜 9g，麝香 0.9g。制成钉剂，外用，每次向宫颈管内或瘤体上直接插入 1～3 枚，每 3～5日 1 次，连续 3～4 次。待瘤组织坏死脱落后，改用玉红膏，每日1 次。(《实用抗癌验方》)

5. 急性白血病 山慈菇、水牛角、白花蛇舌草、半枝莲、紫草根、细叶蛇泡簕各 30g，羚羊骨 18g，土鳖虫 12g，玄参、青黛

末各 15g。水煎服，每日 1 剂。(《奇难杂证》)

6. **乳腺癌** ①山慈菇研为细末，口服，每次 0.5g，每日 4 次，总量 40～50g 为 1 个疗程。②秋水仙酰胺注射液，每支含 10mg，用时加入 5％葡萄液或生理盐水 500ml 中，静脉点滴，每次 10mg，每日 1 次，静滴时间不得低于 2h，总量 200～300mg 为 1 个疗程。③秋水仙酰胺制成片剂，每片含秋水仙酰胺 2.5mg，口服，每次 2 片，每日 4 次，总量 400～500mg 为 1 个疗程。[肿瘤防治研究，1987，(4)]

7. **皮肤癌** 取鲜山慈菇根适量，捣烂，用米醋调涂患处。(《抗癌本草》)

8. **大肠癌** 山慈菇 15g，白术 10g，茯苓 10g，山药 10g，黄芪 15g，党参 15g，白花蛇舌草 30g，藤梨根 15g，蜈蚣 2g，甘草 10g。水煎服，每日 1 剂 [光明中医，2010，(9)]

9. **肺癌** 西洋参 15g，黄芪 15g，五味子 12g，炒白术 12g，法半夏 10g，半枝莲 15g，白花蛇舌草 15g，桔梗 8g，山慈菇 15g，山茱萸 10g，茯苓 15g，焦三仙各 10g。[中医药导报，2010，(6)]

【使用注意】本品所含秋水仙碱有毒，秋水仙碱 24h 体内总量不超过 6mg，中毒致死量为 20～30mg。中毒表现：恶心，呕吐，腹痛、腹泻、眩晕，乏力；然后口腔、咽喉烧灼和疼痛，吞咽困难，呕吐、腹泻、腹痛加重，甚则谵语，惊厥，血压下降，休克，常因呼吸中枢麻痹而死亡。使用时必须严格控制剂量，用药时间不宜太长。

紫藤 (《本草拾遗》)

为豆科植物紫藤的茎叶。甘，温。有小毒。具有攻毒散结、利水消积功能。本品具有抗癌活性。其茎、根均有抗白血病作用。其茎上所结之紫藤瘤亦有抗癌活性，藤瘤热水提取物对小鼠艾氏腹水癌有较强的抑制效果；紫藤瘤热水提取物对雄性小鼠肉瘤 S180（腹水型）亦有治疗作用。

【用法用量】内服：煎汤，3～10g；或藤瘤研末吞服。

【治癌效验】常用治食管癌、胃癌、肝癌、宫颈癌等癌瘤中属湿毒水饮停聚者。

1. 食管癌　紫藤、诃子、菱角、薏苡仁各 9g。水煎服。(《抗癌植物药及其验方》)

2. 胃癌　①紫藤瘤研末，口服，每次 5g，每日 3 次。(《民间方》) ②紫藤根 30g，诃子 6g，菱角 20 个，薏苡仁 30g。水煎服，每日 1 剂。[广西中医药，1983，(4)]

3. 肝癌、宫颈癌　紫藤瘤、莴苣各 12g，菱角 15g，决明子 20g。水煎服，每日 1 剂。(《抗癌良方》)

【使用注意】本品所含的紫藤苷及树脂有毒。中毒表现为：呕吐，腹泻，甚则虚脱，故不宜过量久服。

两头尖 (《本草品汇精要》)

为毛茛科植物多被银莲花的干燥根茎。辛，温。有毒。具有祛风湿、止痹痛、消肿散结功能。本品所含的多被银莲花素能显著抑制小鼠肉瘤 S180 和腹水型肝癌细胞 DNA、RNA 和蛋白质的合成，所含的三萜皂苷类即竹节香附素 A 能抑制肺癌（腹水型）生长。三萜皂苷 R_3 可明显抑制白血病细胞 L7112、腹水型肝癌细胞、肉瘤 S180 的 DNA 合成。

【用法用量】内服：煎汤，每次 1.5～3g；或入丸、散。外用：适量，研末撒膏药上敷贴。

【治癌效验】临床常用治恶性淋巴瘤、骨肿瘤、膀胱癌等癌瘤中属风湿阻滞者。

1. 恶性淋巴瘤　两头尖 2.4g，金银花、紫花地丁各 30g。水煎服，每日 1 剂。(《山东中草药手册》)

2. 骨肿瘤疼痛　两头尖 4g，威灵仙、太子参各 20g，松节 10g，蜈蚣 3 条，炙甘草 5g。水煎服，每日 1 剂。服 7 日后，停 7 日；再服 10 日，再停 7 日；然后间日 1 剂。(《常氏集简方》)

【使用注意】本品内服过量可引起中毒，表现为头晕、眼花、无力、视物模糊、心悸、胸闷、恶心、呕吐、腹泻、尿少、浮肿等，应严格控制剂量。

苦豆子 (《新疆中草药手册》)

为豆科植物苦豆子的全草及种子。亦称西豆根。苦，寒。有毒。具有清热止痛、燥湿杀虫功能。本品所含槐定碱对 Lewis 肺癌（LLC）等小鼠移植瘤有活性；槐果碱对小鼠淋巴肉瘤 S180、S37、子宫颈癌 U14、艾氏腹水癌有抑制作用。此外，本品尚有抑菌、对血压先升后降、兴奋心脏、收缩血管等作用。

【用法用量】内服：煎汤，全草 1.5～3g。种子 3～5 粒。外用：适量，研末煎水洗；或干馏油调配成 10% 软膏外敷患处。

【治癌效验】临床常用治胃癌、直肠癌、宫颈癌、恶性葡萄胎、白血病等癌瘤中属湿热毒盛者。

1. 胃癌、宫颈癌　苦豆子总生物碱 20g，稀盐酸 20ml，加注射用水至 1000ml，每次 4～6ml，每日 1 次，静脉滴注。（《抗癌植物药及其验方》）

2. 直肠癌　苦豆子 200g，淀粉 10g，生理盐水加至 1000ml，煎煮液保留灌肠，每次 250ml，每日 1 次。（《抗癌本草》）

3. 恶性葡萄胎　①全身给药：以西豆根总碱 10ml（每 1ml 内含生药 5g）或西豆根甲碱 200～400mg（常用量为 400mg）加入 5% 葡萄糖注射液 500ml，静脉点滴，4～6h 滴完。每日 1 次，10 日为 1 个疗程，疗程间隔 5～7 日。少数亦可采用西豆根甲碱肌内注射，每次 200mg，每日 2～3 次，疗程同前。②局部用药：适用于阴道转移者。以西豆根总碱 10ml 或西豆根甲碱 200～400mg，从肿瘤结节与健康组织交界处进针，在肿瘤结节之基部做放射状注射，注射 2～3 次后，可同时从瘤体中心注入，每日或隔日 1 次，至转移结节干枯脱落。[中医杂志，1980，（10）]

4. 白血病　苦豆子根或全草 1.5～3g，水煎服，每日 3 次；种子研细末，口服，每次 1g，每日 3 次。[新中医，1978，（5）]

【使用注意】本品总碱对小鼠和家兔的循环系统、呼吸系统及神经系统有一定毒性反应。成人口服 15 粒以上种子即可中毒，表现为头晕、头痛、恶心、呕吐、心悸、烦躁、腹胀、面色苍白等。
种子使用时经炒制可减毒，生用宜慎重。

贯众 （《神农本草经》）

为鳞毛蕨科植物贯众、绵马鳞毛蕨（绵马贯众）、紫萁科植物紫萁等的带叶柄基部的根茎。苦，微寒。有毒。具有清热解毒、凉血止血、杀虫驱虫功能。绵马贯众抗肿瘤的有效成分是间苯酚类化合物。它对小鼠 P388 白血病和 Lewis 肺癌具有明显的抑瘤活性，其粗制剂经临床证明对卵巢癌有效。腹腔注射对 ARS 腹水型、子宫颈癌 U14、S180 肉瘤、B22 脑瘤、Lewis 肺癌、MA737 乳腺癌、P388 白血病腹水型有效；口服对 MA737 乳腺癌有抑制作用。此外，本品尚有驱虫、抗病毒、抗菌、收缩子宫、止血等作用。

【用法用量】内服：煎汤，10～15g；或入丸、散。外用：适量，研末调敷。

【治癌效验】临床常用治直肠癌、结肠癌、胃癌、肝癌、宫颈癌、绒毛膜上皮癌、脑肿瘤等癌瘤中属热毒内盛者。

1. 直肠癌、结肠癌、胃癌、肝癌　贯众炭、半枝莲、瓜蒌仁、白毛藤、生薏苡仁、野葡萄藤、菝葜、白花蛇舌草各 30g，八月札、红藤、苦参、丹参、凤尾草各 15g，木香、土鳖虫、乌梅各 9g，壁虎 4.5g。水煎服。（上海龙华医院方）

2. 宫颈癌　贯众、干脐带、山豆根各 30g，白花蛇舌草 60g。水煎后制成浸膏，口服，每次 3g，每日 3 次。（安徽省人民医院方）

3. 绒毛膜上皮癌　贯众炭、鱼腥草、薏苡仁、赤小豆、冬瓜仁各 30g，黄芪、白及、败酱草各 15g，茜草、阿胶、当归、党参各 9g，甘草 6g。水煎服。（《抗癌植物药及其验方》）

【使用注意】杀虫、清热解毒宜生用；止血宜炒炭用。绵马贯众毒性较大，它能麻痹随意肌、心肌，对胃肠道有刺激，严重时导致呕吐、腹泻，还能引起视力障碍，甚至失明，亦可引起中枢神经系统障碍、震颤、惊厥乃至延脑麻痹。故体虚者、孕妇忌用。

白屈菜 (《救荒本草》)

为罂粟科植物白屈菜的带花全草。苦，凉。有毒。具有清热解毒、消肿止痛功能。所含白屈菜碱和原阿片碱对小鼠肉瘤 S180 和小鼠艾氏腹水癌有抑制活性，但粗品白屈菜碱抑瘤作用较弱。白屈菜对黄曲霉素 B_1 诱发的菌株突变有较强的阻断作用。白屈菜碱是一种有丝分裂细胞毒，能抑制纤维母细胞的有丝分裂。此外，本品尚有抗菌、镇痛、解痉、兴奋心脏、祛痰、镇咳等作用。

【用法用量】内服：煎汤，3～10g。外用：适量，研末调膏或捣烂敷患处。

【治癌效验】临床常用治食管癌、胃癌、肺癌、鼻咽癌、皮肤癌等癌瘤中属热毒壅阻、水湿内盛者。

1. 食管癌 白屈菜、半枝莲各 10g，藤梨根 30g。加水煎至深黑色，去渣，浓缩，制成糖浆。每次服 10ml，每日 2 次。(《抗癌临证备要》)

2. 胃癌 夏天开花前采白屈菜全草，每次 30g，水煎服。(《实用抗癌验方》)

3. 肺癌 白屈菜、川贝母、芫荽各 20g，水煎服，每日 1 剂。(《实用抗癌验方》)

【使用注意】白屈菜碱对中枢神经系统作用与吗啡相似。中毒量能引起昏睡，血管运动中枢麻痹。白屈菜对皮肤刺激性强，外涂后可出现疼痛、瘙痒，触及嘴唇能使之肿大，咽下则引起呕吐、腹痛、痉挛和昏睡。使用时应严格控制用量，以免中毒。

八角枫根 (《简易草药》)

为八角枫科植物华瓜木或瓜木的侧根及须状根。辛，温。有毒。具有祛风除湿、舒筋通络、散瘀止痛功能。八角枫总碱对小鼠 L1210 淋巴细胞性白血病有效。此外，并有松弛横纹肌及镇痛作用，抗早孕、抗着床；须根煎剂与生物碱大剂量能削弱心肌收缩，低剂量可增强离体兔肠收缩及兔子宫收缩力。

【用法用量】 内服：煎汤，须根 1.5～3g，根 3～6g。外用：适量，浸酒外搽，适量煎水洗。

【治癌效验】 临床常用治食管贲门癌、乳腺癌、肺癌等癌瘤中属气滞血瘀者。

1. 食管贲门癌　八角枫根 10g，八月札 30g，石见穿 15g，急性子 15g，半枝莲 15g，丹参 12g，土木香 10g，生山楂 12g。每日 1 剂，水煎服。(《抗癌中草药大辞典》)

2. 乳腺癌　八角枫根 12g，露蜂房 12g，山慈菇 30g，石见穿 30g，八月札 30g，皂角刺 30g，黄芪 15g，丹参 15g，赤芍 15g。每日 1 剂，水煎，分 2 次温服；同时用雄黄、生姜等份。将雄黄置于等量生姜内，放在瓦上，文火焙干至金黄色，研末，外敷，2～3 日换 1 次。(《抗癌中草药大辞典》)

3. 肺癌　八角枫根 10g，干蟾皮 12g，黄芪、蛇莓、八月札各 30g，半枝莲、鱼腥草、重楼、丹参各 15g。每日 1 剂，水煎服。[浙江中医杂志，1986，(11)]

【使用注意】 本品辛温燥烈，且有毒。凡阴虚火旺、孕妇、小儿及老年体弱者均不宜服用。本品须根与侧根均有毒，尤以须根毒性较大，使用时必须严格控制剂量。应从小剂量开始，切不可超剂量使用，否则易引起中毒，轻则病人出现肌肉过度松弛现象，如肢体萎软、痛觉消失等，重者则有可能导致房室传导阻滞，血压下降，血尿，四肢痉挛，抽搐，瘫痪，最终可因呼吸中枢衰竭而死亡。

第六章

清热解毒药

　　本类药药性寒凉，具有清泄邪热、泻火解毒、消肿散结等功效，用于治疗多种癌瘤中属热毒、火毒积聚者。本型患者常见发热、口干、咽燥、尿黄、便秘、舌红、苔黄、脉数等症，甚者可见壮热、烦躁、神昏、谵语等症。

　　本类抗癌解毒药均能不同程度地抑杀癌瘤细胞，但主治有异，如多用治呼吸系统肿瘤的有鱼腥草、山慈菇、夏枯草、白花蛇舌草等，多用治消化系统肿瘤的有牛黄、大青叶、通关散、半枝莲、大黄等，应区别使用；有不少药物能提高机体免疫功能，增强抗癌能力，如白花蛇舌草、青黛、藤梨根、青蒿、夏枯草等；部分药物能减轻放疗、化疗的副作用，如虎杖、金银花、白花蛇舌草、石膏等。此外，本类药物尚具有抗病原微生物、消炎、解热、抗过敏等作用。

　　热毒壅阻常致气滞血瘀、耗气伤阴，宜配伍活血行气药、益气养阴药，以提高疗效。本类药药性寒凉，易伤脾胃阳气，凡脾胃虚寒者慎用，或酌情配合健脾益气药物。

黄连　（《神农本草经》）

　　为毛茛科植物黄连、三角叶黄连、峨嵋野连等同属多个品种的根茎。亦称川连、鸡爪连。苦，寒。具有清热泻火、解毒燥湿功能。小檗碱系原浆毒或细胞分裂毒，与秋水仙碱有协同作用。在组织培养试验中，抑制细胞呼吸、氧的摄取并引起细胞的脂肪变性，荧光照相显示小檗碱存在于细胞内的颗粒中。抑制细胞呼吸，主要是抑制黄酶的作用，而癌组织的黄酶含量低，故较正常细胞对小檗碱更为敏感。黄连水浸物体外试验能抑制 JTC26 及人的正常纤维胚细胞。此外，本品还具有广谱抗病原微生物、增强免疫功能、抗炎、抗心肌缺血、抗心律失常、降压、抑制血小板聚集、降血糖、解热、镇静、利胆、抗溃疡、抗腹泻等作用。

【用法用量】 内服：煎汤，1.5～9g；或入丸、散。外用：适量，研末调敷，或煎水洗，或浸汁用。

【治癌效验】 临床常用治食管癌、直肠癌、肝胆癌、宫颈癌、白血病、唇癌、舌癌、中耳癌等癌瘤中属火毒内盛、湿热壅阻者。

1. 食管癌　黄连、半夏、白豆蔻、人参、茯苓、竹茹各 6g，生姜水煎，饮服。（《奇病广要》）

2. 原发性肝癌　黄连、牛黄、郁金、水牛角、栀子、朱砂、雄黄各 30g，梅片、麝香各 7.5g，珍珠 15g。以上诸药研细末，炼蜜为丸，每丸 3g，金箔为衣，蜡壳贮藏。成人病重体实者，每次服 1～2 丸，凉开水送下，病重者酌量，每日 2～3 次。（《抗癌中草药大辞典》）

3. 宫颈癌　①诃子、硼砂、黄连、乌梅各 6g，麝香 0.12g。②白花蛇舌草 60g，半枝莲 60g，土茯苓、贯众、薏苡仁、山药各 30g，金银花、紫草根、丹参各 15g，当归 12g，青皮 9g。将①方各药共研细末，过筛，最后加入麝香，制成外用散剂。将阴道洗净后，将药粉撒布于癌灶处，隔日换药 1 次。②方水煎服，每日 1 剂，煎 2 次分服。（《抗癌中草药大辞典》）

4. 白血病　黄连、黄芩、黄柏、栀子、朱砂、当归、大黄、芦荟各 30g，龙胆、青黛各 15g，木香 1.5g。诸药研细末，炼蜜为丸，成人如赤小豆大，小儿如麻子大。生姜汤送服，每次 20 粒；或水泛为丸，每次口服 6g，每日 2 次，温开水送下。[四川中草药通讯，1973，（3）]

5. 恶性淋巴瘤　黄连、铜绿、芙蓉叶、黄柏、大黄、五倍子、

乳香、没药、铅丹各 30g，大青叶 60g。研为末，用香油调和外敷，每日 1 次。(《抗癌植物药及其验方》)

6. 外耳道癌或中耳癌　黄连 30g，明矾 15g，加猪胆汁 30g，阴干后再研为细粉，每取适量吹入耳内，每日 1～2 次。(《肿瘤的诊断与防治》)

7. 舌癌　黄连、黄芩、木通各 12g，山豆根、山慈菇、僵蚕各 15g，生地黄 20g，竹叶 10g，白花蛇舌草 30g，守宫 5 条，冰片 6g，甘草 9g。每天 1 剂，水煎 2 次，饭后服。[陕西中医，2002，(12)：1078]

黄芩 (《神农本草经》)

为唇形科植物黄芩的根。苦，寒。具有泻火解毒、清热燥湿、止血、安胎功能。体外实验，本品热水提取物对 JTC26 及正常细胞均有抑制作用；体内实验，本品乙醇提取物对小鼠肉瘤 S180 及体外对白血病细胞有抑制作用；本品提取物能拮抗苯并芘对 TA98、TA100 两种菌株的致突变作用；本品的酒精提取液对黄曲霉素 B_1 诱发 TA98 菌株回复突变有显著抑制效果。此外，本品尚有促进吞噬细胞吞噬功能、诱生 γ-干扰素、抗炎、抗 I 型超敏反应、抑制血小板及白细胞中花生四烯酸代谢、保护红细胞、抗病毒、抗菌、解热、降压、镇静、抗氧化、降血脂、利尿、利胆、解痉、抗凝、抗血栓形成、抗儿茶酚胺类药物等作用。

【用法用量】内服：煎汤，10～15g；或入丸、散。外用：适量，研末撒或煎水洗。

【治癌效验】临床常用治鼻咽癌、喉癌、肺癌、胰腺癌、白血病、宫颈癌及黑色素瘤等癌瘤中属湿热、火毒内盛者。

1. 鼻咽癌　黄芩、木通、藁本、党参各 12g，浙贝母、野菊花、连翘各 9g，白芍 15g。水煎服。(《肿瘤的诊断与防治》)

2. 喉癌　黄芩、桔梗、浙贝母、麦冬、生栀子、山豆根各 10g，紫苏、薄荷、金果榄各 6g，重楼 15g，牛蒡子 12g，板蓝根 20g。另服知柏地黄丸 1 丸，每日煎服 2 次。(《中医肿瘤学》)

3. 肺癌 ①黄芩、北沙参、浙贝母、前胡各 12g，鱼腥草、仙鹤草各 30g，款冬花、当归、藿梗、紫菀各 3g，生半夏、生南星各 6g。水煎服，每日 1 剂。（浙江省中医医院方）②黄芩 10g，黄精 20g，鱼腥草 15g，枳壳 10g，枇杷叶 10g，杏仁、桃仁各 10g，甘草 6g，瓜蒌皮 10g，浙贝母 15g，莪术 30g，僵蚕 15g，五倍子 12g，蜂房 10g，蜈蚣 6g，半枝莲 30g，苦参 15g，薏苡仁 30g，黄芪 30g，当归 12g，仙鹤草 15g，大枣 10 枚。水煎服，每日 1 剂。[临床肿瘤学杂志，1997，1：32]

4. 胰腺癌 黄芩、三白草、对坐草、茵陈、白茅根各 15g，金银花 12g，延胡索、川楝子、栀子、大黄各 9g。水煎服。（《抗癌植物药及其验方》）

5. 急性白血病 黄芩、龙胆、栀子、木通、当归、生地黄、柴胡、猪苓、泽泻各 10g，鸡血藤、丹参各 30g。水煎服。（《抗癌中草药大辞典》）

6. 宫颈癌 黄芩、黄柏各 9g，山豆根 6g，水煎服。另局部用上药研粉置棉球中紧贴病灶。（《抗癌植物药及其验方》）

7. 黑色素瘤 黄芩、大黄、栀子、马尾黄连各 15g，白花蛇舌草、半枝莲各 30g。水煎服。（《云南抗癌中草药》）

黄柏 （《神农本草经》）

为芸香科植物黄柏、川黄柏的树皮。苦，寒。具有清热解毒、清热燥湿、清热泻火功能。黄柏热水提取物对小鼠肉瘤 S180 及体外对人体子宫癌 JTC26 癌细胞增殖均有抑制活性。此外，本品还有抑制淋巴细胞转化、抑制迟发型超敏反应、增强白细胞吞噬能力、抗心律失常、降压、镇静、抗动物实验性溃疡、抗菌等作用。

【用法用量】内服：煎汤，5～10g；或入丸、散。外用：适量，研末调敷或煎水浸渍。

【治癌效验】临床常用治食管癌、肠癌、胃癌、皮肤癌、阴茎癌、膀胱癌、白血病、鼻咽癌等癌瘤中属火毒壅盛、湿热郁结者。

1. 食管癌 半枝莲、蒲公英各 500g，黄柏、黄连各 60g，连翘、车前子各 10g，半夏、天花粉各 120g。共研细末，制成散剂，口服每日 3 次，每次 9～12g。(《抗癌中草药大辞典》)

2. 肠癌、胃癌　黄柏、牛黄、黄连、黄芩、陈皮各 15g；三七、琥珀各 30g，丹药 30g (丹药方：明矾、牙硝、水银、煅皂矾各 60g，朱砂 15g)。先炼丹药，再加牛黄、三七、琥珀研细末，并加入其他药粉，制粒片，每片含丹药 0.03～0.05g，口服每次 1 片，每日 2～3 次，饭后服，1 个月为 1 个疗程。(江西井冈山人民医院肿瘤组方)

3. 皮肤癌　枯矾 30g，黄柏 10g，煅石膏 20g，黄升丹 10g。共研细末，以熟油调敷患处，每日 2 次。[陕西中医，1984，(4)]

4. 阴茎癌　黄连、黄柏、黄芩、紫草、象皮各 15g，硼砂、枯矾各 30g，冰片 10g，青黛 12g。共研细末，撒布患处。(《抗癌中草药大辞典》)

5. 膀胱癌　生地黄、玄参、怀牛膝、制龟甲各 12g，牡丹皮、泽泻、知母、麦冬、黄柏、白芍各 9g。水煎服。(《抗癌良方》)

6. 白血病　黄柏、当归、龙胆、栀子、黄芩各 30g，芦荟、青黛、大黄各 15g，木香 9g。炼蜜为丸，每丸约 5g，口服，每日 3～4 丸，渐增至 6～9 丸。(中国医学科学院血研所方)

7. 鼻咽癌　黄柏、鱼脑石、硼砂各 6g，金银花 9g，冰片 0.5g。研细粉，用香油、凡士林调成软膏，以棉球蘸药膏塞入鼻孔内或药粉吹入鼻孔内，每天 3 次。[农村医药报，2006，(6)]

穿心莲 (《常用中草药手册》)

为爵床科植物穿心莲的全株。苦，寒。具有清热燥湿、泻火解毒、凉血消肿功能。脱水穿心莲内酯二琥珀酸半酯对 W256 移植性肿瘤有一定抑制作用；脱水穿心莲内酯二琥珀酸半酯氢钾制成精氨酸复盐，无论剂量大小，对肿瘤细胞的生长均有抑制作用，且随剂量的增加，作用增强，具有较稳定的抑制效果；实验发现，穿心莲对培养的癌细胞 3H-TdR 掺入有抑制作用，可以证明本品对乳腺癌细胞 DNA 合成有抑制作用；对滋养叶肿瘤细胞具有使其胞浆固缩、核固缩或碎裂、溶解等退行性改变。此外，本品尚有抗炎、增强肾上腺皮质功能、促吞噬、增强细胞免疫、解热、抗心肌缺血、抗血小板聚集、增强纤溶、护肝、利胆、终止妊娠、抗菌、抗眼镜蛇毒等作用。

【用法用量】内服：煎汤，6～10g；入丸、散。外用：适量。

【治癌效验】临床常用治肠癌、胃癌、食管癌、鼻咽癌、肺癌、肝癌、乳腺癌、绒毛膜上皮癌及恶性葡萄胎等癌瘤中属血热毒盛，湿热内积者。

1. 肠癌、胃癌、食管癌、肝癌及鼻咽癌等癌肿　穿心莲、白花蛇舌草、虎杖、金牛根、枝花头各60g，急性子、水蛭各15g，徐长卿、韩信草各30g，蟾蜍、蜈蚣、壁虎各16只。以上各药共研细末，用猪胆汁调成糊状，再加荸荠粉适量泛制成丸，如绿豆大小，口服，每次10g，每日3次。（《抗癌中草药大辞典》）

2. 肺癌　穿心莲、白花蛇舌草各30g，山芝麻10g，蟾蜍1只，壁虎1条。共研末为丸，每丸10g，每次1丸，每日3次。（《抗癌植物药及其验方》）

3. 恶性葡萄胎及绒毛膜上皮癌　①穿心莲全草60g，水煎服，每日1剂。（《抗癌中草药制剂》）②穿心莲注射液（含氯仿或乙醇提取物1%）50～100ml加入5%～10%葡萄糖500ml中，静脉滴注，每日1次。对有阴道转移者，在其转移灶结节基底部注射，每次5～10ml，每日1～2次。[新中医，1978，(5)]

【使用注意】本品味极苦，服用过量可致胃部不适、恶心、呕吐。服用穿心莲片偶有出现口唇疱疹、瘙痒或全身荨麻疹者，或头晕眼花、昏昏欲睡、手足麻木者。

大青叶 （《名医别录》）

为马鞭草科植物路边青、蓼科植物蓼蓝、十字花科植物菘蓝、草大青和爵床科植物马蓝的叶。苦，寒。具有清热解毒、凉血消斑功能。本品所含的靛苷、靛蓝有一定的抗肿瘤活性。靛玉红对动物移植性肿瘤有中等强度的抑制活性，灌服靛玉红可延长腹水型

W256 大鼠的生存时间，对小鼠 Lewis 肺癌及小鼠乳腺癌有一定抑制作用。200mg/kg 皮下和腹腔注射，每日 1 次，连续 6 次，对大鼠 W256 癌肉瘤的抑制率分别为 47%～52% 和 50%～58%，其腹腔注射的化疗指数为 2.23。靛玉红对慢性粒细胞性白血病（CMC）有较好疗效。靛玉红 2 号衍生物对两株恶性细胞 CH-CL 和 V2T 的生长增殖有明显的抑制作用。此外，本品能增强吞噬细胞的吞噬功能，增强细胞免疫和体液免疫；有广谱抗菌、抗病毒、利胆等作用。

【用法用量】 内服：煎汤，9～15g，或鲜者 30～60g；或捣汁。外用：适量，捣敷或煎水洗。

【治癌效验】 临床常用治白血病、骨髓瘤、喉癌、食管癌、胃癌、直肠癌等癌瘤中属气血两燔、热毒内盛者。

1. 白血病　大青叶、生黄芪、白花蛇舌草、薏苡仁各 30g，玄参、生地黄、牡丹皮、重楼各 15g，黄药子、地骨皮各 9g。每日 1 剂，煎 2 次分服。（河北廊坊地区人民医院方）

2. 喉癌　大青叶、白英、海藻、牡蛎各 30g，北沙参、干蟾皮、山豆根各 15g，当归 9g。水煎服。另以虎杖 30g，藤梨根、水杨梅根各 60g，水煎 3h，加入上药同时兑服。（《抗癌植物药及其验方》）

3. 食管癌、胃癌、直肠癌　大青叶 60g，蒲公英 30g，雄黄 15g，硇砂、硼砂各 150g，干蟾皮 500g。共研细末，和适量黑豆面糊制成消癌丸，绿豆大，每次 3～5 粒，每日 3 次。（《抗癌植物药及其验方》）

4. 恶性肿瘤感染性和非感染性发热　重楼、大青叶、白花蛇舌草各 30g，石见穿、半枝莲各 24g。可随证加减，水煎取汁约 300ml，分 3～4 次服，每日 1 剂。（《抗癌中草药大辞典》）

板蓝根（《本草纲目》）

为十字花科植物菘蓝、草大青或爵床科植物马蓝的根茎及根。苦，寒。具有清热解毒、凉血利咽功能。本品对多种肿瘤特别是淋巴系统肿瘤有较好作用；其热水提取物对人子宫癌细胞抑制率为 50%～70%，试验浓度为 500μg/ml；其注射剂对人脐血白细胞干扰素有明显的诱生作用，其效价超过新城鸡瘟病毒 4 倍以上，目前已证实干扰素是一种抗癌药辅助强化剂。此外，并有抗菌、抗病毒、抗钩端螺旋体、促进白细胞增加、增强吞噬和细胞免疫等作用。

【用法用量】 内服：煎汤，10～30g。

【治癌效验】 临床常用治食管癌、胃癌、肝癌、恶性淋巴瘤、喉癌、白血病、网状细胞肉瘤、皮肤癌等癌瘤中属血热毒盛者。

1. 食管癌　①板蓝根、猫眼草各 30g，硇砂 3.9g，威灵仙 60g，人工牛黄 6g，制南星 9g。共为细末，每日 3 次，每次 1.5g。[中西医结合杂志，1984，(1)]②板蓝根、猫眼草、人工牛黄、硇砂、威灵仙、制南星等。每支 10ml（相当于生药 2g），每日 3 支。用药前漱口，口服 2% 双氧水 10ml，清洁食管，痰涎、食物残渣吐净后，频饮导通口服液，以使药液与病灶接触时间较长。[辽宁中医药杂志，2002，(2)：108]

2. 胃癌、肝癌　板蓝根、生石膏、牡丹皮、赤芍各 30g，生地黄、玄参、天冬、金银花、连翘各 18g。水煎，另取蜈蚣 4 条、水牛角 1g，共为末，汤药送服，每日 1 剂，2 次分服。[山西中医，1992，(1)]

3. 恶性淋巴瘤　板蓝根、蒲公英各 30g，瓜蒌、玄参各 15g，生地黄、赤芍、重楼各 12g，薄荷、郁金、桔梗各 10g，马勃 4.5g，露蜂房 3g。水煎服，每日 1 剂。（《千家妙方》）

4. 喉癌　板蓝根、凤凰衣、蝉蜕各 6g，射干、土贝母、炒全蝎、胖大海各 9g，地龙、桔梗各 4.5g，败酱草、凤尾草各 12g。水煎服，每日 1 剂。（上海肿瘤医院方）

5. 白血病　板蓝根、猪殃殃、半枝莲、羊蹄根各 30g（其中猪殃殃可达 60g），制黄芪、当归各 12g，党参、三棱、莪术各 9g。水煎服，每日 1 剂。对各型白血病均适用。（《抗癌中草药制剂》）

6. 网状细胞肉瘤　板蓝根、山豆根、土茯苓、连翘、露蜂房、鬼针草、家雀窝草、玄参各 30g，牛蒡根 15g，柴胡、夏枯草各 10g，土贝母 12g。水煎服，每日 1 剂。(《抗癌中草药大辞典》)

7. 皮肤癌 板蓝根 120g，金银花、连翘、皂角刺各 9g。每日 1 剂，煎 2 次分服。(《实用抗癌验方》)

【使用注意】①板蓝根的入药品种较多，马鞭草科植物路边青的根亦作板蓝根。②板蓝根的不良反应注射剂为多，常见有皮疹，或眼结膜充血、水肿，或呼吸急促、胸闷、心悸、发绀、头晕、咽阻塞感、四肢麻木等，应引起重视。

青黛 (《药性论》)

为爵床科植物马蓝、豆科植物木蓝、十字花科植物菘蓝或蓼科植物蓼蓝的叶或茎叶经加工制得的干燥粉末或团块。咸，寒。具有清热解毒、凉血消肿功能。本品所含靛玉红对艾氏腹水癌、W256 等多种动物实验性肿瘤有抑制活性，能抑制脱氧核糖核酸的合成；使粒细胞染色体畸变率下降复常；皮下、腹腔注射靛玉红 200mg/kg，对大鼠瓦克癌 W256 抑制率为 47%～58%，对 L7274 和 Lewis 肺癌细胞亦有直接抑制活性；对实验动物淋巴细胞性白血病 L7212 小鼠能延长存活期，能缩短粒细胞的成熟时间，从而使骨髓缓解，达到治疗慢性粒细胞性白血病的目的；同时，本品还能提高正常和带瘤动物单核巨噬系统的吞噬功能，提示可能是通过提高机体免疫功能而发挥其抗癌效果的。此外，尚有抗菌、保肝等作用。

【用法用量】内服：1.5～3g，本品难溶于水，一般多作丸、散剂服用。外用：适量，干撒或调敷。

【治癌效验】临床常用治白血病、肝癌、胃癌、食管癌等癌瘤中属血热毒盛者。

1. 慢性粒细胞性白血病 ①青黛研粉，每次 0.9～2.5g，冲服，每日 3 次；或制成片剂，每次 2～4g，每日 3 次。(《抗癌良方》)②将靛玉红制成片，每次 2～4 片，每日 3～4 次。(《中药新用》)

2. 急性白血病 青黛 40g，天花粉 30g，芦荟 20g，牛黄 10g。

研细末，制成丸，每日 3g，分 2 次服。（黑龙江中医学院附属医院方）

3. 肝癌 青黛、牛黄各 12g，紫金锭 6g，野菊花 60g。共为细末，每次 3g，每日 3 次。（《癌症患者就医康复指南》）

4. 食管癌 青黛 4.5g，蛤粉 30g，柿霜 15g，硇砂 6g，硼砂 9g，白糖 60g。共研末，每次 0.9～1.5g，含化，每日 3 次。（《抗癌本草》）

5. 胃癌 青黛 3g，硼砂 5g，沉香 6g，共为细末；再用白马尿 500g，白萝卜 500g 取汁，生姜 250g 取汁，置于铜锅熬成膏。每次服 3 茶匙膏，加前药末 0.21g，白汤调下，每日 3 次。（《抗癌中草药大辞典》）

6. 直肠癌 砒霜 2.4g，青黛 120g，冰片 15g，枣肉 500g。前三味研细，以枣泥为丸，如绿豆大，1 日 3 次，每次 5 粒。（草药验方选编 . 内蒙古自治区人民出版社，1972：156）

7. 胰腺癌 青黛 12g，人工牛黄 12g，紫金锭 6g，野菊花 60g。以上各药共研细末，制成内服散剂。口服，每次 2～3g，每日 3 次，饭后服。（抗癌中草药制剂 . 人民卫生出版社，1981：280）

【使用注意】内服青黛或靛玉红可出现消化系统反应，如恶心、呕吐、腹泻、腹痛、血便等；其次是骨髓抑制引起血小板减少；此外，长期服用靛玉红（9 个月至 3 年），少数病人可出现肺动脉高压及心功能不全症状，停药后可逐渐恢复。

金银花 （《履巉岩本草》）

为忍冬科植物忍冬等同属多个品种的花蕾。亦称忍冬花、双花。甘，寒。具有清热解毒、疏风散热、凉血止痢功能。用噬菌体法筛选，本品有抗噬菌体作用，提示有抗肿瘤活性；用平板法体外筛选，对腹水癌细胞有抑制作用；体内实验，本品的乙醇提取物对小鼠肉瘤 S180 抑制率为 22.2%；金银花合剂（猪苓、茯苓、人参、芡实、珍珠等）对癌细胞无直接作用，但能减轻患者肝脏中过氧化氢酶及降低胆碱酯酶的活性。此外，本品还有抗炎、增强吞噬细胞的吞噬能力、促进细胞免疫及体液免疫、降血脂、抗生育、抗病原微生物等作用。

【用法用量】内服：煎汤，10～15g；或入丸、散。外用：适量，煎水洗，或研末调敷。

【治癌效验】临床常用治鼻咽癌、肺癌、食管癌、直肠癌、乳腺癌、宫颈癌、肾癌、甲状腺癌、皮肤癌、阴茎癌、脑瘤等癌瘤中属热毒炽盛者。

1. 鼻咽癌　金银花、白花蛇舌草各 30g，人参 3g，夏枯草 20g。水煎服，每日 1 剂，分 2 次服。（广东省湛江市第二人民医院方）

2. 肺癌　金银花、八月札、葶苈子、鱼腥草、生薏苡仁、山海螺、白毛藤、白花蛇舌草各 30g，南沙参、北沙参、百部各 12g，天冬、麦冬、干蟾皮各 9g，生牡蛎 25g，天龙丸 15 粒。水煎服，每日 1 剂；天龙片每次 5 粒，每日 3 次。（上海龙华医院方）

3. 食管癌　金银花、紫草、生黄芪、山豆根、白花蛇舌草、紫参、薏苡仁各 1.5kg，香橼 7kg，黄柏 1kg。共炼蜜为丸，每丸重 9g，每次 2 丸，每日 3 次，白开水送服。（河南肿瘤防治研究所方）

4. 直肠癌　金银花、白茅根、土茯苓、败酱草各 15g，蒲公英、紫花地丁、升麻、槐花、墨旱莲各 9g，葛根、赤芍各 6g，白花蛇舌草 30g，甘草 3g。水煎服，每日 1 剂。（《抗癌中草药大辞典》）

5. 乳腺癌　金银花 60g，王不留行、猫眼草各 30g，紫金锭 12g，冰片 6g。将金银花、王不留行、猫眼草制成浸膏，加入紫金锭、冰片，研细和匀，每次 1.5～3g，每日 4 次。至痊愈。（《肿瘤的诊断与防治》）

6. 宫颈癌　①海龙 1 条，白花蛇 3 条，水蛭、虻虫、人指甲、黄连、乳香、没药各 6g，全蝎、露蜂房、黄柏各 9g，牡丹皮 12g，龙胆 15g。共为细末，用金银花浓煎水为丸，外以雄黄为衣，每天

5～9g，分 2～3 次吞服。[新中医，1980，（3）] ②金银花、蒲公英、冬瓜子、生黄芪各 20g，白花蛇舌草、槐花各 15g，制乳香、没药、香附炭、焦山楂曲各 10g，当归、紫花地丁、生地黄各 12g，人参末 2g，血竭末、沉香末各 1g（分冲）。水煎服。[北京中医学院学报，1998，（3）]

7. 肾癌　金银花、紫花地丁、蒲公英、生龙骨、牡蛎、益母草、薏苡根各 50g，四季青、一见喜、滑石、姜竹茹、椿根皮、生地黄各 30g，苍术 20g，蚕茧壳 15g，炒川连 10g，蜈蚣 3 条。水煎服，每日 3 次。（《妙方秘笈》）

8. 甲状腺癌与腺瘤　金银花、生鳖甲、生牡蛎各 60g，天花粉、白花蛇舌草、蒲公英各 30g，连翘 15g，三棱、莪术、海藻、昆布各 9g，生大黄、天花粉各 3g，全蝎 4.5g，蜈蚣 5 条。加水煎4 次，每次取药汁 500ml，2 日分 6 次服完。（安徽省合肥市西市门诊部方）

9. 皮肤癌　板蓝根 120g，金银花、连翘、皂角刺各 9g。水煎服，每日 1 剂。（《抗癌中草药大辞典》）

10. 阴茎癌　金银花、白英、葎草各 30g，土茯苓、蛇果草各24g，重楼 9g。水煎服。（《抗癌中草药大辞典》）

11. 脑瘤　金银花 15g，连翘 15g，蒲公英 15g，紫花地丁15g，夏枯草 15g，三棱 12g，莪术 12g，半枝莲 15g，白花蛇舌草15g，瓜蒌 20g，瓦楞子 15g，礞石 20g，水蛭 15g，蜈蚣 3 条，猪苓 40g，牡蛎 15g。水煎服，每日 1 剂 [山东中医药大学学报，1997，（1）]

连翘（《神农本草经》）

为木犀科植物连翘的果实。苦，微寒。具有清热解毒、消痈散结功能。本品噬菌体筛选法提示有抗噬菌体作用以及诱导作用；在体外试管筛选对肿瘤细胞有抑制活性。此外，本品能增强白细胞的吞噬功能，有抗炎、护肝、利胆、促进细胞免疫、抗休克、抑制磷酸二酯酶、解热、强心、利尿、镇吐及抗菌等作用。

【用法用量】内服：煎汤，9～15g；或入丸，散。外用：适量，煎水洗或研末调敷。

【治癌效验】临床常用治食管癌、胃癌、口腔癌、鼻咽癌、喉癌、舌癌、扁桃体癌、上颌窦癌、恶性淋巴瘤、乳腺癌、宫颈癌、白血病、皮肤癌等癌瘤中属热毒壅结者。

1. 食管癌　半枝莲、蒲公英各 500g，黄柏、黄连各 60g，连翘、车前子各 180g，半夏、天花粉各 120g。共研细末，制成散剂，口服，每日 3 次，每次 9～12g。(《抗癌中药药理与应用》)

2. 胃癌　连翘、金银花、山豆根、山慈菇、土茯苓、虎杖、焦栀子、半枝莲、浙贝母、莪术、丹参、穿山甲、鳖甲、党参、黄芪、焦三仙各 10g。水煎取汁 400ml，分 2 次服；或蜜丸 10g 重，每日 3 次，每次 7 丸。[河北中医，1997，(5)：36]

3. 鼻咽癌　连翘、黄芩、桃仁、大黄各 12g，金银花 30g，蒲公英 24g，天花粉、当归、乳香各 15g，白芍、知母、薄荷各 6g。水煎服，每日 1 剂，分 3 次服。(《肿瘤的辨证施治》)

4. 喉癌、舌癌、扁桃体癌等　连翘、白术、黄芩、桔梗、防风、青皮、葛根、牛蒡子、升麻各 10g，生地黄、玄参、天花粉各 15g，栀子 9g，甘草、黄连各 6g。水煎服，每日 1 剂。(《中医肿瘤学》)

5. 上颌窦癌　连翘、黄芩、黄连、牛蒡子各 12g，板蓝根 30g，玄参、淡竹叶、栀子各 15g，僵蚕 10g，升麻、甘草各 6g。水煎服，每日 1 剂。[新中医，1984，16 (12)：34]

6. 恶性淋巴瘤　半枝莲、夏枯草、玄参、连翘各 500g，鹅不食草、儿茶、昆布、海藻、紫草各 250g。煎煮浓缩，干燥，压片，每片重 0.5g，口服，每日 3 次，每次 2～4 片。(成都军区总医院方)

7. 甲状腺癌　连翘 5g，金银花、生鳖甲各 60g，生牡蛎、天花粉、白花蛇舌草、蒲公英各 30g。每剂药煎 4 次，每次煎药汁 500ml，计 2 日 6 次服完。同时用农吉利注射液肌内注射，每日 2 次，每次 2ml。[新中医，1996，增刊 (2)：21]

8. **乳腺癌** 连翘、天花粉、山慈菇各 12g，夏枯草、瓜蒌皮各 24g，广郁金、橘叶、玄参各 9g，牛蒡子、山豆根各 6g。水煎，每日 1 剂，分 3 次服。《肿瘤的辨证施治》

9. **宫颈癌** ①金银花 12g，连翘、熟地黄、生地黄、沙参、茯苓、白芍、鹿角胶、党参各 9g，紫珠草、薏苡仁各 15g，败酱草 30g，甘草 3g。水煎服，每日 1 剂。②白花蛇舌草、爵床草、马齿苋、白茅根各 15g，金银花、石斛各 9g。煎水代茶，连服 1～2 月为 1 个疗程。（福州市第一人民医院方）

10. **皮肤癌** 板蓝根 120g，金银花、连翘、皂角刺各 9g。每日 1 剂，煎 2 次分服。《抗癌中草药大辞典》

龙胆 （《神农本草经》）

为龙胆科植物龙胆、三花龙胆和条叶龙胆的根。苦，寒。具有清热燥湿、泻肝胆火功能。龙胆热水提取物对小鼠肉瘤 S180 及人子宫颈癌 JTC26 均有抑制作用；其提取物能抑制癌细胞的扩散；此外，本品尚有健胃，促进唾液、胃液、胰液及胆汁分泌，促进胃肠运动和消化吸收，抗炎、降压等作用。

【用法用量】内服：煎汤，3～9g；或入丸、散。外用：适量，研末调敷。

【治癌效验】临床常用治肝癌、胆囊癌、胰腺癌、脑瘤、眼睑癌、鼻咽癌、宫颈癌、甲状腺癌、白血病等癌瘤中属湿热内盛、火毒蕴结者。

1. **肝癌** ①龙胆、黄芩、当归各 9g，白花蛇舌草、积雪草各 30g，射干、生地黄、泽泻各 15g，车前子 24g，黄栀子 18g，木通、粉甘草各 6g。水煎，2 次分服，每日 1 剂。配合攻毒溃坚散结膏外敷。（福建省第一人民医院方）②柴胡 12g，郁金 12g，川楝子 12g，龙胆 15g，茵陈 15g，垂盆草 15g，田基黄 15g，苍术 15g，薏苡仁 20g，白扁豆 20g，山药 20g，鸡内金 20g。水煎服，每日 1 剂。[时珍国医国药，2000，（4）]

2. **胆囊癌** 龙胆、夏枯草各 15g，白毛藤 30g，续随子、穿山

甲、鸡内金、昆布、海藻、海浮石、通草各 9g，阿魏、斑蝥各 1.5g。水煎服，每日 1 剂。(《中医肿瘤的防治》)

3. 胰腺癌 龙胆 15g，茵陈 30g，黄连 6g，皂角刺 2g。每日 1 剂，水煎服。(《抗癌本草》)

4. 脑瘤 龙胆、黄芪各 30g，清半夏、茯苓、海浮石、乌梢蛇、天麻、钩藤、昆布、海藻、丝瓜络、浙贝母、焦三仙各 10g，陈皮 7g，磁石、枸杞子各 30g，蜈蚣 5 条，夏枯草 15g。水煎服，每日 1 剂。(《实用抗癌验方》)

5. 鼻咽癌 ①龙胆、野菊花、苍耳子、玄参、太子参各 15g，两面针、重楼、茅莓各 30g。每日 1 剂，水煎服。[新中医，1977，(11)]②龙胆、钩藤、夏枯草、太子参各 15g，泽泻 50g，茅莓 100g，生南星 50～150g，重楼 50～100g。水煎服。(《实用肿瘤学》)

6. 眼睑癌 龙胆、栀子、木通、山豆根各 15g，黄连 5g，柴胡 10g，黄芩、生地黄各 20g，车前子 25g，夏枯草 30g，野菊花 50g，重楼 35g。水煎服，每日 1 剂。(《实用抗癌验方》)

7. 宫颈癌 龙胆、栀子、黄柏（盐炒）、赤芍各 9g，当归、连翘、蒲公英、紫花地丁各 12g，金银花 18g，土茯苓 30g，甘草 6g。水煎，2 次分服，每日 1 剂。另用山豆根、海螵蛸、文蛤、枯矾各 6g，冰片 3g，麝香 0.1g。共研末外用，先以车前子 30～50g，煎水冲洗患处，干净后上药粉少许，每日 1 次。(山东寿光县人民医院方)

8. 白血病 龙胆、黄芩、栀子、木通、当归、生地黄、柴胡、猪苓、泽泻各 10g，鸡血藤、丹参各 30g。水煎服。 (四川医学院方)

夏枯草 (《神农本草经》)

为唇形科植物夏枯草的花穗或全草。苦、辛、微甘，寒。具有清泄肝火、化痰散结、平抑肝阳功能。夏枯草水煎液对小鼠肉瘤 S180、子宫颈癌 U14、食管癌 109 细胞株等有抑制作用；其热水提取物对人子宫颈癌 JTC26 有抑制活性。此外，本品能增强肾上腺皮质及巨噬细胞吞噬功能和增加溶菌酶含量，有抗炎、利尿、降压、抗心肌缺血、降血糖、收缩子宫、抑菌等作用。

【用法用量】内服：煎汤，10~15g；或熬膏，或入丸、散。

【治癌效验】临床常用治肝癌、胃癌、肠癌、颅内肿瘤、肺癌、鼻咽癌、多发性骨髓瘤、恶性淋巴瘤、甲状腺肿瘤、腮腺癌、乳腺癌、宫颈癌等癌瘤中属痰火、热毒郁结者。

1. 肝癌　夏枯草、紫草根、薏苡仁、野菊花、白茅根各 30g，当归 20g，太子参 15g，红花、柴胡、佛手、木香各 9g。水煎服，每日 1 剂。(《抗肿瘤中药的治癌效验》)

2. 胃癌　夏枯草、马蹄香、白花蛇舌草、太子参各 15g，燕麦灵、生山楂各 25g，化肉藤 35g。加红糖水煎分 3 次服，每日 1 剂。(《抗癌中草药大辞典》)

3. 肠癌、鼻咽癌　夏枯草 75g，黄糖 25g，贝母 10g。水煎服，每日 1 剂。此方亦可作茶而时时饮之。(《实用抗癌验方》)

4. 颅内肿瘤　夏枯草、海藻、石见穿、野菊花、生牡蛎各 30g，昆布、赤芍、生南星各 15g，王不留行、露蜂房各 12g，桃仁、白芷、蜈蚣各 9g，全蝎 6g。水煎服。(上海龙华医院方)

5. 肺癌　①夏枯草、紫草根、薏苡仁、野菊花、白茅根各 30g，太子参 15g，当归 12g，红花、柴胡、佛手、木香各 9g。水煎，2 次分服，每日 1 剂。(《抗癌中草药制剂》) ②夏枯草、海藻、昆布、生牡蛎、石见穿、徐长卿各 30g，牡丹皮 9g，瓜蒌 15g，生地黄、野菊花、王不留行、铁树叶、蜀羊泉、望江南、鱼腥草、蒲公英各 30g。水煎服，每日 1 剂。[大众卫生报，2006，(4)]

6. 恶性淋巴瘤　夏枯草、玄参、山慈菇、黄药子、海藻、昆布各 15g，牡蛎、重楼各 30g，当归、川芎、赤芍、生地黄各 10g。水煎服，每日 1 剂。[北京中医，1985，(5)：22]

7. 多发性骨髓瘤　夏枯草 15g，凤尾草 24g，柴胡、龙胆各 9g，炙鳖甲 24g，地骨皮、僵蚕、蝉蜕、地龙各 12g，板蓝根 15g，漏芦 6g，生姜 2 片。每日 1 剂，水煎服。[上海中医药杂志，

1984，(7)]

8. 甲状腺癌、甲状腺囊肿　夏枯草、首乌藤各 20g，生牡蛎 30g，黄药子 9g，郁金、石菖蒲、沙参各 15g，柴胡、三棱、莪术各 10g。每日 1 剂。[中医杂志，1983，(9)]

9. 乳腺癌　鲜夏枯草全株、红藤、化肉藤、青皮各 15g，橘核 10g，蒲公英 50g。加红糖，水煎服。(《抗癌中草药大辞典》)

10. 宫颈癌　①夏枯草、山豆根、重楼各 30g，天花粉、柴胡、茜草各 15g，三棱、莪术各 9g。水煎服，每日 1 剂，连服 6 剂。②当归、柴胡、鸡内金各 15g，白术、白芍、茯苓、青皮、乌药、甘草各 9g，党参 30g。水煎，每日 1 剂，连服 3 天。③配合外敷药：乌梅 18g，鸦胆子、硇砂、蟾酥各 9g，马钱子、轻粉、雄黄、红砒各 6g。(《河南医学院方》)

11. 直肠癌　夏枯草、海藻、海带、玄参、天花粉、川楝子各 12g，牡蛎、贯众炭、白花蛇舌草各 30g，蜂房、丹参、蜀羊泉各 15g，象贝母 9g。以上药物水煎，每日 1 剂，分 2 次服。(《肿瘤良方大全》)

【使用注意】本品服用时，个别患者有过敏反应，出现全身红斑或麻疹样红色丘疹，瘙痒，恶心，呕吐，头晕，心悸，腹痛，腹泻，经抗过敏治疗可愈。

仙鹤草 (《伪药条辨》)

为蔷薇科植物龙芽草的全草。苦、涩，平。具有收敛止血、解毒消肿、消积止痢、补虚健脾、杀虫止痒功能。仙鹤草全草水煎液对人子宫颈癌 JTC26 抑制率为 100%；全草水溶性成分对小鼠肉瘤 S180、小鼠 Lewis 肺癌、黑色素瘤 B22、B16、大鼠瓦克癌 W256 均有较强的抑制活性；全草的乙醇提取物对肝癌皮下型肿瘤抑制率达 50% 以上；根的甲醇提取物有较强抑制 Hela 细胞集落形成的效果。此外，本品尚有促凝血作用，又有抗凝血、抗菌、抗阴道滴虫，杀灭绦虫、蛔虫、血吸虫，抗疟，调节心律，降血压，降血糖等作用。

【用法用量】内服：煎汤，10～15g，大剂量可用 30～60g；或鲜品捣汁；或入散剂。外用：适量，捣敷。

【治癌效验】临床常用治肺癌、鼻咽癌、肝癌、胃癌、食管癌、直肠癌、肾癌、膀胱癌、宫颈癌、多发性骨髓瘤等癌瘤中属热毒壅滞，正气不足或明显出血者。

1. 肺癌　①仙鹤草、枳壳、净火硝、白矾、郁金各18g，五灵脂15g，制马钱子12g，干漆6g。制成片剂，每片重0.48g，每服4～8片，每日3次，3个月为1个疗程。（陕西省中医研究所方）②将仙鹤草、蟾蜍、人参经提炼制成片剂，每片含复方药物0.4g，每次6片，每日3次，可连服数月至1年。[新中医，1986，（4）：31]③仙鹤草30g，鱼腥草30g，猫爪草20g，山海螺15g，仙茅10g，淫羊藿10g，北沙参10g，补骨脂20g，黄精15g。水煎服，日1剂。[光明中医，2009，（2）]

2. 鼻咽癌　仙鹤草30g，白及15g，冬虫夏草5g，雷公藤10g。水煎服，每日1剂。（《实用抗癌验方》）

3. 肝癌　仙鹤草、半枝莲、半边莲、女贞子各30g，薏苡仁、龙葵各20g。水煎服。术后亦可使用。（《中国民间百草良方》）

4. 胃癌　仙鹤草、葛根、三七各30g，栀子、茵陈、马尾黄连各15g，重楼10g，薏苡仁30g。水煎服，每日1剂。（《中药的妙用》）

5. 食管癌　仙鹤草，按月取草头1个。如3月份取3个，4月份取4个。捣汁，同人乳汁搅匀服。或取鲜仙鹤草100g，压汁同羊奶等量饮服。或干品50g，水煎服，每日1剂。（《实用抗癌验方》）

6. 直肠癌　仙鹤草、败酱草各50g。水煎，每日分3次服。[肿瘤防治研究，1979，（5）：40]

7. 肾癌　仙鹤草、藤梨根、忍冬藤各60g，白英、虎杖、半枝莲各30g，半边莲、凤尾草各15g，川楝子12g，乌药9g，苦参、白芷各6g。水煎服，每日1剂。（《实用抗癌验方》）

8. 膀胱癌　仙鹤草、鱼腥草各30g，石韦、大蓟、小蓟各15g，北沙参、浙贝母、前胡、黄芩各12g。水煎，分2次服，每

日 1 剂。(《抗癌中草药大辞典》)

9. 宫颈癌　①仙鹤草根芽 150g，水煎取浓汁，以棉线缠紧如茧，浸药后，纳入阴道中，1 日 4 次。(《实用抗癌验方》) ②仙鹤草、败酱草各 50g，水煎代茶饮。(《抗癌植物药及其验方》)

10. 多发性骨髓瘤　仙鹤草 90g，蛇六谷 60g，白花蛇舌草、半枝莲、半边莲各 30g，生薏苡仁 12g，喜树根、败酱草根、蛇莓、白毛藤、大青叶、三棱、莪术、赤芍、红花各 10g。水煎服。(《中国中医秘方大全》)

地骨皮 (《神农本草经》)

为茄科植物枸杞或宁夏枸杞的根皮。甘、微苦，寒。具有清肺降火、凉血退蒸功能。地骨皮热水提取物对小鼠肉瘤 S180 (腹水型) 有抑制活性；体外实验对人子宫颈癌细胞具抑制作用；其煎剂对正常小鼠白细胞介素-2 (IL-2) 有抑制活性；对环磷酰胺所致白细胞降低有显著的提高作用；而对硫唑嘌呤所致 IL-2 产生超常呈现抑制作用。此外，本品尚有抑制 IgE、解热、降压、降血糖、降血脂、兴奋未孕大鼠及小鼠离体子宫、抑菌等作用。

【用法用量】内服：煎汤，10～15g，大量可用 30～60g；或入丸、散。外用：适量，煎水含漱，淋洗，或研末撒，或调敷。

【治癌效验】临床常用治鼻咽癌、肺癌、肝癌、直肠癌、白血病、骨癌、阴道癌、外阴癌、皮肤癌等癌瘤中属阴虚血热者。

1. 鼻咽癌　地骨皮、紫菀各 15g，半枝莲、白毛藤、大蓟根各 30g，苍耳子 12g，天胡荽 9g，辛夷 6g。水煎服，每日 1 剂。(《肿瘤要略》)

2. 肺癌　生地黄、南沙参、北沙参、天花粉、王不留行、海藻、昆布、丹参、炙穿山甲、炙鳖甲各 12g，延胡索、夏枯草各 15g，地骨皮、野菊花、望江南、怀山药、白花蛇舌草、蒲公英、石见穿、徐长卿、煅牡蛎、蜀羊泉、鱼腥草、紫花地丁各 30g，五味子 6g，百部、川贝母、象贝母、牡丹皮各 9g。每日 1 剂，水煎，分 2 次温服。(《抗癌中草药大辞典》)

3. **肝癌** 地骨皮、白芍各 12g，穿山甲、生牡蛎各 15g，地龙、苦楝子、郁金、桃仁、红花各 9g，牡丹皮、炒常山各 6g。水煎服，每日 1 剂。[浙江中医学院学报，1982，（增刊）]

4. **直肠癌** 地骨皮、石竹根各等份，制成浸膏，每服 10ml，每日 2 次。(《抗癌植物药及其验方》)

5. **白血病** ①生黄芪、大青叶、白花蛇舌草、薏苡仁各 30g，玄参、生地黄、牡丹皮、重楼各 15g，黄药子、地骨皮各 9g。水煎服，每日 1 剂。(《肿瘤良方大全》) ②地骨皮、生地黄各 12g，水牛角 3g（磨冲），玄参、龟甲、鳖甲各 15g，麦冬、栀子、党参各 9g，青黛 6g，柴胡 4.5g。水煎服，每日 1 剂。(《治肿瘤方剂》)

6. **骨癌** 青蒿、川断、木瓜、伸筋藤、秦艽、当归、川芎、甘草、白毛藤、银柴胡、喜树菌各 10g，地骨皮、夏枯草、桑枝、天丁、龟甲、龙葵、猪殃殃各 12g，桂枝 6g，骨碎补、半枝莲、白花蛇舌草各 15g。水煎服，每日 1 剂。(《抗癌良方》)

7. **阴道癌** 地骨皮、蛇床子各 30g，水煎，冲洗阴道，每日 1 次。(《肿瘤的诊断与防治》)

8. **皮肤癌** 地骨皮、木槿皮、白鲜皮各 50g，夏枯草 30g，鸡血藤 25g，三棱、莪术各 15g。水煎熏洗患处，每日 1 次，每次 20～30min。(《抗癌良方》)

知母 (《神农本草经》)

为百合科植物知母的根茎。苦、甘，寒。具有清热泻火、滋阴润燥功能。知母体外实验对移植性小鼠肉瘤 S180 和人子宫颈癌 JTC26 细胞均有抑制活性；其煎煮液对肝癌细胞 H2、人子宫颈癌 Hela 细胞也有抑制作用；其皂苷对人肝癌移植裸大鼠模型可抑制肿瘤生长，生存期较对照组长；其抗肿瘤机制是知母皂苷对细胞膜钠泵有强烈的抑制作用。此外，尚有解热、祛痰、利尿、降血糖、降血压、抗菌等作用。

【**用法用量**】内服：煎汤，6～15g；或入丸、散。

【**治癌效验**】临床常用治脑肿瘤、鼻咽癌、肺癌、食管癌、胃癌、结肠癌、宫颈癌、膀胱癌、前列腺癌、皮肤癌、头颈部肿瘤等癌瘤中属火毒内盛，阴虚燥热者。

1. 脑肿瘤　知母、绞股蓝、石斛、白茅根各 15g，麦冬、沙参、钩藤、生地黄、黄精、枸杞子各 12g，僵蚕、玄参、大黄各 9g。水煎服，每日 1 剂。(《抗癌良方》)

2. 鼻咽癌　知母 12g，玄参、北沙参各 30g，麦冬、黄芪、女贞子、卷柏、苍耳子、辛夷、菟丝子各 15g，石斛、党参、白术各 25g，山豆根、白芷、山药、石菖蒲各 10g。每日 1 剂，煎 3 次，分 3 次服。[云南中医杂志，1988，(3)：10]

3. 肺癌　知母、白花蛇舌草、半枝莲、鱼腥草、玄参、马兜铃、款冬花、白果各 10g，川贝母、桔梗、沙参、枇杷叶、半夏各 15g，生甘草 20g。水煎服，每日 1 剂。(哈尔滨医科大学肿瘤医院方)

4. 食管癌　知母、麦冬、赭石各 15g，天冬、人参、半夏、当归、柿霜各 9g。水煎服。(《抗癌植物药及其验方》)

5. 结肠癌　知母、熟地黄各 15g，山茱萸、山药各 12g，泽泻、茯苓、牡丹皮、黄柏、枸杞子、女贞子各 9g。水煎服。(《抗癌植物药及其验方》)

6. 宫颈癌　知母、当归、三棱、莪术、桃仁各 16g，鸡内金、穿山甲各 15g，香附 12g，水蛭 30g，黄芪 45g。每日 1 剂，水煎服。(沈阳医学院附属第一医院方)

7. 膀胱癌　知母、黄柏各 12g，白花蛇舌草、土茯苓各 30g，半枝莲 15g，大蓟、小蓟、蒲黄炭、山茱萸各 9g，琥珀粉 2g。水煎服，每日 1 剂，分 2 次服。(《肿瘤的辨证施治》)

8. 皮肤癌　知母、皂角刺、乳香、急性子各 15g，半夏、川贝母、蛇蜕各 10g，天花粉 20g，金银花 30g。水煎服，每日 1 剂。(青岛市立医院方)

9. 头颈部肿瘤　石膏 60g，知母 12g，麦冬 12g，玄参 10g，天花粉 10g，葛根 15g，虎杖 10g，紫草 10g，甘草 9g。水煎服，每日 1 剂。[齐鲁护理杂志，2008，(12)]

栀子 (《神农本草经》)

为茜草科植物栀子的成熟果实。苦，寒。具有清热利湿、凉血解毒、消肿止痛功能。以噬菌体法筛选抗瘤药物，本品有抗肿瘤活性；其热水提取物对小鼠腹水型肉瘤 S180 微有抑制作用。此外，尚有解热、镇痛、镇静、降压、止血、抗病原微生物等作用。

【用法用量】内服：煎汤，6～12g；或入丸、散。外用：适量，研末调敷。

【治癌效验】临床常用治肝癌、胃癌、宫颈癌、唇癌、鼻咽癌、黑色素瘤等癌瘤中属火毒内炽、湿热蕴积者。

1. 肝癌　栀子、朱砂、雄黄、牛黄、郁金、水牛角、黄连、黄芩各 30g，梅片、麝香各 7.5g，珍珠 15g。以上诸药研极细末，炼蜜为丸，每丸 3g，金箔为衣，蜡壳贮之，密藏勿泄气，成人病重体实者，每次服 1～2 丸，凉开水送下，病重者酌量每日 2～3 次，小儿服半丸，不效再服半丸，脉虚者以人参汤送服，脉实者，金银花、薄荷汤送服，若大便秘结者，可调大黄末 9g，同内服，若昏迷者，可将本品化开，鼻饲给药，每日 1～2 次，重者 2～3 次，小儿酌减。(《抗癌中草药大辞典》)

2. 胃癌　栀子、茵陈、马尾连各 15g，葛根、薏苡仁、仙鹤草各 30g，重楼 16g，三七 3g。水煎服，每日 1 剂。(《抗肿瘤中药的治癌效验》)

3. 唇癌　栀子、僵蚕、甘草、藿香各 9g，生石膏、防风各 12g，全蝎 3g，蜈蚣 6g。水煎服，每日 1 剂。(《肿瘤的诊断与防治》)

4. 宫颈癌　栀子、草薢 10g，半枝莲 60g，白茅根 30g，漏芦、车前子各 15g，炒大黄、木香各 3g。根据病情可加何首乌 10g，墨旱莲 15g，水煎口服，每日 1 剂，分 2 次服。(《抗癌中草药大辞典》)

5. 鼻咽癌　栀子、黄芩、龙胆、当归、泽泻各 9g，柴胡、木通、车前子、生甘草各 6g，生地黄 15g。水煎服。局部用山苦瓜

10g，切碎浸入 75％乙醇 25ml 加蒸馏水 25ml 中，3 天后过滤取汁，加甘油 20ml，滴鼻。(《抗癌植物药及其验方》)

6. 黑色素瘤　栀子、大黄、黄芩、马尾连各 15g，白花蛇舌草、半枝莲各 30g。水煎服，每日 1 剂。(《抗肿瘤中药的治癌效验》)

鱼腥草 (《履巉岩本草》)

为三白草科植物蕺菜的带根全草。辛，寒。具有清热解毒、消痈排脓、利尿通淋功能。鱼腥草素对小鼠艾氏腹水癌有明显抑制活性，对癌细胞有丝分裂最高抑制率为 45.7％；噬菌体法试验，本品有抗噬菌体作用，提示有抑癌活性；国外在本品全草中得到一种熔点为 140℃的针状结晶，证明对胃癌有效；并能增强机体免疫功能。此外，尚有抗过敏、平喘、抗炎、抗菌、抗病毒和利尿等作用。

【用法用量】内服：煎汤，10～30g，或鲜者 30～60g，不宜久煎。外用：适量，煎水熏洗或捣敷。

【治癌效验】临床常用治肺癌、肠癌、宫颈癌、肝癌、甲状腺癌等癌瘤中属热毒内盛、痰热壅阻者。

1. 肺癌　①鱼腥草、铁树叶各30g，八月札、茯苓、猪苓、生薏苡仁各15g，党参、黄芪、白术、陈皮各9g，白花蛇舌草20g。水煎服。[上海中医药杂志，1979，(3)] ②鱼腥草 30g，仙鹤草30g，猫爪草 20g，山海螺 15g，仙茅 10g，淫羊藿 10g，北沙参10g，补骨脂 20g，黄精 15g。水煎服，每日一剂。[光明中医，2009，24 (2)：336-337]

2. 宫颈癌　鱼腥草、牡蛎各30g，丹参、党参各15g，当归、茜草、白术、赤芍、土茯苓各9g，白花蛇舌草60g，大枣 5 个。每日 1 剂，水煎，分 2 次温服。(《抗癌中草药制剂》)

3. 肠癌　鱼腥草18g，山楂炭 6g。水煎，蜂蜜调服。(《抗癌植物药及其验方》)

4. 胃癌　鱼腥草、望江南、白花蛇舌草、夏枯草、紫草根各

30g，南沙参 9g，炙山甲、炙鳖甲各 15g，藤梨根（猕猴桃根）60g。水煎服，每日 1 剂。（中草药单方验方新医疗法选编．南京市革委会卫生局卫生教育馆，1971：329）

菝葜 （《名医别录》）

为百合科植物菝葜的根茎。亦称金刚藤。甘、酸，平。具有清热解毒、祛风利湿、利水消肿功能。应用噬菌体体外筛选，本品有抗噬菌体的作用，提示有抗肿瘤活性；对小鼠肉瘤 S180 及脑瘤 B22 均有抑制效果。对吉田肉瘤、腹水型肉瘤 S37 生命延长率在 50% 左右。此外，本品尚有利尿、解毒、抗锥虫、抗菌、收敛止血等作用。

【用法用量】 内服：煎汤，10～15g，大剂量 30～90g；或浸酒；或入丸、散。外用：适量，煎水熏洗。

【治癌效验】 临床常用治食管癌、胃癌、肠癌、肝癌、胆囊癌、胰腺癌、鼻咽癌、乳腺癌、宫颈癌、白血病、皮肤癌等癌瘤中属热毒内蕴、水湿壅滞者。

1. 食管癌、胃癌、肠癌、肝癌等　菝葜根干品 250～500g，以水 3～3.5kg 浸泡 1h，用文火煎煮 3h，取药汁加肥肉 30～60g 再煮 1h，得药汁 500ml，于 1h 内多次服用。（《老药新用途》）

2. 白血病　菝葜 60g，黄芪 50g，白花蛇舌草 30g，山豆根、熟地黄各 15g，党参 25g，当归、白芍、阿胶（烊化）、龙眼肉各 12g。水煎服，每日 1 剂。[医学研究通讯，1974，（8）]

3. 皮肤癌　菝葜、半枝莲各 30g，蛇蜕、蝉蜕各 15g。菝葜加水先煎煮 2h 再加入后味药同煎，去渣取汤汁，分 3 次服，每日 1 剂，15 日为 1 个疗程。（《本草从新》）

拳参 （《本草图经》）

为蓼科植物拳参的根茎。苦，凉。具有清热解毒、凉血止痢、镇肝息风功能。本品的水浸液对移植的子宫颈癌 U14 有抑制活性；其制剂对小鼠肉瘤 S180 有抑制作用。此外，本品尚有抗菌、止血等作用。

【用法用量】 内服：煎汤，3～12g；或入丸、散。外用：适量，捣敷，煎水含漱或洗涤。

【治癌效验】 临床常用治食管癌、胃癌、胰腺癌、肺癌、喉癌、头颈部恶性肿瘤等癌瘤中属血热毒盛者。

1. 食管癌　拳参、紫草、生黄芪、金银花、山豆根、白花蛇舌草、薏苡仁、黄柏各 2 份，香橼 1 份。共研末，炼蜜为丸，每丸重 9g，每日 3 次，每次 2 丸，开水化服。[浙江中医学院学报，1982（增刊）]

2. 胰腺癌　拳参、三七、鸡内金各 30g，青黛、人工牛黄各 15g，紫金锭、野菊花各 10g。共研细末，每日 3 次，每次 2g，开水送服。（《肿瘤临证备要》）

3. 喉癌　拳参 15g，板蓝根 20g，牛蒡子 12g，黄芩、桔梗、浙贝母、麦冬、生栀子、山豆根各 10g，紫苏、薄荷、金果榄各 6g。水煎服，另服知柏地黄丸 1 丸。（《抗癌植物药及其验方》）

4. 头颈部恶性肿瘤　拳参、黄药子各 30g，泽漆 15g，夏枯草 12g。水煎服，每日 1 剂。（《实用抗癌药物手册》）

冰片 （《名医别录》）

为龙脑香科植物龙脑香树脂的加工品，亦称"梅片"；由菊科植物艾纳香叶的升华物经加工劈削而成，称"艾片"；用松节油、樟脑等，经化学方法合成，称"机制冰片"。辛、苦，微寒。具有开窍醒神、清热止痛功能。冰片热水溶解后的低温干燥品，体外实验对 JTC26 有抑制作用；复方荧光剂（以冰片、红花等药组成）体外试验有抗肿瘤活性。此外，本品并有抑菌、止痛、防腐及对中、晚期妊娠小鼠的引产作用。

【用法用量】 内服：入丸、散，1.5～3g。外用：适量，研末撒或调敷。

【治癌效验】 临床常用治喉癌、乳腺癌、宫颈癌、阴茎癌、直肠癌、皮肤癌等癌瘤中属火邪热毒郁结者。

1. 喉癌　冰片、明雄黄各 1g，硼砂 3g，玉丹（明矾 150g，芒硝45g，硼砂45g，牛黄1g组成）、薄荷各0.2g，黄柏、白芷、蒲黄各0.1g，甘草0.5g。先将雄黄研细，加入玉丹、白芷，研到无声，再入黄柏等药研，最后入冰片，研细粉。吹喉用。（《肿瘤临证备要》）

2. 宫颈癌　大枣20枚，去核。每枚大枣内加红砒0.1g，用豆秆火烧之存性，研粉，另以冰片、青黛各3g，雄黄、制乳香、制没药各2g，炉甘石6g。共为细末，与上药混合拌匀，炼蜜为丸，每丸重3g，纳入阴道内，每3～4日用1丸。[上海中医药杂志，1984，（9）]

3. 皮肤癌　冰片0.15g，硇砂9g，轻粉、雄黄、大黄、硼砂各3g。上药共研末，用香油调成糊，外用，每日涂搽1次。（沈阳医学院附一医院方）

4. 直肠癌　冰片7.5g，硼砂、雄黄、三仙丹各6g，乳香、血竭各4.5g，轻粉3g，白矾2.7g，蛇床子2.1g，蟾酥0.6g，儿茶0.05g。各药研细末，将白矾用开水溶化，加蛇床子、蟾酥、血竭结成片状，制栓状外用，每次1个，塞于癌灶处，2～3日1次。（《抗癌中药药理与应用》）

5. 乳腺癌　冰片0.6g，紫金锭12g，王不留行30g，猫眼草30g，金银花30g。先将王不留行、猫眼草、金银花制成浸膏干粉，再加紫金锭、冰片研细和匀，制成内服散剂。每次1.5～3g，每日4次。[江苏中医，1996，（17）]

大黄 （《神农本草经》）

为蓼科植物掌叶大黄、唐古特大黄或药用大黄的根及根茎。苦，寒。具有泻热通便、解毒消痈、逐瘀通经、凉血止血功能。药用大黄的粗提取物皮下注射，对小鼠肉瘤S37有抑制活性；大黄素对艾氏腹水型癌细胞有明显抑制活性。对这种癌的某些氨基酸和糖代谢中间产物的氧化和脱氢也有很强的抑制作用；大黄素对小鼠黑色素瘤有明显抑制效果；大黄酸能抑制艾氏癌腹水型及小鼠肉瘤S180；大黄的热水提取物对小鼠肉瘤S180亦有抑制作用；本品中的醌类亦具有抗癌活性。对人体子宫颈癌细胞培养株系 JTC26 有抑制效果。此外，大黄素、大黄酸有抑制免疫作用，而大黄多糖有促进免疫作用；并有泻下、抗菌、止血、改善微循环、抗血脂、护肝、利胆、降尿素氮等作用。

【用法用量】内服：煎汤，5～10g；或研末服，1～3g。外用：适量，研末调敷。

【治癌效验】临床常用治肝癌、胃癌、结肠癌、直肠癌、胰腺癌、肺癌、子宫癌、白血病、恶性淋巴瘤、黑色素瘤、皮肤癌、鼻咽癌等癌瘤中属热毒、瘀血壅结者。

1. 肝癌　大黄、香附各 9g，黄连、木香 6g，当归、龙胆、黄芩、板蓝根各 12g，四季青 24g。水煎服，每日 1 剂。(《肿瘤的辨证论治》)

2. 胃癌　大黄、龟甲各 10g，重楼、川黄连、莪术各 15g，川厚朴、紫草各 20g，白花蛇舌草、半枝莲、地榆炭各 30g。水煎服，每日 1 剂。(《抗癌植物药及其验方》)

3. 结肠癌　大黄、芒硝各 20g，桂枝、厚朴、枳实、桃仁、红参各 10g，甘草 6g。另用莱菔子 500g 煮汁代水煎药，内服。(淮阴卫生学校方)

4. 直肠癌　①大黄 3g，鸦胆子 15 粒，蟾酥 0.015g。共为细末，每日 1 次。[湖南医药杂志，1977，(5)] ②大黄 6g，八角金盘 12g，山慈菇、蛇莓、八月札、石见穿、败酱草、薏苡仁各 30g，鸡血藤、黄芪、丹参各 15g，枳壳 10g。水煎服，每日 1 剂。[湖南中医杂志，1998，(6)]

5. 胰腺癌　大黄、肿节风、黄芪各 30g，人参 10g (嚼服)。水煎服，每日 1 剂。(《百病良方》)

6. 子宫癌　酒大黄 30g，北重楼 90g，赤芍 30g，当归 30g，黄芪 30g。共为细末，炼蜜为丸，每丸重 6g，早、晚各 1 丸。(《东北中草药手册》)

7. 急性粒细胞性白血病　生大黄 9g，牡丹皮 3g，玄参、生地黄、大青叶各 9g，人中黄、蝉蜕各 4.5g，天花粉 6g。水煎服，每

日 1 剂。(《抗癌本草》)

8. **慢性粒细胞性白血病** 大黄䗪虫丸(由大黄、黄芩、甘草、桃仁、杏仁、赤芍、生地黄、干漆、虻虫、水蛭、蛴螬、䗪虫等组成),每日 2～3 丸,4 周为 1 个疗程。[中西医结合杂志,1988,8(8):500]

9. **黑色素瘤** 大黄、黄芩、栀子、马尾连各 15g,白花蛇舌草、半枝莲各 30g。水煎服。(《中药的妙用》)

10. **鼻咽癌** 蒲公英 12g,野菊花 10g,桃仁、乳香、当归、大黄各 15g,薄荷、黄芩、赤芍各 6g,金银花 30g。水煎服,每日1 剂。[中国中医药报,2006,(11)]

【使用注意】①取本品泻下,宜生用,入汤剂应后下,或用开水泡服;取其活血,宜酒制;取其止血,宜制炭。②本品苦寒,易伤胃气,脾胃虚弱者慎用;其性沉降,并善活血祛瘀,故妇女怀孕、月经期、哺乳期应忌用。

芦荟 (《药性论》)

为百合科植物库拉索芦荟及同属植物叶茎的液汁。亦称卢会、奴会。苦,寒。具有泻火、攻下、通经、杀虫功能。芦荟 1：500的醇浸出物,在体内实验中,可抑制小鼠肉瘤 S180 和艾氏腹水癌生长;芦荟素对实体癌有抑制活性;芦荟素 A 对小鼠肉瘤 S180、艾氏腹水癌、纤维肉瘤及 P388 淋巴细胞性白血病有抑制作用,能延长生存期,其治疗肿瘤有效率为 $50\%～67\%$;能增加体内自然杀伤细胞的活性和激活大鼠巨噬细胞;并能治愈因放射线造成的脏器损伤;日本专家从芦荟分离出的肿瘤杀灭因子有极强的抗癌活性。此外,本品尚有泻下、抑制真菌和人型结核杆菌等作用。

【用法用量】内服:入丸、散,1.5～4.5g。外用:适量,研末调敷。

【治癌效验】临床常用治肝癌、胃癌、直肠癌、白血病、脑肿瘤、肺癌、恶性淋巴瘤、甲状腺癌等癌瘤中属热毒壅结者。

1. **肝癌** 芦荟、天竺黄、阿魏、全蝎(洗,全用,焙干)各

12g，京三棱、莪术（各用醋煨）、自然铜、蛇含石（各烧红，醋淬 7 次）各 6g，雄黄、蜈蚣（全用，焙干）各 3.6g，朱砂 2.4g，木香 4.5g，铁华粉（用糯米醋炒）3g，沉香 2.4g，冰片 1.5g。上药研为极细末，用雄猪胆汁（黑狗胆汁尤妙）为丸，如梧桐子大。每次服 2.1～2.8g，重者 3g，五更时用酒送下。块消即止，不必尽剂。（《赤水玄珠》）

2. 胃癌　芦荟 10g，北沙参、重楼各 24g，麦冬 15g，知母、天花粉各 12g，生石膏、败酱草、半枝莲、白花蛇舌草各 30g，生大黄 6g。水煎服，每日 1 剂。（《百病良方》）

3. 白血病　芦荟、青黛、大黄各 15g，当归、黄柏、龙胆、栀子、黄芩各 30g，木香 10g。各药共研细末，炼蜜为丸，每丸重 10g，每日服 6～9 丸。（中国医学科学院血液研究所方）

4. 脑肿瘤　芦荟、大黄、青黛各 15g，当归（焙）、龙胆、大栀子、黄连、黄柏、黄芩各 30g，木香 7.5g，麝香 1.5g。上药为末，炼蜜为丸，如小豆大，小者如麻子大。每服 20 丸，生姜汤送下。（《黄帝素问宣明论方》）

5. 肺癌　芦荟 9g，金银花、荆芥、牛蒡子各 12g，重楼、猪苓各 24g，败酱草、半枝莲、白花蛇舌草各 30g。水煎服，每日 1 剂。（《百病良方》）

6. 恶性淋巴瘤　芦荟、白芍、川芎、昆布、牡丹皮各 10g，生地黄、当归、蛤粉、天花粉、女贞子各 15g，黄连 5g，青皮、牙皂各 6g，沙参 20g。水煎服，每日 1 剂。（《中医肿瘤学》）

【使用注意】本品泻下力较强，脾胃虚弱者及孕妇忌用。

芦根 （《名医别录》）

为禾本科植物芦苇的地下茎。甘，寒。具有清热生津、除烦止呕功能。本品所含的多糖特别是聚糖具有显著的抗癌活性，对小鼠肉瘤 S180 有抑制作用，毒性很低；多糖类能刺激网状内皮系统，提高宿主对癌细胞的特异抗原免疫力。此外，尚有镇静、镇吐、抑菌及溶解胆结石等作用。

【用法用量】内服：煎汤，15～30g，或鲜品 30～60g。

【治癌效验】临床常用治肺癌、鼻咽癌、食管癌、胃癌等癌瘤中属热盛津伤者。

1. 肺癌　苇茎、冬瓜仁、薏苡仁、败酱草、白英各 30g，山慈菇、猪苓各 24g，茯苓、瓜蒌、莪术各 15g，桃仁、法半夏各 12g。水煎服，每日 1 剂。(《百病良方》)

2. 鼻咽癌　芦根、雪梨干各 50g，天花粉、玄参、荸荠各 25g，麦冬、生地黄、桔梗各 15g，杭白菊 20g。水煎服，每日 1 剂。(广州市中医院方)

3. 食管癌　①芦根汁、人参汁、龙眼肉汁、甘蔗汁、梨汁、人奶各等份。本方加少许姜汁，隔水炖成膏，徐徐频服。(《抗癌本草》)②芦根 60～120g 煎汤代水泡余药：炒栀子 10g、干姜 10g、丹参 30g、莪术 10g、水蛭 10g、苏半夏 10g、白芍 20g、大枣 3 枚、生姜 5 片、炙甘草 6g。水煎服，每日 1 剂。[吉林中医药，2004，(10)]

4. 胃癌　芦根 30g，白花蛇舌草 60g，黑姜 3g，半枝莲 15g，栀子 9g。水煎服，每日 1 剂。以后芦根煎水代茶。(《湖南中草药单方验方选编》)

青蒿 (《神农本草经》)

为菊科植物黄花蒿的全草。苦、微辛，寒。具有清热解毒、清虚热、除骨蒸、截疟功能。青蒿水煎液对人子宫颈癌 JTC26 有抑制活性，对小鼠移植性肿瘤 U14、S180 和 L1 的生长亦有抑制作用。青蒿酸及青蒿 B 的衍生物——化合物 A、B、C、D 对人体肝癌细胞 SMMC7721 有明显的杀伤作用。本品的抗癌作用很可能是通过对免疫系统的调节而实现的。青蒿素类药物能增加脾脏的重量，调节巨噬细胞吞噬功能。此外，还有抗肝损害、抗疟、平喘、抗寄生虫、抗炎、解热、镇痛、抗流感病毒及抗菌作用。

【用法用量】内服：煎汤，6～10g，不宜久煎；截疟宜鲜品绞汁用。外用：适量，捣敷或研末调敷。

【治癌效验】临床常用治肝癌、胃癌、肠癌、肺癌、鼻咽癌、乳腺癌、颅内肿瘤、白血病等癌瘤中属湿火郁结或阴虚内热者。

1. 肝癌　青蒿、徐长卿、大黄各 15g，茵陈、半枝莲、茯苓各 30g。水煎服。(《抗癌中草药选方》)

2. 胃癌、肺癌、肝癌等　青蒿 300g，藤梨根、野葡萄根、半边莲、丹参、白花蛇舌草各 250g，大黄、佛手、地榆、号筒草各 100g。上药制成片剂，每片重 0.5g，口服，每次 4 片，每日 3 次。(湖北红安县永河卫生院方)

3. 肠癌　青蒿、鲜野葡萄根、地榆各 60g，鲜蛇莓 30g。上药洗净沥干，置热水瓶中，倒沸水浸过药面，浸泡 12h，滤出药液，口服，每日 1 剂，随时饮，15 天为 1 个疗程。(《抗癌中草药制剂》)

4. 鼻咽癌　青蒿、韩信草、白花蛇舌草、覆盆子、入地金牛各 60g。上药均用鲜品，捣烂，加浓茶绞汁，再用蜂蜜调制即得，1 次服完，每日 1 剂。(福州军区总医院方)

5. 颅内肿瘤　青蒿、当归、生地黄、熟地黄、黄芩、鳖甲、牡丹皮、白芍各 15g，黄连、黄柏、知母、甘草各 10g，黄芪、地骨皮各 30g。水煎服。(《抗癌中草药大辞典》)

6. 白血病　青蒿、鳖甲、辽沙参各 20g，水牛角、银柴胡各 10g，生地黄 15g，龟甲 30g。水煎，2 次分服，每日 1 剂。(《抗癌中草药大辞典》)

败酱草 (《神农本草经》)

为败酱科植物黄花败酱草、白花败酱草的带根全草。辛、苦，微寒。具有清热解毒、消痈排脓、祛瘀止痛功能。败酱草热水浸出物对人子宫颈癌 JTC26 细胞有抑制活性；败酱根热水浸出液能抑制 JTC26 细胞，而且不抑制正常细胞，反而能 100% 地促进正常细胞 (人体纤维胚细胞)；亦对荷瘤小鼠 S180 癌细胞有抑制作用。此外，黄花败酱草还有抑菌、抗病毒、促进肝细胞再生、改善肝功能的作用。

【用法用量】 内服：煎汤，6～15g。外用：适量，鲜品捣敷。

【治癌效验】 临床常用治膀胱癌、宫颈癌、肠癌、喉癌、乳腺癌、绒毛膜上皮癌等癌瘤中属热毒瘀阻者。

1. 膀胱癌　败酱草、夏枯草、白鲜皮、山豆根、重楼各 60g，黄药子、山慈菇各 30g，鸡蛋 30 个。将上药入锅内放大半锅水煮开，待蛋熟捞出，击破蛋壳，再放入锅煮 2h 取出去壳，泡醋内 24h 即成。每日 1 次，每次吃 3 个蛋，1 个月为 1 个疗程。可连吃 3 个月。（《抗癌中草药大辞典》）

2. 宫颈癌　①败酱草、仙鹤草各 50g。水煎服，每日 1 剂。[肿瘤防治研究，1979，（5）] ②败酱草、半枝莲、白花蛇舌草各 30g，重楼、虎杖各 15g。水煎服。（《云南抗癌中草药》）

3. 肠癌　猪殃殃、白英各 60g，败酱草、铁扁担各 30g，鸦胆子 15 粒（胶囊包吞），水红花子 15g。便血加茜草根 30g；便秘加土大黄 15g，望江南 30g；腹胀加苍术 9g。水煎服，每日 1 剂。（上海徐汇区天平地段医院方）

4. 喉癌　败酱草、凤尾草各 12g，射干、炒僵蚕、土贝母、胖大海各 9g，蝉蜕、凤凰衣、板蓝根各 6g，地龙、桔梗各 4.5g。水煎服，每日 1 剂。每日另吞消瘤丸 9g。消瘤丸组成：全蝎、露蜂房、蛇蜕各等份，研末水泛为丸，每日服 1 次即可。（《抗癌中草药大辞典》）

5. 乳腺癌　败酱草、黄芪各 4g，白术 30g，甘草 2g。研细末，1 日量，分 3 次服。（《抗癌中草药大辞典》）

6. 绒毛膜上皮癌　败酱草、黄芪、白及各 15g，赤小豆、薏苡仁、冬瓜仁、鱼腥草各 30g，茜草、当归、党参、阿胶珠各 9g，甘草 6g。腹中有块加蒲黄、五灵脂各 9g；阴道出血加贯众炭 9g；腹胀加厚朴花 9g；胸痛加郁金 9g，陈皮 6g；咯血重用白及、茜草。水煎服，每日 1 剂。（《抗癌中草药大辞典》）

7. 食管癌　败酱草 30g，瓜蒌 30g，生薏苡仁 30g，青黛 9g，硼砂 9g，山豆根 12g，白术 12g，忍冬藤 30g。水煎服，每日 1 剂。（中草药验方选编.内蒙古自治区人民出版社，1972：152）

垂盆草 (《全国中草药汇编》)

为景天科植物垂盆草的全草。甘、淡、微酸，凉。具有清热解毒、利湿退黄功能。本品对小鼠肉瘤 S37 有抑制活性。此外，尚有抗菌、保肝降酶等作用。

【用法用量】内服：煎汤，15～30g，鲜品加倍。外用：适量，捣烂敷。

【治癌效验】临床常用治肝癌、肺癌、鼻咽癌、肠癌、胰腺癌、乳腺癌等癌瘤中属湿热内盛，热毒蕴结者。

1. 肝癌、乳腺癌等　垂盆草、香茶菜各 30g，槐耳 20g，荞麦根 200g。水煎服，每日 1 剂。(《抗癌中草药大辞典》)

2. 鼻咽癌　鲜野荞麦、鲜汉防己、鲜土牛膝各 30g，鲜垂盆草适量。前 3 味药，每日 1 剂，水煎 2 次分服。同时用垂盆草捣烂外敷。(《抗癌中草药大辞典》)

3. 肠癌　垂盆草、土茯苓各 30g，白花蛇舌草、菝葜各 60g。水煎服。(《肿瘤的辨证施治》)

4. 胰腺癌　垂盆草、八月札、白花蛇舌草、白毛菜、菝葜、虎杖、生薏苡仁、浙贝母各 30g，香附、延胡索各 15g，枳壳 10g，柴胡 9g。水煎服，每日 1 剂。(《抗癌中草药大辞典》)

5. 肺癌　垂盆草、白英各 50g。水煎服，每日 1 剂。[大众卫生报，2006，(4)]

活血丹 (《植物名实图考》)

为唇形科植物活血丹的全草或带根全草。苦、辛，凉。具有清热解毒、利尿消肿功能。本品体内筛选对肿瘤细胞的生长有抑制作用，尤其对膀胱肿瘤的抑制效果较明显。此外，其煎剂尚有利尿、利胆及抑菌作用。

【用法用量】内服：煎汤，9～15g，或鲜品 30～60g；或浸酒，或捣汁。外用：适量，捣敷或绞汁涂。

【治癌效验】临床常用治肝癌、胆囊癌、胃癌、胰腺癌、膀胱癌、前列腺癌等癌瘤中属湿热内蕴、热毒积聚者。

1. 肝癌　活血丹、当归、丹参、鳖甲各 30g，延胡索、莪术、龙胆各 20g，桃仁、炮甲珠、三棱各 15g，土鳖虫、甘草各 19g，半枝莲 25g。水煎服，每日 1 剂。(《抗癌中草药大辞典》)

2. 胆囊癌　活血丹、枳实、竹茹、赤芍、白芍各 30g，柴胡、郁金、龙胆、生山楂各 15g，黄芩 12g，大黄 9g。水煎服，每日 1 剂。(《抗癌中草药大辞典》)

3. 胃癌、胰腺癌等　活血丹 60g，石见穿、半边莲、半枝莲、黄毛耳草、薏苡仁各 30g，玉簪花根 1.5g。每日 1 剂，水煎 2 次分服。每周服 5 日，2 个月为 1 个疗程，疗程间隔 1 个月。(《抗癌中草药大辞典》)

4. 膀胱癌　①活血丹、白毛藤、土茯苓、薏苡根、白花蛇舌草各 37.5g，蛇莓 18g。小便疼痛加瞿麦、萹蓄、甘草梢、木通；小便困难加车前子、泽泻。水煎服，每日 1 剂。(《抗癌良方》)②活血丹、石韦、车前子、滑石、赤小豆、白茅根各 30g，瞿麦、萹蓄各 15g，山豆根 12g，黄柏、苦参、木通、竹叶各 9g。水煎服，每日 1 剂。(北京市中医医院方)

5. 前列腺癌　活血丹 30～60g，三白草、石竹根各 30g，节节草 15g。每日 1 剂，煎 2 次分服。本方除煎服外，药渣可煎水熏洗。(《抗癌中草药大辞典》)

狗舌草 (《唐本草》)

为菊科植物狗舌草的全草。苦，寒。具有清热解毒、利水消肿功能。本品所含生物碱有抗肿瘤活性，用亚甲蓝试管法试验证明，本品对白血病细胞有较强的抑制作用。此外，尚有降压、解痉、抗溃疡等作用。

【用法用量】内服：煎汤，9～15g。外用：适量，捣敷或研末撒。

【治癌效验】临床常用治白血病、恶性网状细胞瘤、恶性淋巴瘤等癌瘤中属热毒、水湿内蕴者。

1. 白血病　①狗舌草、猪殃殃、紫草根、羊蹄根 15～30g，黄精、生地黄各 15g，当归、丹参各 9g，川芎、赤芍各 6g，甘草 3g。每日 1 剂，煎 2 次分服。（浙江衢县第一人民医院方）②狗舌草、白花蛇舌草、龙葵、仙鹤草、北沙参各 30g，金银花、丹参各 18g，白术 15g，制黄芪、当归、补骨脂各 12g。水煎服，每日 1 剂。[浙江肿瘤通讯，1976，（2）]

2. 恶性淋巴瘤　狗舌草、牛舌草（羊蹄根）各 30g，白花蛇舌草 30～60g。水煎服。（《抗癌中草药大辞典》）

3. 恶性网状细胞瘤　狗舌草 12g。水煎服，每日 1 剂。（《抗癌中草药大辞典》）

胡黄连（《开宝本草》）

为玄参科植物胡黄连和西藏胡黄连的根状茎。苦，寒。具有清热解毒、退虚热、除湿热功能。本品提取液能抑制肿瘤的生长，并能延长病人生存期；有抗白血病细胞的活性。此外，尚有抑制皮肤真菌、利胆、抗菌等作用。

【用法用量】内服：煎汤，1.5～4.5g；或入丸、散。外用：适量，研末调敷或浸汁点涂。

【治癌效验】临床常用治鼻咽癌、喉癌、扁桃体癌、胃癌、白血病等癌瘤中属湿火热毒郁积，或阴虚内热者。

1. 喉癌、扁桃体癌　胡黄连、栀子、牛蒡子、银柴胡、玄参、淡竹叶各 10g，芦荟、桔梗、黄连、薄荷、升麻、甘草各 6g，石膏 15g，羚羊角 2g。每日 1 剂，早晚水煎服。（《抗癌中草药大辞典》）

2. 胃癌　胡黄连、莱菔子、石碱、风化硝各 7.5g，连翘、阿魏、瓜蒌仁、贝母各 15g，南星、半夏、山楂、神曲、麦芽、黄连各 30g。上药为末，姜汁浸蒸饼糊为丸如梧桐子大，每服 30 丸，白开水送下。（《抗癌中药方选》）

野菊花（《本草正》）

为菊科植物野菊等的头状花序。苦、辛，凉。具有清热解毒、疏风散热功能。本品对各种肿瘤均有一定抑制作用,对人类宫颈癌细胞及小鼠艾氏腹水癌具有明显的抑制活性。此外,并有降压、抗病毒、抗菌等作用。

【用法用量】内服:煎汤,6～12g,或鲜品 30～60g。外用:适量,捣敷,煎水漱口或淋洗。

【治癌效验】临床常用治鼻咽癌、恶性淋巴瘤、肝癌、肺癌、乳腺癌、颅内肿瘤、颌窦癌、舌癌、脑瘤等癌瘤中属热毒壅结者。

1. 鼻咽癌 龙葵、白花蛇舌草、金银花各 40g,野菊花、麦冬、生地黄各 20g,山豆根、甘草各 15g,紫草、薏苡仁各 25g。水煎服,每日 1 剂。(《抗癌中草药大辞典》)

2. 恶性淋巴瘤 野菊花、望江南、白花蛇舌草、夏枯草、海藻、牡蛎、白毛藤、紫丹参、全瓜蒌、怀山药各 30g,昆布 15g,南沙参、王不留行、露蜂房各 12g,桃仁 9g。水煎服,每日 1 剂。(上海华山医院方)

3. 肝癌 野菊花、半枝莲、金银花、鳖甲、瓜蒌、党参各 30g,白花蛇舌草 45g,山豆根 60g,夏枯草 6g,穿山甲、木香各 9g,延胡索、茵陈、败酱草、川楝子、甘草各 15g,陈皮、白芍各 12g,大枣 10 枚。水煎服,每日 1 剂。(《抗癌中草药大辞典》)

4. 肺癌 野菊花、望江南、地骨皮、怀山药、白花蛇舌草、蒲公英、石见穿、徐长卿、煅牡蛎、蜀羊泉、鱼腥草、紫花地丁各 30g,生地黄、麦冬、北沙参、南沙参、天花粉、王不留行、海藻、昆布、丹参、炙鳖甲、炙穿山甲各 12g,玄参 15g,百部、川贝母、浙贝母、牡丹皮各 9g,五味子 6g。水煎服。(上海曙光医院方)

5. 乳腺癌 野菊花、蒲公英、紫花地丁、金银花、紫背天葵、猫爪草、生黄芪、当归各 30g,芙蓉叶 20g,露蜂房 15g,甘草 6g。若局部灼热甚者,加羚羊角 3g,冰片 1g;若肿块质硬者,加穿山甲 10g,僵蚕 15g,石见穿 15g。水煎服,每日 1 剂。(《抗癌中草药大辞典》)

6. 颅内肿瘤 野菊花、夏枯草、海藻、石见穿、生牡蛎各

30g，昆布、赤芍、生南星各 15g，王不留行、露蜂房各 12g，桃仁、白芷各 9g，全蝎 6g，蜈蚣 2 条。水煎服，每日 1 剂。(上海中医药大学方)

7. **颌窦癌** 野菊花、金银花、大青叶、败酱草各 18g，蒲公英 15g，牡丹皮、桃仁、连翘、生栀子各 10g，大黄 8g (后下)。水煎服，每日 1 剂。(《抗癌良方》)

8. **舌癌** 野菊花、蒲公英、海藻、浙贝母、车前子、生大黄各 9g，龙葵 15g，白花蛇舌草 30g，生牡蛎 12g，梅花点舌丹 2 粒，分 2 次随汤药吞服，水煎服，每日 1 剂。(《抗癌良方》)

9. **脑瘤** 野菊花、决明子、连翘、生牡蛎、生黄芪、茯苓、白茅根各 30g，木贼、瓦楞子、白芍各 15g，山豆根、蜂房、全蝎各 10g。水煎服，每日 1 剂。[陕西中医，2007，(9)]

猫人参 (《浙江民间常用草药》)

为猕猴科植物猕猴桃的根。苦、涩，凉。具有清热解毒、散结止痛功能。本品有抗肝癌活性。此外，尚有止痛、杀菌等作用。

【**用法用量**】内服：煎汤，15～30g，或鲜品 30～60g。

【**治癌效验**】常用治肝癌、肺癌、甲状腺癌、胃癌、直肠癌、结肠癌、膀胱癌等癌瘤中属热毒蕴结者。

1. **肝癌** 猫人参 94g，紫草根 61g，丹参、漏芦、苦参、野葡萄根各 30g，郁金 9g，石燕 6g，半边莲 15g。水煎服，每日 1 剂。腹水加车前草 30g；黄疸加茵陈 30g，山栀子 12g；胃口不开加制大黄 6g，龙胆 12g。(杭州市肿瘤医院方)

2. **肺癌** 猫人参 94g，鱼腥草、蒲公英、徐长卿、蜀羊泉、铁树叶、石见穿、白花蛇舌草、葶苈子各 30g，重楼、泽泻、猪苓、茯苓、桑白皮各 15g，浙贝母、王不留行各 12g，川贝母 9g，牡丹皮 6g。每日 1 剂，水煎服，分 2 次温服。(《抗癌中草药大辞典》)

3. **晚期甲状腺癌** ①猫人参、蕺菜、一枝黄花、紫花地丁、山豆根、野百合、莪术各 15g，木瓜 10g，黄花子 9g，半枝莲 30g，金银花、凤尾草、南天竹各 20g。②夏枯草、蒲公英各 20g，花蕊石、牡蛎、醋鳖甲、威灵仙各 15g，三棱、没药、浙贝母、皂角刺、僵蚕、山慈菇各 10g。两方交替应用。(《抗癌中草药大辞典》)

4. 直肠癌、结肠癌　猫人参、野鸦椿、藤梨根各 60g，白花蛇舌草 30g，薏苡仁 15g。水煎服，每日 1 剂。(《抗癌中草药大辞典》)

5. 膀胱癌　猫人参 60g，苦参 9g，金银花、龙胆、白芷、竹鞭三七、石蚕、白金龙、活血龙各 15g，一支香 3g。水煎服，每日 1 剂。(《抗肿瘤中药的治癌效验》)

竹叶 (《名医别录》)

为禾本科植物淡竹的叶。其卷而未放的幼叶，称竹叶卷心。甘、淡、寒。具有清热除烦、生津止渴、清心利尿功能。用噬菌法体外实验，均有抗噬菌体作用，提示有抗癌活性，所含多糖对小鼠肉瘤 S180 及艾氏腹水癌有抑制效果。此外，本品还有提高机体免疫功能、解热、抑菌及利尿等作用。

【用法用量】内服：煎汤，5～15g，或鲜品 15～30g。

【治癌效验】临床常用治膀胱癌、肺癌、舌癌、白血病、骨癌等癌瘤中属湿热内郁，津液受损者。

1. 膀胱癌　瞿麦、萹蓄各 15g，石韦、车前子、滑石、金钱草、赤小豆、白茅根各 30g，黄柏、苦豆、木通、竹叶各 9g，山豆根 12g。水煎服，每日 1 剂。(北京市中医院方)

2. 肺癌　核桃枝 60g，重楼、女贞子、白花蛇舌草、竹叶各 30g。水煎服，每日 1 剂。(武汉医学院二院方)

3. 舌癌　竹叶、木通、甘草、栀子、郁金各 10g，生地黄、牡丹皮、重楼、蒲公英各 20g，山豆根、丹参、藤梨根各 30g，黄连 6g。水煎服，每日 1 剂。(《肿瘤学》)

4. 白血病　党参、阿胶(烊化)、枸杞子、陈皮各 15g，女贞子、黄芪各 30g，生地黄、竹叶、熟地黄各 12g，当归、鹿角胶(烊化)各 9g。水煎服，每日 1 剂。(《抗癌良方》)

白毛夏枯草 （《本草纲目拾遗》）

为唇形科植物筋骨草的全草。甘、苦，寒。具有清热解毒、止咳化痰、凉血消肿功能。动物实验证明白毛夏枯草含有抗肿瘤的木犀草素，对 NK/LY 腹水癌细胞有一定的抑制活性。此外，并有抗炎、促进白细胞数量增加及功能增强、增强细胞免疫及体液免疫、抑制Ⅰ型超敏反应、镇咳、祛痰、安定、降血压及抑菌作用。

【用法用量】内服：煎汤，9～30g，或鲜品 60～90g；或捣汁或研末。外用：适量，捣敷或捣汁含漱。

【治癌效验】临床常用治肺癌、鼻咽癌、喉癌、肝癌等癌瘤中属血热毒盛、痰火郁结者。

1. 肺癌 鱼腥草、单叶铁丝莲、肺形草、百合、白及各 15g，白毛夏枯草 25g，十大功劳、千日白、杏仁各 10g，香茶菜 50g。水煎后，加适量白糖冲服，忌刺激性食物。（《抗癌良方》）

2. 肝癌 白毛夏枯草、白花蛇舌草、白花败酱草、半边莲、半枝莲各 30g。水煎服。（《抗癌植物药及其验方》）

冬葵子 （《本草经疏》）

为锦葵科植物冬葵的种子。甘，寒。具有利水通淋、润肠通便、下乳消胀功能。本品体外试验有抑制肿瘤细胞活性。此外，并有明显的利尿、增加乳汁分泌的作用。

【用法用量】内服：煎汤，9～15g。

【治癌效验】临床常用治肾癌、膀胱癌、尿道癌等癌瘤中属湿热下注者。

1. 肾癌及尿道癌 冬葵子、车前子、瞿麦各 30g，石韦、王不留行、当归各 20g。上为细末，每次服 6g，每日 2 次，煎木通汤调下。（《抗癌植物药及其验方》）

2. 膀胱癌 冬葵子、黄柏、川楝子各 10g，苦参、当归、连翘各 15g，赤小豆 20g，白英、龙葵、蛇莓、土茯苓、半枝莲、茅根、

鸭跖草、车前草各 30g。水煎服。(《抗癌中草药大辞典》)

【使用注意】本品性寒而滑，脾虚便溏及孕妇慎用。

冬凌草 (《常用抗癌中草药》)

为唇形科植物碎米桠的全草。苦、甘，寒。具有清热解毒、活血消肿功能。本品煎剂、醇提剂及冬凌草甲素、冬凌草乙素的制剂对艾氏腹水癌、肉瘤 S180 有明显抗肿瘤活性。对小鼠子宫颈癌 U14、大鼠 W256 癌肉瘤、肝癌、网织细胞肉瘤实体型、L615 白血病等亦有一定抑制作用。冬凌草制剂对海拉细胞、食管癌细胞株 CaEs17 均有明显细胞毒作用。冬凌草乙素对细胞免疫有一定兴奋作用。此外，本品并具有抗菌、扩张血管的作用。

【用法用量】内服：煎汤，30～60g；冬凌草片：每片含生药 3g，每次 5 片，每日 3 次；冬凌草流浸膏：每 1ml 含生药 1～2g，每次 10～30ml，每日 3 次；冬凌草冲剂：每日 60g，分 2 次服用；冬凌草注射液：每 1ml 含生药 1～2g，每次 4ml 肌注，每日 1 次。冬凌草素注射液：每支 25mg，每次 75～100mg，加葡萄糖液静脉滴注，1～2 日 1 次，总量 3g。

【治癌效验】常用治食管癌、贲门癌、肝癌、肺癌、乳腺癌、白血病等癌瘤中属热毒瘀结者。

1. 食管癌　将阴干的冬凌草茎叶用水浸泡后煮沸 30min，过滤液加白糖，制成每毫升含生药 1g 的糖浆。口服，每次 30ml，每日 3 次，2～3 个月为 1 个疗程。另用山豆根、龙葵各 20g，全瓜蒌 15g，威灵仙、葛根、香橼各 15g。水煎服，每日 1 剂。[中西医结合杂志，1989，(12)]

2. 肝癌　冬凌草糖浆或片剂：冬凌草糖浆（1∶1 浓度），每次 30ml，每日 3 次；冬凌草片（每片相当于生药 5g），每次 5 片，每日 3 次，2～3 个月为 1 个疗程。

玄参 (《神农本草经》)

为玄参科植物玄参的根。甘、苦、咸，微寒。具有泻火解毒、凉血滋阴功能。用抗噬菌体法筛选抗癌中药，提示本品有抗癌活性；体外实验，对癌细胞生长有抑制作用。用本品配合放疗时，可修复唾液腺的损害，促进口咽腔黏膜细胞的新生，恢复其分泌功能，从而减轻放疗副作用，增强机体的免疫功能，提高人体对肿瘤的抗御能力。此外，还有增强体液免疫、提高补体效价、破坏细菌毒素、降血压、增加心肌血流量、缓解动脉痉挛、护肝、抗炎、抗菌等作用。

【用法用量】内服：煎汤，10～15g。

【治癌效验】临床常用治鼻咽癌、喉癌、恶性淋巴瘤等癌瘤中属温热入营、热毒壅盛、阴液受损者。

1. 喉癌　玄参、山豆根、僵蚕各 12g，天冬、麦冬、露蜂房、金银花各 15g，半枝莲、白花蛇舌草各 30g，马勃 10g。水煎服，每日 1 剂。(《百病良方》)

2. 恶性淋巴瘤　①川贝母 12g，玄参、瓜蒌、地龙、金银花、虎杖、白芍各 15g，牡蛎 25g，穿山甲 18g，天花粉、白花蛇舌草各 30g。水煎服，每日 1 剂。[福建中医药，1989，(4)：12] ②玄参、半枝莲、夏枯草、连翘各 500g，鹅不食草、儿茶、昆布、海藻、紫草各 250g。制成片制，每片重 0.5g，口服，每日 3 次，每次 2～4 片。(成都军区总医院方)

3. 黑色素瘤　红参 10g，玄参 15g，鹿角胶 (烊) 20g，三七 15g，水牛角 (先煎) 15g，生地黄 15g，麦冬 15g。水煎。每日 1 剂，分 3 次饭前服。(浙江中医杂志，1991，11：498)

【使用注意】本品性寒而滞，脾胃虚寒，食少，便溏者不宜服用。反藜芦。

芒硝 (《神农本草经》)

为天然矿物芒硝经加工精制而成的结晶体。苦、咸，寒。具有泻热通便、润燥软坚、清热消肿功能。本品能抑制癌细胞生长。并有泻下、增强网状内皮系统吞噬功能等作用。

【用法用量】内服：溶入药汁内或开水溶化后服，10～15g。

外用：适量，化水涂洗或研末用。

【治癌效验】临床常用治胃癌、食管癌、脑癌、皮肤癌、卵巢肿瘤等癌瘤中属里热燥结者。

1. 胃癌　沉香、芒硝、青皮、陈皮各 1.5g，枳实、香附、茯苓、木通各 3g，黄连、桃仁各 4.5g。加生姜 5 片，水煎稍热服。（《抗癌中草药大辞典》）

2. 食管癌　芒硝 30～60g，雄黄 1g，朱砂、硼砂各 6g，山豆根、五灵脂、射干各 12g，青黛 9g，鲜狗胆 1 个。诸药共研为末，以狗胆汁调水，分 3 次送服。（《抗癌中草药大辞典》）

3. 卵巢肿瘤　桃仁 13g，大黄 16g，桂枝、芒硝、水蛭各 10g，甘草 6g。每日 1 剂，水煎，分 2 次温服。（《抗癌中药药理与应用》）

【使用注意】孕妇及哺乳期忌用或慎用。

金钱草 （《四川中药志》）

为报春花科植物过路黄的全草或带根全草。亦称过路草。甘、淡，微寒。具有除湿退黄、解毒消肿、利尿通淋功能。本品对小鼠艾氏腹水癌有抑制活性。此外，其煎剂能显著利尿、促进胆汁及胆石排出，并对金黄色葡萄球菌有抑制作用。

【用法用量】内服：煎汤，15～60g；或捣汁。外用：适量，捣敷。

【治癌效验】临床常用治膀胱癌、前列腺癌等癌瘤中属湿热内蕴、热毒郁结者。

1. 膀胱癌　①金钱草 30g，木通、泽兰各 15g，泽泻 15～20g。水煎服，每日 1 剂。（《实用抗癌验方 1000 首》）②金钱草 60g，海金沙 30g，鸡内金 20g，石韦 12g，冬葵子 12g，滑石 25g，瞿麦 20g，萹蓄 20g，赤芍 15g，木通 12g，泽兰 12g，甘草梢 10g。水煎服，1 日 1 剂。（中原医刊，1987，6：45）

2. 前列腺癌　金钱草、马鞭草、半枝莲、淡竹叶各 30g，泽兰 15g，泽泻 15～30g，白花蛇舌草 30～90g。每日 1 剂，煎 2 次分

服。(《抗癌中草药大辞典》)

羊蹄根 (《神农本草经》)

为蓼科植物皱叶酸模或羊蹄的根。苦，寒。有小毒。具有清热解毒、凉血止血、泻热通便功能。皱叶酸模的醇提取物对小鼠接种性肉瘤 S37 有直接抑制作用；羊蹄对急性单核细胞性白血病、急性淋巴细胞性白血病和急性粒细胞性白血病的血细胞脱氢酶都有抑制活性；羊蹄根的热水提取物对小鼠肉瘤 S180 有抑制效果。此外，还有止咳、祛痰、平喘、抗菌等作用。

【用法用量】 内服：煎汤，10～20g。外用：适量，捣敷，捣汁涂或煎水洗。

【治癌效验】 临床常用治白血病、恶性淋巴瘤、肺癌、直肠癌、肝癌、骨肉瘤等癌瘤中属热毒内盛者。

1. **白血病**　①猪殃殃 60g，羊蹄根、半枝莲、板蓝根各 30g，炙黄芪、当归各 12g，党参、三棱、莪术各 9g，发热加生地黄、牡丹皮；出血加仙鹤草、白茅根、墨旱莲；纳差加炒麦芽、焦神曲、陈皮。(杭州市第二人民医院方) ②羊蹄根、猪殃殃、猪苓、山慈菇、山豆根、板蓝根、铁扁担、鸡血藤、党参、黄芪各 30g，天冬、女贞子各 15g。水煎服，每日 1 剂，分 3 次服。(《妙方秘笈》)

2. **恶性淋巴瘤**　羊蹄根片，每片重 0.5g，内含药量相当于原生药 5g。口服，每次 4～6 片，每日 3 次。(《抗癌中草药制剂》)

3. **肝癌**　白花蛇舌草 30g，羊蹄根、肝积药（长序缬草）、五香血藤各 20g，马蹄香、茵陈、泽泻各 15g，九香虫、水蜈蚣各 12g，红花、栀子各 10g。煎 6 次，合并药液分 6 次服，每天服 3 次，每次 1 茶杯，2 天服 1 剂。(《抗癌中草药大辞典》)

4. **直肠癌**　羊蹄根、大红袍、青刺尖各 20g，马蹄香、虎杖、皂角刺各 15g，败酱草 30g，金花果 10g。上药水煎 6 次，合并药液分 6 次服，每次 1 茶杯，每天 3 次，2 天服完。(《抗癌中草药大辞典》)

5. **肺癌**　生半夏、生南星、重楼、蛇六谷、羊蹄根、铁树叶、白花蛇舌草各 30g，商陆、干蟾皮各 15g，蜈蚣粉、壁虎粉、土鳖虫粉（均分吞）各 1.5g。水久煎服，每日 1 剂。(《抗癌良方大全》)

6. 骨肉瘤　寻骨风、白英、羊蹄根各 30g，补骨脂 15g。水煎服，每日 1 剂。(《抗癌中草药大辞典》)

天胡荽 (《备急千金要方·食治》)

为伞形科植物天胡荽的全草。甘、淡、微辛，凉。具有清热利湿、解毒消肿、祛痰止咳功能。体外荧光显微镜法证实本品能抑制白细胞，抗白血病指数为 84.8%；对小鼠移植性肿瘤 S180、EAC 均有抑制作用。此外，还有抗菌作用。

【用法用量】内服：煎汤，10～15g；或捣汁。外用：适量，鲜品捣敷或煎水洗。

【治癌效验】临床常用治皮肤癌、肺癌、肝癌等癌瘤中属热毒及湿浊阻滞者。

1. 肝癌　天胡荽 60g，半枝莲、半边莲、黄毛耳草、薏苡仁各 30g。制成煎剂，每日 1 剂，煎 2 次分服。(江西医科大学二附院方)

2. 肺癌　白花蛇舌草、天胡荽、白茅根、薏苡仁、夏枯草各 30g，橘核、橘红各 9g，麦冬、海藻、昆布、百部、生牡蛎、芙蓉花、重楼各 15g，生地黄、玄参各 12g。水煎服，每日 1 剂。(天津市第二防治院)

3. 胃癌　天胡荽 60g，半枝莲、黄毛耳草、薏苡仁、半边莲各 30g，玉簪花根 1.5g。水煎服，每日 1 剂，2～4 个月为 1 个疗程。(《抗癌中草药制剂》)

瓦松 (《唐本草》)

为景天科植物瓦松或晚红瓦松的全草。酸，凉。有毒。具有清热解毒、利湿消肿功能。本品所含的异亚丙基景天庚酮糖苷对肝癌小鼠以及 BEL7402 肝癌细胞、MGC80-3 胃癌细胞有一定的抑制活性。瓦松水提液和加乙醇的上清液对小鼠肉瘤 S180 有抑制作用。此外，本品煎剂可使动脉流量增加，改善衰竭心脏的排血功能，并能兴奋呼吸，收缩血管；异亚丙基景天庚酮糖苷还具有抗炎、镇痛作用。

【用法用量】 内服：煎汤，15～30g。外用：适量，鲜品捣敷或研末调敷。

【治癌效验】 临床常用治宫颈癌、食管癌、乳腺癌、肠癌等癌瘤中属湿热毒蕴者。

1. 宫颈癌 鲜瓦松 300g，蒲公英、棉花壳各 200g，半枝莲、山楂、连翘、鲜墨旱莲各 100g。先水煎瓦松、墨旱莲，将药液浓缩成稠浸膏，后加入其他药物的细末，混合，制粒，压片，口服每次 4～6 片，每日 3～4 次。(《抗癌中草药制剂》)

2. 乳腺癌 半枝莲、黄柏、金银花、川楝子各 15g，鳖甲、仙人掌各 12g，穿山甲 6g，山楂 50g，野菊花、瓦松各 100g。水煎服，每日 1 剂。(《抗癌植物药及其验方》)

3. 肠癌 当归、土贝母、苦参、地榆各 12g，黄药子、重楼各 15g，瓦松、槐花各 9g，土茯苓、白花蛇舌草各 30g，壁虎 2 条。水煎服，每日 1 剂。(《抗癌中草药大辞典》)

4. 舌癌 瓦松、瓦上青苔、青鸡矢各 3g，番硇砂、人中白各 1.5g。将上药装于两个银罐内，密封，外用盐泥封固。以炭火煅红约 1h，候冷开罐，将药取出，入麝香、冰片各 0.3g，共研细末，用磁针刺破舌癌病变部位以此药点之。(癌的扶正培本治疗．福建科技出版社，1989)

水杨梅 (《植物名实图考》)

为茜草科植物水杨梅的全草。苦、涩，凉。具有清热解毒、散瘀止痛功能。动物实验证明，水杨梅的根对子宫颈癌细胞及小鼠 SAK、大鼠 W256 以及白血病 L615 有抑制活性。此外，还有抗菌作用。

【用法用量】 内服：煎汤，15～30g；或煎水含漱。外用：适量，捣敷。

【治癌效验】常用治胃癌、直肠癌、肝癌、宫颈癌、恶性淋巴瘤、绒毛膜上皮癌、食管癌、乳腺癌等癌瘤中属热毒瘀阻者。

1. 胃癌　①藤梨根、水杨梅根各 90g，野葡萄根、半枝莲各 60g，白茅根、凤尾草、半边莲各 15g。水煎服，每日 1 剂。（浙江兰溪人民医院方）　②水杨梅根、藤梨根各 90g，虎杖 60g，焦山楂、鸡内金各 60g。水煎服，每日 1 剂。（《抗癌中草药大辞典》）

2. 直肠癌　①藤梨根 60g，野葡萄根、水杨梅根、凤尾草、重楼、半枝莲、半边莲、土贝母各 15g，黄药子、白茅根各 30g。②藤梨根、瞿麦、瘦肉各 12g。方①将前三药加水煎煮半小时，再入其余药物，加水至 1000～1500ml，煎至 500ml。方②加水2500～3000ml 煎煮至 500ml。口服，每日 1 剂，煎 2 次分服，可以饮汁食肉。两方交替使用。（陕西中医学院附属医院肿瘤科方）

3. 绒毛膜上皮癌　水杨梅（全草）、凤尾草各 60g，向日葵盘 90g，加水煎煮 1～2h，药汁呈半胶冻状，口服，每日 1 剂，煎 2 次分服。（《抗癌中草药大辞典》）

4. 食管癌、乳腺癌等　鲜水杨梅根 60g，鲜猕猴桃根 80g，鲜野葡萄根 50g，半枝莲、白花蛇舌草、白茅根各 30g。水煎服，每日 1 剂，连服 15 天为 1 个疗程。停药 3 日再服。（《中国民间百草良方》）

玉米须 （《四川中药志》）

为禾本科植物玉蜀黍的花柱和头。甘、淡，平。具有泄热利尿、平肝利胆功能。本品含抗癌因子谷胱甘肽，有较强的抗氧化能力，能使致癌物质失去活性；维生素 A 能刺激机体免疫系统，抵御致癌侵袭，防止多种上皮肿瘤的发生发展，并含有抗癌作用的维生素 K。此外，本品还具有利尿、降压、降糖、利胆、止血等作用。

【用法用量】内服：煎汤，30～60g；或烧存性研末。

【治癌效验】临床常用治癌性胸腹水、卵巢癌、肝癌等癌瘤中属热入血分、水湿停聚者。

1. 肝癌　当归、黑栀子各 15g，茯苓 12g，赤芍、车前子、猪苓、玉米须、蝼蛄、甘草各 9g，大黄（后下）、白芥子各 30g，半枝莲 30g。每日 1 剂，煎 2 次分服。（天津市人民医院肿瘤组方）

2. 癌性胸腹水　猪苓、玉米须各 30～120g，薏苡仁 30～100g，龙葵、半边莲、水红花子、虎杖、了哥王、葫芦、石韦、茵陈各 30g，茯苓、泽兰、泽漆各 15g，商陆 6～10g。水煎服，每日 1 剂，分 2 次服。（《抗癌中草药大辞典》）

3. 卵巢癌　蜀羊泉、炒白芍、两头尖、当归、生地黄、熟地黄各 15g，醋莪术、生大黄、熟大黄、鹿角胶各 10g，玉米须、牛角胶各 30g，水蛭、虻虫、鼠妇各 6g。水煎服，每日 1 剂，分 2 次服。（《抗癌中草药大辞典》）

石上柏 （《贵州民间药物》）

为卷柏科植物深绿卷柏的全草。甘，平。具有清热解毒、活血消肿、止血功能。本品所含生物碱对小鼠 S180、U14、L16 等瘤株均有抑制活性；能延长实验性肝癌小鼠的生存期；并增强机体代谢和网状内皮系统功能，具有扶正祛邪的双重作用。

【用法用量】 内服：煎汤，15～20g，用治肿瘤时 30～60g。

【治癌效验】 常用治绒毛膜上皮癌、肺癌、鼻咽癌、鼻腔癌、喉癌、消化道癌、宫颈癌、恶性葡萄胎、乳腺癌等癌瘤中属热毒壅结、瘀血阻滞者。

1. 肺癌　山豆根、石上柏、黄精、牡蛎、铁树叶、芙蓉叶各 30g，北沙参、夏枯草各 15g，天冬、赤芍各 12g，仙茅、淫羊藿、菟丝子、锁阳、王不留行、三棱、莪术、当归各 9g。水煎服，每日 1 剂。（上海龙华医院方）

2. 鼻咽癌、鼻腔癌　天葵子、石上柏、半枝莲各 30g，苍耳子、昆布各 15g，山豆根、夏枯草各 12g。水煎服，每日 1 剂。（解放军 366 医院方）

3. 喉癌　石上柏干品 30～50g（或鲜品 90～120g），加瘦肉

30～60g，每日 1 剂，煎 2 次分服，15～30 天为 1 个疗程，药量可酌情增减。（华南肿瘤医院方）

【使用注意】 用量过大时个别病人可出现头晕、食欲减退、皮疹及脱发。

白茅根 《神农本草经》

为禾本科植物白茅的根茎。甘，寒。具有清热利尿、凉血止血功能。噬菌体法实验表明，本品有抗噬菌体作用，提示对肿瘤细胞有抑制活性；体内显示有抗膀胱肿瘤及肺癌的治疗效果。此外，还有止血、利尿及抑菌作用。

【用法用量】 内服：煎汤，10～15g，或鲜品 30～60g；或捣汁服。

【治癌效验】 临床常用治食管癌、胃癌、直肠癌、肺癌、膀胱癌、鼻咽癌等癌瘤中属湿浊内聚、血热郁滞者。

1. 食管癌　白茅根、白花蛇舌草、半枝莲、苏铁叶、棉花根各 60g。水煎服，每日 1 剂。（《浙南本草新编》）

2. 胃癌　藤梨根、水杨梅根各 90g，野葡萄根、半枝莲各 60g，白茅根、半边莲、凤尾草各 15g。每日 1 剂，煎 2 次分温服。饭前或早晚空腹服。（浙江兰溪县人民医院方）

3. 直肠癌　①藤梨根 60g，野葡萄根、水杨梅根、凤尾草、重楼、半边莲、土贝母各 15g，黄药子、白茅根各 30g。②藤梨根、瞿麦、瘦猪肉各 12g。①方先将前三味药加水煎煮半小时，再加入其余药物，煎至 500ml，饮服。②方加水 2500～3000ml，煎至 500ml，饮服。两方可交替使用。（陕西中医学院附属医院肿瘤科方）

4. 鼻咽癌　白茅根 50g，白花蛇舌草 40g，鱼腥草、薏苡仁各 30g，沙参、丹参各 20g，鸡内金 15g，川贝母、甘草各 10g。水煎，分 2 次服，每日 1 剂，并用药液送服犀黄丸（每日 6g）和小金丹（每日 3g）。[新中医，1988，（10）]

黄毛耳草 (《浙江民间草药》)

为茜草科植物黄毛耳草的全草。亦称石打穿。苦,凉。具有清热利湿、解毒消肿、活血散结功能。动物实验表明,本品对肉瘤S180、U14(小白鼠子宫颈癌)有抑制作用;用噬菌体法体外筛选,本品有抗噬菌体作用,提示有抗癌活性。

【用法用量】 内服:煎汤,30~60g;或捣汁,或浸酒服。外用:适量,捣敷。

【治癌效验】 临床常用治食管癌、胃癌、肝癌、宫颈癌、阴茎癌等癌瘤中属热毒湿浊内蕴、血瘀阻滞者。

1. 食管癌 石打穿、石见穿、半枝莲、威灵仙、鬼针草、枸杞叶各15g。水煎,每日1剂,分3次服。(《肿瘤的辨证施治》)

2. 胃癌 藤梨根90g,龙葵、铁刺铃各60g,石打穿、鸟不宿、鬼箭羽、无花果各30g,九香虫9g。水煎服,每日1剂。(上海市徐汇元平地段医院方)

3. 肝癌 半枝莲、石打穿、薏苡仁、虎杖、鸡内金各30g,龙葵120g。水煎服,每日1剂。(《实用抗癌验方》)

4. 宫颈癌 蜀羊泉、半枝莲、石打穿、凤凰草根、白花蛇舌草各30g,茵陈70g,蒲公英15g,黄柏、丹参、赤芍各10g。每日1剂,煎2次分服。(《抗癌中草药大辞典》)

5. 阴茎癌 扛板归、半边莲、石打穿、淡竹叶各30g,土贝母、生薏苡仁各20g,泽漆10g。水煎服,每日1剂。(《抗癌中草药大辞典》)

土大黄 (《植物名实图考》)

为蓼科植物土大黄的根。苦、辛,凉。具有清热解毒、化瘀止血、泻下通便功能。本品所含的大黄素、大黄酸对小鼠黑色素瘤、乳腺癌及艾氏腹水型癌细胞均有抑制和破坏作用;对急性单核细胞性白血病及急性淋巴细胞性白血病均有抑制活性。此外,尚有止血作用。

【用法用量】 内服：煎汤，9～15g。外用：适量，捣敷，磨汁涂或煎水洗。

【治癌效验】 临床常用治白血病、肺癌、肝癌、肠癌、骨髓瘤、食管癌、胃癌等癌瘤中属热毒瘀滞者。

1. 白血病　①干蟾皮12g，半枝莲、土大黄、白英、板蓝根各30g，重楼、紫草各15g，射干9g。每日1剂，煎2次分服。②核桃枝60g，生何首乌、连翘各30g，土大黄、紫草各15g。每日1剂，水煎服。(《抗癌中草药大辞典》)

2. 肺癌、肝癌　土大黄30g，翻白草30～60g，竹黄10～30g。水煎服。(《抗癌植物药及其验方》)

3. 骨髓瘤　土大黄、金银花、连翘各10g，白英、蛇果草各15g，生地黄、白花蛇舌草各30g。水煎服。(《抗癌中草药大辞典》)

4. 食管癌、胃癌　土大黄15g，黄连、黄芩各9g。水煎，去渣，兑制硇砂适量服。(《抗癌植物药及其验方》)

【使用注意】 妇女怀孕期、月经期、哺乳期慎用或忌用。用于泻下不宜久煎。

桑白皮 (《药性论》)

为桑科植物桑除去栓皮的根皮。甘，寒。具有泻肺平喘、平肝泻火、利水消肿功能。动物体内试验，桑白皮热水提取物对小鼠腹水型肉瘤S180具抑制活性；体外试验，热水提取物对JTC26有抑制效果。此外，本品尚有镇静、利尿、降压、抗惊厥、降温、兴奋兔离体肠和子宫等作用。

【用法用量】 内服：煎汤，5～15g。泻肺平喘、平肝泻火宜生用，肺虚咳喘宜炙用。

【治癌效验】 临床常用治肺癌、食管癌、胃癌、体表癌肿等癌瘤中属热毒壅阻、水饮内停者。

1. 肺癌　桑白皮、瓜蒌皮、百合、玄参、麦冬、沙参各15g，熟地黄20g，生地黄12g，当归、白芍各10g，重楼、白花蛇舌草、

牡丹皮各 30g，甘草 5g。水煎服，每日 1 剂。[新中医，1997，(7)：38]

2. 食管癌、胃癌 取鲜桑白皮（不去粗皮）30g，加米醋 90g，炖 1h 后，1 次服下或分多次服完。如嫌味酸，可加一些葡萄糖粉矫味。(《抗癌本草》)

土茯苓 (《滇南本草》)

为百合科植物土茯苓的根茎。甘、淡，凉。具有清热解毒、清利湿热、通利关节功能。以 JTC26 作体外筛选试验，土茯苓热水浸出物对 JTC26 有抑制活性；体内试验对肉瘤 S180 有抑制作用；本品静脉给药对小鼠肝癌有抑制效果；本品对黄曲霉素 B_1 致大鼠肝癌有预防作用。此外，本品尚有抗炎、抗迟发性超敏反应、解汞中毒、抗棉酚毒性、预防动脉粥样硬化、保护被钩端螺旋体感染的豚鼠等作用。

【用法用量】内服：煎汤，一般用 20～30g，大量用 60～250g。

【治癌效验】临床常用治脑瘤、脑膜瘤、颅咽管瘤、血管瘤、骨肉瘤、胃癌、肠癌、鼻咽癌、肺癌、甲状腺腺瘤、恶性淋巴瘤、膀胱癌、宫颈癌、阴茎癌等癌瘤中属热毒、湿浊壅盛者。

1. 脑瘤 ①土茯苓 45g，鱼脑石、辛夷各 12g，苍耳子 15g，陈皮、蔓荆子各 9g，僵蚕、泽泻各 12g，白附子 4.5g。水煎服，每日 1 剂。（嘉兴市第二医院方）②土茯苓 75g，全蝎 10g，黄药子、菊花各 10g，何首乌、海藻、磁石（单包）、车前子各 25g，生石决明 30g，半枝莲 40g，炮山甲、川芎、天麻各 10g，胆南星（细面）5g。水煎服。[辽宁中医，1978，(3)]

2. 脑膜瘤 土茯苓 75g，何首乌、钩藤各 25g，菊花、桃仁各 15g，川芎 10g，当归 50g，决明子 20g。水煎服，每日 1 剂。[辽宁中医，1978，(3)]

3. 骨肉瘤 土茯苓、鹿衔草、蜀羊泉、木馒头、白花蛇舌草、凤尾草各 30g，龙葵 12g，黄芪、南沙参、北沙参、露蜂房、铁树叶各 15g，小金丹 4 粒（分吞）。水煎服，每日 1 剂。[上海中医杂

志，1982，（11）]

4. 结肠癌、直肠癌　土茯苓、煅牡蛎、生熟薏苡仁各24g，苦参9g，紫参、生地黄、地榆各12g。水煎服，每日1剂。(《肿瘤的辨证施治》)

5. 肺癌　土茯苓、薏苡仁、紫草、苇茎、羊蹄根各30g，冬瓜子、丹参各15g，合欢皮、野荞麦、白花蛇舌草各20g，桃仁10g。水煎服，每日1剂。(浙江省温州卫生学校方)

6. 鼻咽癌　土茯苓、地骨皮各30g，西河柳、夏枯草各15g，炙甘草6g。水煎，每日1剂，分3次服。(《肿瘤的辨证施治》)

7. 鼻恶性肉芽肿　土茯苓、板蓝根、山豆根各15g，牡丹皮10g，羚羊角1.5g（另煎兑服）。水煎服，每日1剂。另鼻咽部涂斑蝥油，鼻腔敷斑蝥膏。[中医杂志，1985，（1）：14]

8. 恶性淋巴瘤　鲜土茯苓、生地榆各60g，鲜杏香兔耳风根70g，土牛膝15g，全当归、威灵仙各12g，有便秘者加炙大黄9~12g。水煎2次，早晚分服，每日1剂。[浙江中医杂志，1986，（11）]

9. 膀胱癌　土茯苓、白花蛇舌草、龙葵、白英、蛇莓、蛇六谷（先煎1h）、土大黄各30g。水煎服，每日1剂。[辽宁中医杂志，1986，（2）]

10. 宫颈癌　①土茯苓、败酱草、蒲公英、半枝莲、车前草、龙葵各30g，瞿麦、生薏苡仁各20g，萹蓄15g，苍术、厚朴、赤芍各10g。水煎服，每日1剂。(《中医肿瘤学》) ②土茯苓、蒲公英、半枝莲各30g，野葡萄根60g，水煎服，每日1剂。[中国中医药报，2006，（11）]

11. 阴茎癌　土茯苓60g，苍耳子15g，金银花12g，威灵仙、白鲜皮各9g，牡丹皮6g。水煎服，每日1剂，煎2次分服。另用茶叶加食盐适量煎汁后，供局部冲洗。(江西瑞昌县人民医院方)

半边莲 (《本草纲目》)

为桔梗科植物半边莲的带根全草。甘、淡，寒。具有清热解毒、利水消肿功能。体外实验：用 Hela 细胞单层培养法筛选结果，半边莲有抗癌活性；体内实验：本品对小鼠肉瘤 S37 有抑制作用；半边莲碱对癌细胞有抑制效果。此外，本品尚有利尿、止血、抗菌、利胆、催吐、轻泻及抗蛇毒等效果。

【用法用量】 内服：煎汤，10～15g，或鲜品 30～60g。外用：适量，研末调敷或鲜品捣敷。

【治癌效验】 临床常用治肝癌、胃癌、肠癌、食管癌、肺癌、喉癌、鼻腔癌、肾癌、眼睑癌、脑胶质瘤、恶性淋巴瘤等癌瘤中属热毒内盛，水湿阻滞者。

1. 肝癌　①鲜半边莲捣烂后贴肝区。②半边莲、半枝莲、石见穿、石打穿各 30g，水煎服。(《抗癌中草药制剂》)③半边莲、半枝莲、石打穿、薏苡仁各 30g，天胡荽 60g。水煎，每日 1 剂，煎 2 次分服。(江西医科大学二附院方)

2. 癌性腹水　半边莲、半枝莲、生薏苡仁各 30g，车前子、茯苓、路路通各 12g，丹参、龙葵各 15g，泽泻、泽兰各 9g，生甘草 3g。水煎服，每日 1 剂。(《肿瘤要略》)

3. 胃癌　半边莲、半枝莲、石打穿、薏苡仁各 30g，天胡荽 60g，玉簪花根 1.5g。水煎服，每日 1 剂，2～4 个月为 1 个疗程。(《抗癌中草药制剂》)

4. 食管癌　半边莲、藤梨根各 30g，野葡萄根 90g，紫草、丹参、白花蛇舌草各 30g，干蟾皮、急性子、姜半夏、蜈蚣、甘草各 6g，马钱子 3g。水煎服，每日 1 剂，煎 2 次分服。(杭州肿瘤医院方)

5. 喉癌　半边莲、当归各 15g，白花蛇舌草、黄芪各 30g。水煎服，每日 1 剂，分 2 次服。(《抗癌中草药大辞典》)

6. 鼻腔癌　半边莲 60g，鲜老鹳草 60g。水煎服。(《武汉中草药展览汇编》)

7. 眼睑癌　半边莲、半枝莲、白花蛇舌草、仙鹤草各 90g，七叶莲、藤梨根各 45g，山豆根、白英、玄参各 30g。水煎服，每日 1 剂，分 2 次服用。(《抗癌中药一千方》)

8. **恶性淋巴瘤**　半边莲、半枝莲、蒲公英各 50g，泽漆 10g。水煎服，每日 1 剂。(《实用抗癌验方》)

半枝莲 (《江苏植药志》)

为唇形科植物半枝莲的全草。辛、微苦，凉。具有清热解毒、活血祛瘀、利水消肿功能。用豆芽法筛选抗癌草药，证明本品有抗癌活性；用噬菌体法体外筛选抗癌药实验，证明本品有抗噬菌体活性；本品热水提取物体外实验，对 JTC26 有强烈的抑制作用；同时对正常细胞微有影响；体内实验，对小鼠肉瘤 S180、艾氏腹水癌、脑癌 B22 有抑制作用；用美蓝法试验，本品对急性粒细胞性白血病有轻度的抑制效果；以细胞呼吸器法测定，本品对上述白血病血细胞抑制率大于 75%。此外，本品尚有利尿、抗组胺、祛痰、抗单纯疱疹病毒等作用。

【用法用量】内服：煎汤，10～30g；或鲜品捣汁内服。外用：适量，研末调敷或鲜品捣敷。

【治癌效验】临床常用治肝癌、胃癌、食管癌、贲门癌、直肠癌、肛门癌、肺癌、继发性胸膜肿瘤、鼻咽癌、恶性淋巴瘤、白血病、宫颈癌、卵巢肿瘤、恶性葡萄胎、绒毛膜上皮癌、乳腺癌、乳腺纤维瘤、多发性神经瘤、膀胱癌、皮肤癌等癌瘤中属热毒蕴结，水湿内盛，瘀血阻滞者。

1. **肝癌**　①半枝莲、白花蛇舌草各 60g。水煎服。(《辨证施治》)②半枝莲、独角莲、白花蛇舌草各 30g，重楼 15g，丹参、三棱、莪术、土茯苓各 9g。水煎服，每日 1 剂。[贵阳中医学院学报，1986，(3)：4]③半枝莲 30g，重楼 30g，白花蛇舌草 30g，蜈蚣 5 条，干蟾皮 3g，白芍 18g，柴胡 12g，延胡索 12g，三七 5g，人工牛黄 (冲) 1g。上药水煎，每日 1 剂，日服 2 次。(《现代中医肿瘤学》)

2. **胃癌**　半枝莲、白花蛇舌草、黄芪、威灵仙、羚羊角各 100g，广木香、大黄各 60g，金石斛、砂仁、炮山甲、山豆根、露蜂房、马鞭草、地骨皮、胡桃树枝各 50g。上药共为细末过 100 目筛备用，或做成丸如梧桐子大小备用。口服，每次 10g，每日 3 次，用地骨皮、枸杞子各 10g，煎汤送服，可连续服用。[湖南中医杂志，1992，(3)]

3. 食管癌 ①半枝莲 60g，蒲公英、黄药子各 30g，全瓜蒌 15g，法半夏 9g，黄连 6g。水煎服，每日 1 剂。(《抗癌中草药制剂》) ②半枝莲、白花蛇舌草、威灵仙各 50g，水蛭 15g。水煎服，每日 1 剂，30 天为 1 个疗程。[新中医，1997，(7)：39]

4. 贲门癌 半枝莲、乌梅各 100g。半枝莲加水 1000ml，煎成 750ml，过滤去渣。乌梅加水 1500ml，泡 24h，然后煮沸半小时，去渣浓缩至 50ml，倾入半枝莲煎液中即可。每天 3 次，每次 5ml。(《实用抗癌验方》)

5. 直肠癌 半枝莲、白花蛇舌草各 30g，红藤 15g，败酱草、薏苡仁、金银花、白头翁各 12g，炙刺猬皮、苦参、炮山甲各 9g。水煎服，每日 1 剂。(《中医临床手册》)

6. 肛门癌 半枝莲、白花蛇舌草各 60g，忍冬藤、薏苡仁、昆布各 30g，夏枯草、海藻、槐角、紫草、桃仁各 12g，厚朴、甲珠各 9g。煎 2 次分服，每日 1 剂。(湖北中医学院附属医院方)

7. 鼻咽癌 半枝莲 50g，黄连 20g，白花蛇舌草、生黄芪各 100g。水煎服，每日 1 剂。[四川中医，1990，(7)]

8. 白血病 ①半枝莲、板蓝根、白英、土大黄各 30g，干蟾皮 9～12g，重楼、紫草各 15g，射干 9g。气血虚加黄精 30g，黄芪、熟地黄各 15g，党参、当归各 9g；感染加蒲公英、大青叶各 30g，紫花地丁、金银花各 15g；高热加生石膏 30g。(上海第二医学院附属瑞金医院方) ②半枝莲、蒲公英、猕猴桃、生地黄各 30g，金银花、石膏各 24g，当归、玄参、板蓝根各 12g，苦参 9g，天冬、麦冬各 6g，水煎服，每日 1 剂。[中国中医药报，2006，(11)]

9. 恶性淋巴瘤 半枝莲 500g，金银花、野菊花、夏枯草各 250g，穿山甲、大蓟、小蓟各 15g，牡丹皮 6g。共为细末，每次 9g，每日 3 次。(《实用抗癌验方》)

10. 宫颈癌 半枝莲、土茯苓、败酱草、蒲公英、车前草、龙葵各 30g，瞿麦、生薏苡仁各 20g，萹蓄 15g，苍术、厚朴、赤芍各 10g。水煎服，每日 1 剂。(《中医肿瘤学》)

11. 卵巢肿瘤　半枝莲 50g，龙葵、白英、白花蛇舌草、鳖甲各 30g。水煎，每日 1 剂。腹痛加木香 6g，何首乌 9g，延胡索 9g；腹胀加大腹皮、厚朴、枳壳各 9g；腹水加车前子、泽泻各 12g。(《肿瘤的诊断与防治》)

12. 绒毛膜上皮癌　①半枝莲、白花蛇舌草各 60g，龙葵 30～60g，败酱草 15g。水煎服，每日 1 剂。②天花粉 50g，牙皂粉 30g。共研细末，装入胶囊，每粒中含天花粉 0.25g，牙皂粉 0.15g。外用，置于阴道后穹窿部。(武汉医学院第一附属医院方)

13. 膀胱癌　半枝莲、大蓟、小蓟、蒲黄炭、槐花炭、车前子、白花蛇舌草各 30g，知母、黄柏、生地黄、茯苓、猪苓各 12g。水煎服，每日 1 剂。(上海曙光医院方)

白花蛇舌草 (《广西中药志》)

为茜草科植物白花蛇舌草的带根全草。甘、淡、微苦，微寒。具有清热解毒、活血祛瘀、利水通淋功能。体外用美蓝试管法，对急性淋巴细胞性白血病、粒细胞性白血病、单核细胞性白血病以及慢性粒细胞性白血病有较强的抑制作用，对吉田肉瘤和艾氏腹水癌也有抑制效果；平板法体外筛选对人肺癌有抑制效应；用瓦氏呼吸器测定，本品对急性淋巴细胞性白血病、粒细胞性白血病有较强的抑制作用；水煎液对小白鼠子宫癌 U14、小鼠肉瘤 S180、小白鼠淋巴肉瘤-1 号腹水型有不同程度的抑制活性。此外，本品对中性粒细胞和单核吞噬细胞的功能有显著促进作用，对细胞免疫及体液免疫功能、放射损伤的免疫功能的恢复均有促进效果，尚有抗炎、镇静、镇痛、催眠、抗蛇毒等作用。

【用法用量】内服：煎汤，30～60g，大量可用至 90～100g。外用：适量，捣敷。

【治癌效验】临床常用治肺癌、鼻咽癌、喉癌、舌癌、肝癌、食管癌、胃癌、直肠癌、大网膜淋巴肉瘤、宫颈癌、卵巢癌、乳腺癌、白血病、膀胱癌、脑胶质瘤等癌瘤中属热毒瘀阻、水湿内停者。

1. 肺癌　白花蛇舌草 93g，半枝莲 62g，重楼 24g，石打穿、龙葵、丹参、牡蛎、昆布（洗去盐）、海藻（洗去盐）、土沉香各 31g，水蛭（油酥）9g。水煎服，每日 1 剂，2～3 个月为 1 个疗程。（《重庆市老中医经验交流会资料选编》，1979）

2. 鼻咽癌　白花蛇舌草 60g，半枝莲、土茯苓、菝葜各 30g。水煎，分 3 次服，每日 1 剂。（《肿瘤的辨证施治》）

3. 喉癌　白花蛇舌草、杨梅根、藤梨根各 62g，白萝卜、牡蛎、海藻、大青叶、虎杖各 31g，干蟾皮、山豆根、北沙参各 15g，当归 9g。水煎服，每日 1 剂。（浙江省中医院方）

4. 肝癌　①白花蛇舌草、半枝莲、薏苡仁各 30g，半边莲、石见穿、金钱草、丹参各 15g，三棱、莪术各 6g，木香、陈皮各 9g。可随证加减。煎 2 次分服，每日 1 剂。（湖北医学院附属第二医院方）②白花蛇舌草、半枝莲各 60g，蒲公英、丹参、薏苡仁、山豆根、醋鳖甲各 30g，紫花地丁、鸡内金各 12g，夏枯草 15g，枳实、郁金各 9g。水煎服，每日 1 剂。（《抗癌良方》）③白花蛇舌草、玳瑁、丹参、半枝莲、海藻、仙鹤草、陈葫芦、泽兰、灵芝各 30g，穿山甲（先煎）、天冬、炙鳖甲（先煎）、石斛（先煎）各 20g，三七粉 3g（冲服），守宫 6g，柴胡 6g，莪术、太子参、党参各 10g。[现代中西医结合杂志，2005，（6）：744]

5. 食管癌　①白花蛇舌草 70g，薏苡仁 30g，黄药子 9g，乌药、龙葵各 3g，乌梅 6g，田三七 1.5g。水煎服，每日 1 剂。（《全国中草药汇编》）②白花蛇舌草、半枝莲、苏铁叶、白茅根、棉花根各 60g。水煎服。（《浙南本草新编》）

6. 胃癌　①白花蛇舌草 90g，白茅根 60g，白糖适量。水煎服，每日 1 剂。（《新编中医入门》）②白花蛇舌草、蜀羊泉各 30g，龙葵、石打穿各 15g。每日 1 剂，水煎分 3 次服。（《肿瘤的辨证施治》）

7. 直肠癌　①白花蛇舌草、仙茅各 120g。水煎服，每日 1 剂。

［新医药资料，1972，（2）］②白花蛇舌草、龙葵、忍冬藤各 60g，半枝莲、紫花地丁各 15g。水煎服（《滇南本草新编》）

8. 卵巢癌　白花蛇舌草、半枝莲各 62g，薏苡仁 31g，橘核、昆布、桃仁、地龙各 15g，莪术、党参各 12g，川楝子、小茴香各 9g，红花 3g。水煎服，每日 1 剂。（湖北医学院附属医院方）

9. 白血病　白花蛇舌草、板蓝根、白英各 30g，瓜蒌、重楼、紫草各 15g，射干 9g。水煎服，每日 1 剂。（福建三明地区医院方）

10. 膀胱癌　白花蛇舌草、土茯苓各 30g，半枝莲 15g，知母、黄柏各 12g，山茱萸、大蓟、小蓟、蒲黄炭各 9g，琥珀粉 2g。煎后分 3 次服，每日 1 剂。（《肿瘤的辨证施治》）

11. 脑胶质瘤　白花蛇舌草 15g，半枝莲 12g，生黄芪 30g，土茯苓 18g，生白术 15g，当归 12g，大黄 6g，黄连 9g，葛根 12g，无花果 12g。水煎服，每日 1 剂。［山东中医药大学学报，2010，（9）：425］

12. 脑干肿瘤　白花蛇舌草 60g，半枝莲、野葡萄藤各 30g，沙氏鹿茸草、僵蚕、地龙、蝉蜕各 10g，重楼、海藻、夏枯草、牡蛎（先煎）各 15g。水煎服，每日 1 剂。（江西中医药，1989，2：28）

白鲜皮 (《神农本草经》)

为芸香科植物白鲜的根皮。苦，寒。具有清热燥湿、泻火解毒、祛风止痒功能。体外实验用豆芽法表明有细胞毒性；体内实验对小鼠肉瘤 S180 有一定的抑制活性。此外，本品尚有解热、兴奋蛙心、抑制多种致病性皮肤真菌、收缩离体兔耳血管及子宫平滑肌等作用。

【用法用量】内服：煎汤，6～15g。外用：适量，煎水洗。

【治癌效验】临床常用治食管癌、贲门癌、胃癌、肠癌、肺癌、骨癌、子宫癌、阴茎癌、恶性淋巴瘤、膀胱癌、皮肤癌等癌瘤中属火毒内盛，湿热蕴结者。

1. 食管癌、贲门癌、胃癌、肠癌等　白鲜皮、山豆根、夏枯草、败酱草各 120g，黄独、重楼各 60g。以上各药共研末，炼蜜为丸，每丸重 6g，口服，每次 1～2 丸，每日 2～3 次，温开水送服。（中国医学科学院中医研究所方）

2. 子宫癌　白鲜皮、皂角刺、金银花、山豆根、蒲公英各 15g，土茯苓、薏苡仁各 20g，木通、甘草各 10g。水煎服，每日 1 剂。（《抗癌良方》）

3. 阴茎癌　白鲜皮 9g，威灵仙 9g，土茯苓 60g，金银花 12g，苍耳子 15g，甘草 6g。每日 1 剂，煎 2 次服。另用茶叶加食盐适量煎汁后，供局部冲洗。（江西瑞昌县人民医院方）

4. 膀胱癌　白鲜皮、夏枯草、败酱草、山豆根、重楼、半枝莲各 60g，黄药子、山慈菇各 320g，鸡蛋 30 个。将上药放入锅内用大半锅水煮开，待蛋熟捞出，击破蛋壳，再放入锅内煮 2h，取出去壳，泡醋内 24h 即成，每日 1 次，每次吃 3 个蛋，1 个月为 1 疗程，可连吃 3 个疗程。（《抗癌良方》）

5. 皮肤癌　白鲜皮、土槿皮、地骨皮各 50g，夏枯草 30g，三棱、莪术各 15g，鸡血藤 25g。水煎熏洗患处，每日 1 次，每次 20～30min。（《抗癌良方》）

白头翁　（《神农本草经》）

为毛茛科植物白头翁的根。苦，寒。具有清热解毒、凉血止痢功能。体外实验，白头翁对白血病细胞具有细胞毒作用，对肿瘤细胞有抑制效应；从白头翁中提取的白头翁素对移植性动物肿瘤有抑制生长的活性，并延长荷瘤动物的存活期。此外，本品尚有抗菌、抗病毒、抗阿米巴原虫、杀灭阴道滴虫、镇静、镇痛等作用。

【用法用量】内服：煎汤，10～15g；或入丸、散。外用：适量，捣敷或煎水洗。

【治癌效验】临床常用治大肠癌、胃癌、宫颈癌、膀胱癌、白血病、恶性淋巴瘤、脑垂体瘤等癌瘤中属血热毒盛者。

1. 大肠癌　白头翁 20g，地榆、槐花、马齿苋各 15g，败酱草 30g，黄柏、苦参、薏苡仁、黄芩、赤芍、甘草各 10g。水煎服，

每日 1 剂。(《中西医结合肿瘤学》)

2. 宫颈癌　白头翁、半枝莲、茜草、茯苓、桂枝、黄独、楤木、三棱各 20g，黄柏、黄芩、牡丹皮、红花、桃仁各 15g。水煎服。(辽宁庄河中医院方)

3. 膀胱癌　白头翁、苦参、槐花各 9g，蟛蜞菊、白花蛇舌草、生薏苡仁各 30g，红藤、白槿花各 15g，仙鹤草 12g。水煎服，每日 1 剂。(《肿瘤要略》)

4. 白血病　白头翁、山慈菇、山豆根各 15g，黄药子、白花蛇舌草、龙葵各 30g。水煎服。(《抗癌植物药及其验方》)

5. 恶性淋巴瘤　白头翁 60g，当归尾、牡丹皮、半夏各 30g。研为末，每次服 9g，开水送服。(《本草汇言》)

6. 脑垂体瘤　白头翁 12g，浸于黄酒 12ml 中，4h 后加水 800ml，煎 40min，约余 600ml 药汁。每次饮 200ml，每日 2～3 次。再用活蜗牛 60g，寒水石 15g，朱砂 10g，蟾酥、雄黄各 6g，轻粉、铜绿、制乳香、制没药、胆矾各 3g。捣碎制丸，绿豆大。每次 3 丸，每日服 2 次。(《千家妙方》)

7. 直肠癌　黄连 9g，黄柏 12g，白头翁 30g，地榆 12g，槐花 12g，苦参 12g，石见穿 30g，露蜂房 15g，蛇蜕 6g，肿节风 30g，龙葵 15g，败酱草 30g，白花蛇舌草 30g。水煎服，每日 1 剂。[百病良方 (第二集)．科学技术文献出版社重庆分社，1983：187]

凤尾草 (《植物名实图考》)

为凤尾蕨科植物凤尾草的全草。甘、淡、微苦，寒。具有清热凉血、消肿解毒功能。本品对小鼠肉瘤 S180、肉瘤 S37 和瓦克癌 W256 有抑制活性；其根对小鼠吉田肉瘤有抑制效果。此外，尚有抑菌作用。

【用法用量】内服：煎汤，10～15g，或鲜品 50～100g；或研末或捣汁饮。外用：适量，捣敷或煎水洗。

【治癌效验】临床常用治食管癌、胃癌、肝癌、大肠癌、肺癌、膀胱癌、恶性葡萄胎、绒毛膜上皮癌、宫颈癌、乳腺癌、血管瘤、白血病等癌瘤中属湿热内蕴，血热毒盛者。

1. 食管癌　凤尾草、白英、白花蛇舌草、生半夏、金刚刺、生薏苡仁各 30g，生南星、儿茶、蟾皮、生甘草各 9g，山豆根、山楂肉各 5g。水煎服，每日 1 剂。（《抗癌良方》）

2. 大肠癌　①凤尾草、菝葜、赤石脂、余粮石各 30g。水煎服，每日 1 剂。（《实用抗癌药物手册》）②凤尾草、苦参、地锦草、败酱草、白花蛇舌草、野葡萄藤、生薏苡仁、蛇莓各 30g，红藤、赤芍、土鳖虫各 15g，枳壳 10g。水煎服。[江苏中医，1997，（8）]

3. 肺癌　凤尾草、半枝莲、楤木、地茄子各 30g。水煎服，每日 1 剂。（《常见肿瘤的防治》）

4. 恶性葡萄胎、绒毛膜上皮癌　凤尾草 60g，水杨梅根 60g，向日葵盘 1 只。水煎服，每日 1 剂，连服 6 个月。（《千家妙方》）

5. 乳腺癌　凤尾草、山海螺、络石藤各 15g，香茶菜、伏牛花根各 30g，炙刺猬皮、槐花、夏枯草、夜明砂各 9g，威灵仙 6g，全瓜蒌 12g。每日 1 剂，水煎服。（《肿瘤要略》）

6. 鼻咽癌　茜草根、黄芩、苍耳子、白芷各 9g，凤尾草、金银花、夏枯草各 12g，升麻 3g，鱼脑石 15g（研吞）。水煎。每日 1 剂，分次饮服。[浙江中医学院学报，1990，14（4）：56]

茵陈 (《神农本草经》)

为菊科植物茵陈蒿的幼嫩茎叶。苦、辛，微寒。具有清热利湿、利胆退黄功能。茵陈蒿乙醇提取物及水提取物对小鼠肉瘤 S180 均有抑制活性；茵陈色原酮体外对白血病 L929 和鼻咽癌 KB 细胞有杀伤作用；口服含有茵陈色原酮的提取物能抑制小鼠 Meth-A 肉瘤的生长。此外，本品尚有抗炎、护肝、升白细胞、抗辐射、增强迟发超敏反应、促进 TNF 产生、抗血型不合溶血、利胆、降压、扩张血管、降血脂、抗凝血、解热、镇痛、利尿等作用。

【用法用量】 内服：煎汤，15～30g。外用：适量，煎水洗。

【治癌效验】 临床常用治肝癌、胰腺癌、胆囊癌、胃癌、癌性胸腹积水等癌瘤中属湿热蕴结者。

1. 肝癌　茵陈蒿 12g，栀子、三棱、莪术、穿山甲、郁金、炒枳壳各 9g，生牡蛎、半枝莲、重楼、白花蛇舌草各 30g，露蜂房 15g。水煎服，每日 1 剂。[上海中医药杂志，1979，（4）]

2. 胆囊癌　茵陈 30g，滑石、黄芩、藿香各 12g，石菖蒲、连翘、白豆蔻、郁金、延胡索各 15g，川贝母 10g，木通 9g。可随证加减。水煎服，每日 1 剂。（《抗癌中草药大辞典》）

3. 胰腺癌　茵陈蒿、郁金、白术各 12g，薏苡仁、白毛藤各 30g，麦芽、太子参、茯苓、猪苓各 15g，建曲 10g，干瓜蒌 20g，木香 9g，生甘草 3g，黄芩 9g，大黄 6～10g。水煎服，每日 1 剂。（《癌的扶正培本治疗》）

4. 舌癌　犀角 3g（现代以水牛角），石斛 20g，银柴胡 10g，茵陈 20g，黄芩 10g，知母 10g，龙胆 10g，山豆根 10g，山慈菇 15g，夏枯草 20g。水煎，每日 1 剂。（肿瘤临证备要．人民卫生出版社，1980）

牛黄 （《神农本草经》）

为牛科动物黄牛或水牛的胆囊、胆管及肝管中的结石。用牛胆汁或猪胆汁经人工提取制造而成，称为人工牛黄。用人工手术法在牛胆囊里培植形成的结石，称为培植牛黄。苦、甘，凉。具有清热解毒、化痰开窍、息风止痉功能。人工牛黄混悬液，口饲对接种肉瘤 S180 小白鼠有抑制活性；人工牛黄对肉瘤 S37 及艾氏腹水癌均有抑制效果；从牛类胆汁中得到一种不能透析的物质，腹腔注射给豚鼠，能抑制瓦克癌 W256 生长，剂量适当，可使肿瘤广泛坏死。此外，本品尚有抗炎、促进吞噬细胞功能及红细胞新生、抗过敏、平喘、解热、镇静、催眠、抗惊厥、强心、抗微生物等作用。

【用法用量】 内服：入丸、散，0.2～0.4g。外用：适量，研末撒或调敷。

【治癌效验】 临床常用治肝癌、食管癌、贲门癌、胃癌、肠癌、白血病、舌癌、喉癌、鼻咽癌、宫颈癌、乳腺癌等癌瘤中属热毒炽盛、痰火郁结者。

1. 肝癌　①人工牛黄 30g，八月札 30g，菝葜 90g，生半夏、生天南星各 15g，黄芪、炒山楂曲各 30g。[吉林中医药，1984，(1)]②安宫牛黄丸，每日 1 丸，吞服或温开水送服。显效后改为 2 日或 3 日 1 丸。[中医药信息报，1992，9，26]

2. 食管癌　人工牛黄 6g，硇砂 3g，板蓝根 30g，猫眼草 30g，制南星 9g，威灵仙 60g。制成浸膏干粉，每天服 4 次，每次 1.5g。[安徽科技消息，1976，(5)]

3. 贲门癌梗阻　人工牛黄 9g，乳香、没药各 15g，硼砂、三七各 30g，麝香 1.5g。共研细末，每日含化 4 次，每次 1.5g。(《肿瘤药物治疗》)

4. 胃癌　牛黄、生矾、枯矾、雄黄、琥珀、乳香、没药、珍珠、白降丹各 1.5g，胆南星 300g，瓦楞子 45g，白砒用人粪黄泥围煅取 1.5g，麝香 0.3g，以青鱼胆为丸，如芥子大。掺温胃膏贴中脘穴。(《理瀹骈文》)

5. 白血病　①牛黄解毒片，每次 4 片，每日服 3 次。(《实用抗癌药物手册》)②六神丸，每日 90～120 粒，分 3～4 次温开水送下，最大量每次 30 粒，每日 3 次，一般连服 7 天左右，临床症状及血象开始好转。(天津市中医院血液组方)

6. 舌癌　牛黄、沉香、冰片各 45g，乳香、没药（醋炙）、血竭、葶苈子、生硼砂、雄黄粉、朱砂各 90g，白梅花 470g，生石决明 45g，蟾酥粉 180g，珍珠粉、麝香、熊胆（熬汤打丸用）各 27g。共研细末，用熊胆水泛丸，每百粒重 6g，每瓶 10 粒，每次服 2～3 粒，每日 2 次。先饮一口水，将药放在舌上，以口麻为度，再用温黄酒或温开水送下，外用醋调，敷患处。(《抗癌中草药大辞典》)

7. 喉癌　牛黄、儿茶、青黛、川贝母、珍珠粉各 1.5g，硼砂 24g，官粉、琥珀、鱼脑、黄柏各 3g，麝香 0.9g，四六片 1.8g。入豆腐内，煮半炷香久，取出研末；红蝎 3g，烧灰存性共和匀，吹喉。(《抗癌中草药大辞典》)

8. 乳腺癌　牛黄、冰片、麝香各 3g，乳香、没药、雄黄、蟾酥各 180g，寒水石、轻粉各 6g，朱砂、血竭各 9g，蜈蚣 30 条，蜗牛 60 条。上药制成丸剂如芥子大，口服每次 5～6 丸，每日 3 次。(《抗癌中草药制剂》)

羚羊角 (《神农本草经》)

为牛科动物赛加羚羊的角。咸，寒。具有清热解毒、平肝息风、平抑肝阳、清肝明目、清肺止咳功能。动物实验证明，羚羊角煎剂对癌细胞有抑制和杀灭活性；羚羊角、琥珀等组成的复方制剂能显著抑制内毒素休克大鼠血浆肿瘤坏死因子的释放，从而对荷瘤动物有抗内毒素性休克的作用。此外，本品尚有镇静、镇痛、解热、抗惊厥、增强缺氧的耐受能力等作用。

【用法用量】内服：磨汁，0.3～1.5g；煎汤，1.5～3g，宜单煎 2h 以上；或入丸、散。

【治癌效验】临床常用治舌癌、喉癌、鼻咽癌、肺癌、胆囊癌、白血病、血管瘤、子宫癌等癌瘤中属热毒壅结、火极动风者。

1. 舌癌 羚羊角粉、琥珀粉各 3g，水牛角粉 4.5g，冰片 1g。研为细末，撒于舌癌溃烂处，每日用药多次。(《癌痛的中西医最新疗法》)

2. 喉癌 羚羊角、升麻、水牛角、生石膏、寒水石各 50g，玄参 100g，甘草 40g，沉香、木香各 25g。共研细粉，每次 5g，每日 2 次。(《外科大成》)

3. 鼻咽癌 羚羊角粉 (冲)、细辛各 1.5g，水牛角粉 (冲) 15g，金银花 30g，生石膏、苍耳子、生地黄各 12g，连翘、黄芩、炒栀子、蔓荆子、炒蒺藜、辛夷、当归各 9g，薄荷 6g。水煎服，每日 1 剂，服 3 日，休息 1 日再服，1 个疗程 3 个月。(《抗癌中草药大辞典》)

4. 肺癌 羚羊角粉、穿山甲、琥珀各 15g，天然牛黄 1g，麝香、冰片各 2g，白花蛇 50g，全蝎、僵蚕各 30g，壁虎 20g，蜈蚣、雄黄、制马钱子、朱砂各 5g，血竭 7g，大黄、青黛、藏红花各 10g，制乳香、制没药各 6g，蟾酥 0.5g。按以上量比例配方，研细粉，装胶囊入清洁瓶密封备用，每次 5g，每日 2 次。1 个月为 1 个疗程，间隔 1 周再服 1 个疗程。(《抗癌中草药大辞典》)

5. 胆囊癌 羚羊角粉 0.6g，每天分 2 次冲服；另以壁虎 2 条研粉，亦分 2 次冲服。同时可内服黄连温胆汤。[中医杂志，1996，(9)]

6. 垂体肿瘤 羚羊角粉（吞）2g，白僵蚕、杭白菊、当归、益母草、石斛夜光丸（2 次吞）、钩藤各 9g，全蝎（研吞）4g，蜈蚣 4 条，枸杞子 20g，女贞子 15g。每日 1 剂，水煎服。(浙江中医学院学报，1983，3：31)

紫草 (《神农本草经》)

为紫草科植物紫草、新疆紫草、滇紫草的根。甘、苦，寒。具有清热解毒、凉血活血、透疹功能。紫草的乙醇提取物经腹腔给药或以紫草煎剂对小鼠肉瘤 S180 有抑制活性；对绒毛膜上皮癌和白血病细胞有抑制作用；紫草制剂可减少小鼠自发性乳癌的发病率；紫草烷对瓦克癌 W256 的抑制作用明显；紫草素可完全抑制腹水型肉瘤 S180 的生长，并可延长生存率 92.5%；紫草素对肝癌和 Lewis 肺癌有放射增敏作用。紫草素加放疗可增强荷瘤小鼠巨噬细胞的活性，使小鼠生存期明显延长。此外，本品尚有抗炎、抑制白三烯 B4 及前列腺素 E_2 的生物合成、抗补体活性、抗变态反应、解热、兴奋心肌、抗菌、抗病毒、抗皮肤真菌、抗生育及抑制甲状腺功能等作用。

【用法用量】内服：煎汤，一般用 5～10g，大量用 30～90g。外用：适量，熬膏或用油浸液涂擦。

【治癌效验】临床常用治扁桃体癌、鼻咽癌、肺癌、食管癌、胃癌、绒毛膜上皮癌、恶性葡萄胎、子宫癌、白血病、乳腺癌、皮肤癌等癌瘤中属血热毒盛、瘀血阻滞者。

1. 鼻咽癌 ①紫草、当归、乳香、桃仁、大黄各 15g，金银花 30g，连翘、天花粉、白芍、黄芩、薄荷各 6g，知母 3g，蒲公英 12g，野菊花 9g。每日 1 剂，水煎，2 次分服。(南昌市第一医院方）②白茅根 30g，山豆根 15g，紫草 30g，薏米根 15g，板蓝根 12g。每日 1 剂，水煎。分 2 次饮服。[山西中医，1989，5（4）：23]

2. 肺癌　①紫草、昆布、山海螺各 30g，夏枯草 24g，重楼、前胡各 15g。每日 1 剂，分 3 次服。②紫草、生地黄各 15g，地榆、王不留行、麦冬、百部、天花粉各 12g，五味子 6g，鱼腥草 30g。每日 1 剂，分 3 次口服。（《肿瘤的辨证施治》）③紫草 60g，人工牛黄 10g，重楼 60g，前胡 30g，鱼腥草 50g，将紫草、重楼、鱼腥草、前胡制成浸膏，干燥后粉碎，加入人工牛黄和匀。每次 15g，每日服 3 次。[大众卫生报，2006，（4）]

3. 食管癌　紫草、半枝莲、白花蛇舌草各 30g，山药 15g，鸡内金 9g，沙参 9g，茯苓 6g，白茅根 30g，旋覆花、党参、半夏、陈皮、木香各 6g，谷芽、麦芽、夏枯草各 30g，丁香 3g，大枣 5 个。水煎服。（《武汉中草药展览汇编》）

4. 乳腺癌　紫草、白英、蒲公英、龙葵、穿山甲各 15g，全瓜蒌、王不留行各 12g，夏枯草 30g，橘叶、橘皮、山慈菇、浙贝母各 9g。水煎服。（《抗癌植物药及其验方》）

5. 皮肤癌　紫草 50g，白蔹草 30g，马钱子 10g，蜈蚣 3 条，制成膏剂，涂在患处，每日 3 次。（安徽蚌埠市第二人民医院方）

【使用注意】本品性寒而滑利，有轻泻作用，脾虚便溏者忌服。

蒲公英（《新修本草》）

为菊科植物蒲公英的带根全草。苦、甘，寒。具有清热解毒、消痈散结、利湿通淋功能。蒲公英多糖对小鼠肿瘤细胞有抑制活性，并有显著激活小鼠腹腔巨噬细胞的活性；本品的热水浸出物，对小鼠肉瘤 S180 有抑制作用；对小鼠艾氏腹水癌有明显治疗效果；对移植性人体肺癌有明显抑制作用。此外，本品尚有抗炎、促进吞噬细胞吞噬功能、增强细胞免疫和体液免疫、抗胃黏膜损伤及实验性胃溃疡、抗内毒素、抗菌、利胆及促进乳汁分泌等作用。

【用法用量】内服：煎汤，10～30g，大量可用至 60g；或捣汁；或入散剂。外用：适量，捣敷。

【治癌效验】临床常用治食管癌、胃癌、肝癌、胰腺癌、肠癌、乳腺癌、宫颈癌、肺癌、牙龈癌、膀胱癌、恶性淋巴瘤、白血病、脑胶质瘤等癌瘤中属热毒蕴结者。

1. 食管癌　蒲公英、白花蛇舌草各 30g，半枝莲 12g，山豆根 15g，山慈菇、鸦胆子、黄药子、露蜂房各 10g，三七粉 9g，斑蝥去头足 1g，蟾酥 0.03g。水煎服，每日 1 剂。[内蒙古中医药，1988，（2）]

2. 胃癌　蒲公英、白花蛇舌草、半边莲、半枝莲、当归、香附各 12g，赤芍、紫花地丁、重楼、枳实、木香、乌药、桃仁、郁金各 9g，延胡索 6g。水煎服，每日 1 剂。（《抗癌良方》）

3. 肝癌　蒲公英、丹参、薏苡仁、山豆根、醋鳖甲各 30g，白花蛇舌草、半枝莲各 60g，紫花地丁、鸡内金各 12g，夏枯草 15g，枳实 6g，郁金 9g。水煎，2 次分服，每日 1 剂。（湖北中医学院附属医院方）

4. 胰腺癌　蒲公英、茵陈、生地黄各 15g，柴胡、茯苓、郁金各 12g，龙胆 6g，栀子、黄芩、大黄各 9g，黄连 3g，白花蛇舌草、土茯苓、薏苡仁各 30g。水煎服。（上海嘉定县中医院方）

5. 肠癌　蒲公英、半枝莲各 24g，白花蛇舌草、忍冬藤、野葡萄根各 30g，露蜂房（炙）9g，蜈蚣 2 条。水煎服，另有牛黄醒消丸，每日 2 次，每次 1.5g，吞服。（《肿瘤的辨证施治》）

6. 乳腺癌　①蒲公英、紫花地丁各 30g，瓜蒌、天花粉、炮甲珠各 20g，夏枯草、金银花各 15g，当归、黄芪、赤芍、远志各 10g，白芷、桔梗、薤白各 5g，肉桂、甘草各 3g。水煎，饭前 2h 空腹送服，每日 1 剂。（抚顺市新宾县医院方）②蒲公英、金银花、夏枯草各 9g。水煎代茶饮，连服 60 日。[中国中医药报，2006，（11）]

7. 宫颈癌　蒲公英、土茯苓、败酱草、半枝莲、车前草、龙葵各 30g，瞿麦、生薏苡仁各 20g，萹蓄 15g，苍术、厚朴、赤芍

各 10g。水煎服，每日 1 剂。(《中医肿瘤学》)

8. 牙龈癌　蒲公英、夏枯草、白石英、白花蛇舌草各 30g，紫花地丁 15g。水煎，每日 1 剂。(《肿瘤的诊断与防治》)

9. 膀胱癌　蒲公英、金钱草各 30g，泽泻、瞿麦、萹蓄、黄柏、知母、车前子、川楝子各 9g，木通、甘草各 3g。每日 1 剂，煎 2 次分服，停汤药后可继续服知柏八味丸或大补阴丸，以巩固疗效。(上海南市区蓬莱地段医院方)

10. 恶性淋巴瘤　蒲公英、夏枯草、生牡蛎、丹参各 30g，胆南星、皂角刺各 9g，昆布、莪术、全瓜蒌各 15g，旋覆花 12g。水煎服。(《抗癌中草药大辞典》)

11. 慢性粒细胞性白血病　蒲公英、生地黄、半枝莲、猕猴桃根各 30g，金银花、石膏各 24g，当归、板蓝根、玄参各 12g，苦参 9g，天冬、麦冬各 6g。水煎服，每日 1 剂。(《肿瘤的诊断与防治》)

12. 脑胶质瘤　蒲公英、地丁、连翘、金银花各 15g，海藻、昆布、土鳖虫、穿山甲、水蛭、桃仁各 10g，红花 12g。水煎服，每日 1 剂。[山东中医药大学学报，1998，(4)]

13. 肺癌　新鲜蒲公英适量，捣碎，将药汁外敷，外盖 3 层纱布，中央 1 层为凡士林纱布。[大众卫生报，2002，(7)]

漏芦 (《神农本草经》)

为菊科植物祁州漏芦及蓝刺头的根。苦，寒。具有清热解毒、消痈散结、通经下乳功能。本品能促进淋巴细胞转化，提高机体免疫力，可间接地抑制癌细胞生长。初步证实有抗肝癌、胃癌、乳腺癌活性。此外，本品尚有抗皮肤真菌、强心、抗氧化、抑制动脉粥样硬化、抗艾滋病病毒等作用。

【用法用量】内服：煎汤，5～10g；或入丸、散。外用：适量，煎水洗或研末调敷。

【治癌效验】临床常用治肝癌、胰腺癌、恶性淋巴瘤、白血病、乳腺癌、舌癌等癌瘤中属热毒壅结者。

1. 肝癌 ①漏芦 12g，当归、丹参、白蒺藜、扁豆各 9g，红花、香附各 6g，瓦楞子、石燕各 18g，半枝莲 60g。每日 1 剂，煎 2 次分服。(上海市肿瘤医院方) ②漏芦、八月札、红藤各 15g，川楝子 9g，丹参 12g，白花蛇舌草、半枝莲、生牡蛎各 30g。水煎服。(上海龙华医院方)

2. 胰腺癌 漏芦、白术、当归、赤芍各 12g，煅牡蛎、白花蛇舌草各 30g，夏枯草、海藻、昆布、党参、茯苓各 15g，丹参 18g，郁金、川楝子各 9g。水煎服。(上海曙光医院方)

3. 舌癌 漏芦、藜芦各 150g，浸于 95％乙醇 500ml 中，72h 后过滤。用棉花球或软布浸药液后涂洗患处。《抗癌本草》

4. 鼻咽癌伴颈部淋巴结转移 连翘 15g，金银花 30g，川黄连 9g，天花粉 12g，浙贝母 12g，昆布 24g，海藻 24g，土茯苓 30g，山慈菇 12g，山豆根 12g，漏芦 12g，玄参 24g，六神丸 30 粒（分 2 次冲服）。水煎，每日 1 剂，分 2 次服。(新中医，1981，11：33)

5. 胃癌 漏芦 30～60g，土茯苓 15～90g，党参（或生黄芪）15～60g，白术 30～60g，茯苓 30～60g，丹皮 15～30g，升麻 15～30g，黄芩 9～30g，吴茱萸 9～24g，生甘草 9～15g，制半夏 50g（或生半夏 15～30g）。将上药煎 3 遍，去滓，将 3 煎兑在一起再浓缩成 300ml 左右，1 日分 3～4 次服用。同时配合三味散（炒土鳖虫 30g，炒全蝎 30g，红参 30g，共研细末），每次冲入汤剂 1.5g，随汤药服用。如吐血、便血者，在三味散内加田三七 3g。[中医肿瘤学（上）．科学出版社，1983：251]

6. 乳腺癌 漏芦 15g，天葵子、芸苔子、木馒头、薜荔果各 30g，八角莲、土鳖虫、白蔹、金雀花各 9g。水煎，每日 1 剂，分 2 次服。(中国中医秘方大全．文汇出版社，1989)

【使用注意】体虚者及孕妇忌用。

熊胆（《药性论》）

为熊科动物黑熊的干燥胆汁。苦，寒。具有清热解毒、息风止痉、清肝利胆功能。黑熊胆汁中含 20％的牛磺熊脱氧胆酸，水解后生成牛磺酸、熊脱氧胆酸及胆酸。熊胆还含鹅脱氧胆酸、胆固醇、胆红素等。熊胆经体外实验证明，对癌细胞的增殖抑制率在 90% 以上。此外，并有利胆、解痉、溶解胆石、降低心肌耗氧量、抗心律失常、降压、降血脂、抑菌、抗炎、抗过敏、解毒、镇咳、平喘、祛痰、助消化等作用（熊胆为禁用药品，请用代用品）。

【用法用量】内服：入丸、散，1～2.5g。外用：适量，研末调敷。

【治癌效验】临床常用治肝癌、上消化道癌、皮肤癌等癌瘤中属热毒炽盛者。

1. 肝癌　熊胆、麝香、牛黄各 3g，人参、三七、银耳、乳香、没药各 15g，土茯苓 30g，生薏苡仁 60g。共研细末，装胶囊内服，每日 3 次，每次 1.5g，连服 4 个月为 1 个疗程，一般服用 1～2 个疗程。(《癌症效方 240 首》)

2. 上消化道癌　熊胆、乳香、没药、硼砂、冰片、雄黄、葶苈子、血竭、沉香各 30g，珍珠 9g，牛黄、麝香、朱砂、制蟾酥各 60g，白梅花 150g，生石决明 15g。诸药研末和匀，用蟾酥汁（蟾酥 5g 用白酒 10g 化开）、熊胆汁（熊胆用水化开）拌诸药，研和为小丸，每丸重约 0.15g，每服 3 丸，白酒或白开水送下。(《抗癌中草药大辞典》)

3. 皮肤癌　熊胆（研）、轻粉各 3g，雄黄（研）、麝香（研）各 1.5g，槟榔（末）0.3g。上研匀，于腊月用猪胆 1 个，取汁，装药在胆内，用棉绳扎定揉匀，涂患处。(《抗癌中草药大辞典》)

生地黄 (《神农本草经》)

为玄参科植物地黄的根状茎。甘、苦，寒。具有清热凉血、养阴生津、凉血止血功能。本品所含的茯苓多糖，腹腔注射或灌注能抑制实体瘤 S180 的生长，腹腔注射给药对 Lewis 肺癌、B16 黑色素瘤及 H22 肝癌亦有效。其抗肿瘤作用与增强免疫功能有关，它能促进机体淋巴母细胞的转化，增加 T 淋巴细胞数量，增强网状内皮系统的吞噬功能。此外，本品尚有强心、利尿、升血压、降血糖、止血、护肝、抗辐射损伤、抑制真菌等作用。

【用法用量】内服：煎汤，10～30g，鲜品用量加倍；或以鲜品捣汁入药；或熬膏，或入丸、散。外用：适量，捣敷。

【治癌效验】临床常用治鼻咽癌、肺癌、纵隔肿瘤、胃癌、多发性骨髓瘤、白血病、脑瘤、乳腺癌、食管癌等癌瘤中属血热内盛，阴液亏损者。

1. 鼻咽癌　生地黄 24g，川芎、山药、蛇莓各 15g，寮刁竹、入地金牛、白茅根、蛇蜕各 30g，葵树子 90g。制成煎剂口服。（广东省花县人民医院方）

2. 肺癌　生地黄、熟地黄各 15g，天冬、麦冬、玄参各 12g，黄芪、党参各 20g，漏芦、土茯苓、鱼腥草、升麻各 30g。水煎服。（上海市中医院方）

3. 纵隔肿瘤　生地黄、赤芍、蒲公英、鱼腥草、茯苓各 12g，丹参、桃仁泥、连翘各 9g，夏枯草 24g，生甘草 6g，蜈蚣 2 条。水煎服，每日 1 剂。（《肿瘤的辨证施治》）

4. 胃癌　生地黄、熟地黄、玄参、生白芍、枸杞子、生龙骨、生牡蛎各 15g，山药 30g，知母、丹参各 12g，赭石粉 24g，苍术、白术各 60g，鸡内金 10g（研末冲服）。水煎服，每日 1 剂。[湖北中医杂志，1980，(4)]

5. 多发性骨髓瘤　生地黄、熟地黄、白术、鸡血藤各 15g，山药、茯苓、牡丹皮、赤芍、白芍各 12g，女贞子、菟丝子、白蔹、蒲公英各 30g，延胡索、甘草各 6g。水煎服。[中西医结合杂志，1986，6 (9)：552]

6. 白血病　生地黄、生大黄、玄参、大青叶各 9g，天花粉 6g，蛇蜕、人中黄各 4.5g，牡丹皮 3g。口服，每日 1 剂，煎 2 次分服。服药期间忌食油及糖类。（浙江台州地区医院方）

7. 脑瘤　生地黄、熟地黄、山药、泽泻、茯苓、菊花、怀牛膝、钩藤各 10g，山茱萸、白芍、玄参、女贞子各 15g，生牡蛎 30g，枸杞子 12g，生龟甲、生赭石各 20g。水煎服。(《中医肿瘤学》)

8. 乳腺癌　生地黄、木瓜各 15g，黄芪、茯苓、白术、当归、白芍各 9g，川芎、柴胡、青皮各 6g，人参、皂角刺各 3g。水煎服。(《抗癌植物药及其验方》)

9. 食管癌　生地黄 24g，苦参 15g，玄参 15g，麦冬 15g，石斛 15g，金银花 30g，半枝莲 15g，牡丹皮 15g，白及 10g，枸杞子 15g，女贞子 10g，绞股蓝 15g，甘草 10g。按比例配适量蜂蜜，按照制剂要求制成煎膏剂型。放疗前 30min 口服 20ml，服用后勿饮水及进食。[江苏中医药，2010，(1)：34]

地龙 (《神农本草经》)

为巨蚓科动物参环毛蚓或缟蚯蚓的全虫体。亦称蚯蚓。咸，寒。具有清热息风、清肺平喘、清热利尿、通经活络功能。本品提取物对人结肠癌、肝癌细胞有较强抑制活性；还能诱导噬菌体的产生；其热水提取物对 JTC26 有抑制效果；对体外培养的人鼻咽癌细胞株 CNE2，本品具有放射增敏作用。此外，本品尚有降血压、平喘、镇静、抗惊厥、解热、兴奋子宫等作用。

【用法用量】内服：煎汤，5～15g；或入丸、散。外用：适量，捣烂化水或研末调敷。

【治癌效验】临床常用治牙龈癌、舌癌、鼻咽癌、食管癌、胃癌、肠癌、肝癌、恶性淋巴瘤、脑瘤、皮肤癌等癌瘤中属热结血瘀水聚者。

1. 牙龈癌　干地龙末 3g，白矾灰 3g，麝香末 1.5g。共研细末，于湿布上涂药，贴患处。(《太平圣惠方·齿龈出血》)

2. 鼻咽癌　地龙、柴胡各 6g，海藻、昆布、地骨皮、浙贝母、炒白术各 12，生牡蛎、夏枯草各 24g，炙鳖甲、鹿衔草、凤尾草 15g，龙胆 9g。水煎，每日 1 剂，分 3 次服。(《肿瘤的辨证施治》)

3. 肝癌　地龙、穿山甲、生牡蛎各 15g，桃仁、红花、郁金、

苦楝子各 9g，牡丹皮、炒常山各 6g。水煎服，每日 1 剂。(《肿瘤要略》)

4. 脑瘤 ①地龙、菟丝子、薜荔果各 30g，生黄芪 60g，重楼、鬼箭羽、锁阳、白蒺藜各 15g，白芍、王不留行、露蜂房、炮山甲、白芷各 12g，当归、川芎各 9g。水煎服，每日 1 剂。(《著名中医治疗癌症方药及实例》)②地龙、露蜂房各 9g，蜈蚣 3 条，全蝎 6g，石决明、牡蛎、钩藤各 15g，菊花、威灵仙各 30g，晚蚕沙 10g。水煎服，每日 1 剂。(《中西医结合肿瘤学》)

马勃 (《名医别录》)

为灰包科真菌脱皮马勃、大颓马勃及紫颓马勃的干燥子实体。辛，平。具有清热解毒、清肺利咽、止血功能。所含的马勃素为抗癌活性物质，对多种癌细胞均有抑制作用；马勃水浸液在肿瘤培养液中对白血病细胞有抑制效果。此外，本品尚有抗菌、止血等作用。

【用法用量】 内服：煎汤，3～6g，包煎；或入丸、散。外用：适量，研末撒，或调敷。

【治癌效验】 临床常用治舌癌、扁桃体癌、颌窦癌、咽喉癌、声带癌、肺癌、食管癌、甲状腺癌、恶性淋巴瘤、白血病等癌瘤中属热毒内结者。

1. 扁桃体癌 马勃 3g，朝天子、金果榄各 1.5g，生甘草、锦灯笼、射干各 6g，僵蚕、麦冬各 9g，玄参、山豆根各 12g，熟地黄 15g。水煎服，每日 1 剂。同时以六神丸 6 粒吞服，每日 2 次；锡类散外吹，每日 5～6 次。[浙江中医学院学报，1982 (增刊)]

2. 咽喉癌 马勃 9g (包煎)，射干 15g，开金锁、重楼各 30g。水煎服，每日 1 剂。(《实用抗癌药物手册》)

3. 食管癌 马勃 7g，灵芝 10g，沙虫草 40g，虾蟆蛆 27g，西牛黄 4.5g，麝香 2.5g。共为细末，温开水送服，每日 3 次，每次 1.2～1.8g。(《全国中草药新医疗法展览会资料选编》)

4. 甲状腺癌 夏枯草、山豆根、生牡蛎、黄药子、白药子各

15g，橘核、王不留行、天葵子各 12g，马勃、炮甲珠、紫苏梗、射干各 9g，昆布 30g。水煎服，每日 1 剂。（湖北中医研究所方）

5. 恶性淋巴瘤　马勃 4.5g，板蓝根、蒲公英各 30g，瓜蒌、玄参各 15g，薄荷、苦桔梗、郁金各 10g，生地黄、赤芍、重楼各 12g，露蜂房 3g。水煎服，每日 1 剂。（《抗癌中草药大辞典》）

6. 白血病　马勃、白芍、黄药子、牛蒡子各 15g，党参、半边莲各 10g，玄参、生地黄、板蓝根、白花蛇舌草各 30g，白姜黄、牡丹皮各 9g，阿胶（烊冲）6g。水煎服。（辽宁中医学院方）

升麻 （《神农本草经》）

为毛茛科植物升麻、兴安升麻和大三叶升麻的根状茎。辛、甘、微寒。具有清热解毒、发表透疹、升举阳气功能。本品热水提取物对 JTC26 肿瘤细胞有抑制活性。同时只有轻微地抑制正常细胞的反应。此外，尚有抗辐射、升白细胞、增强细胞吞噬功能、抑菌、抗结核、解热、抗炎、镇痛等作用。

【用法用量】内服：煎汤，5～15g；或入丸、散。外用：适量，研末调敷，煎水含漱或淋洗。

【治癌效验】临床常用治舌癌、喉癌、支气管肺癌、胃癌、直肠癌、宫颈癌、甲状腺腺瘤、恶性淋巴瘤、乳腺癌等癌瘤中属热毒壅结者。

1. 舌癌　用 50％乙醇浸渍升麻根，制成流浸膏；白英、天葵子各 30g 压粉。混合一起，用适量碘化钾和水口服，每次 3～5g。[中草药通讯，1974，（6）]

2. 支气管肺癌　升麻、漏芦、土茯苓、鱼腥草各 30g，生地黄、熟地黄各 15g，天冬、麦冬、玄参各 12g，黄芪、党参各 20g。水煎服，每日 1 剂。（上海市中医院方）

3. 直肠癌　炒升麻、干姜、制没药、川芎各 6g，苦参 30g，三七、肉桂各 2g，小茴香 4g，延胡索、当归、赤芍、五灵脂各 10g，蒲黄 12g。每日 1 剂。（《抗癌中草药大辞典》）

4. 宫颈癌　升麻、马鞭草、小白薇、香附各 15g，虎杖、黄

芪、小红参、薏苡仁各 30g。水煎服。(《云南抗癌中草药》)

白英 (《百草镜》)

为茄科植物白英的全草。亦称白毛藤、蜀羊泉。甘、苦，寒。具有清热解毒、祛风利湿功能。本品热水提取物对 JTC26 肿瘤细胞有抑制活性；对小鼠肉瘤 S180 有抑制作用；本品醇提物对小鼠肉瘤 S180 有抑制效果，有效抗癌成分为 β-苦茄碱。并对瓦克癌 W256 有显著抑制作用。此外，本品尚有促进机体抗体形成及蛋白质合成、抑菌、抗真菌等作用。

【用法用量】内服：煎汤，10～15g；或捣汁，浸酒服。外用：适量，捣敷，或煎水洗。

【治癌效验】临床常用治喉癌、声带癌、肺癌、食管癌、胃癌、肝癌、直肠癌、宫颈癌、卵巢癌、膀胱癌、阴茎癌、骨肉瘤、海绵状血管瘤等癌瘤中属热毒内盛、湿热蕴结者。

1. 喉癌　白英、龙葵各 50g，蛇莓、灯笼草各 25g，重楼、野荞麦根各 30g。水煎服。(《抗癌植物药及其验方》)

2. 声带癌　白英、龙葵各 30g，蛇莓、石见穿、野荞麦根各 15g。水煎服，每日 1 剂。(《全国中草药汇编》)

3. 肺癌　①白英、半枝莲各 30g。水煎服，每日 1 剂。②白英浸膏，每天 20g，可分多次服。也可以酌加其他中药煎汤送服。若是原药，则要每天 50g 左右。(《实用抗癌本草》)

4. 食管癌　白英、龙葵各 30g，白花蛇舌草、半枝莲各 15g。水煎服，每日 1 剂。(《抗癌本草》)

5. 胃癌　白英、藤梨根、石打穿、白花蛇舌草、菝葜、野葡萄藤各 30g，八月札、红藤各 15g。水煎服。(上海龙华医院方)

6. 直肠癌　白英、蛇莓、龙葵、白头翁各 20g，马齿苋、赭石、鸡血藤各 30g，旋覆花、当归各 9g，川芎 6g。水煎服。(北京中日友好医院方)

7. 宫颈癌　白英、土茯苓、苦参、干脐带、半枝莲、墓头回各 12g。带下加白槿花、椿根皮、白鸡冠花各 12g。水煎内服，每

日 1 剂。(杭州市肿瘤医院方)

8. 膀胱癌　白英、龙葵、蛇莓各 30g。水煎服。(《抗癌中草药大辞典》)

9. 阴茎癌　白英 30g，蛇莓、重楼、半枝莲、忍冬藤、土茯苓、萹草各 15g。水煎，分 2～3 次服，每日 1 剂，10～15 日为 1 个疗程。(《上海常用中草药》)

10. 骨肉瘤　白英 36g，补骨脂、草藓、小红参、痄腮树各 30g，大麻药 10g，三七 6g，六方藤 16g，刺五加 15g。水煎服。(《中药妙用》)

【使用注意】本品大剂量应用可引起喉痛、烧灼及恶心、呕吐、眩晕、瞳孔扩大、出现惊厥性肌肉运动的同时，表现有全身性衰弱。

五倍子 (《本草拾遗》)

为倍蚜科昆虫角倍蚜或倍蛋蚜在其寄主漆树科的盐肤木、红麸杨、青麸杨等树上形成的虫瘿。酸、涩，微寒。具有清热解毒、敛肺止咳、涩肠止泻、收敛止血功能。五倍子热水提取物，体外实验对人子宫颈癌有抑制活性，对正常细胞生长只有微弱的影响；五倍子对致癌真菌（杂色曲霉菌）及其毒素、小梗囊胞菌素、黄曲霉素 B_1 抑制率均为 100%。此外，本品尚有收敛、止血、抑菌及解生物碱中毒等作用。

【用法用量】内服：煎汤，3～10g；或入丸、散。外用：适量，研末外敷或煎汤熏洗。

【治癌效验】临床常用治食管癌、胃癌、直肠癌、乳腺癌、宫颈癌、恶性血管瘤、恶性淋巴瘤、恶性黑色素瘤、皮肤癌、鼻腔肿瘤等癌瘤中属热毒蕴积者。

1. 直肠癌　①炙五倍子 45g，赤练蛇、禹余粮各 30g，紫河车粉 25g，制乳香、制没药各 15g，没食子 12g，诃子肉 10g，肉桂、干姜、附子各 6g。共研细末，每次 3g，每日 2 次，开水送服。(《肿瘤临证备要》) ②五倍子、苦参、龙葵、黄药子、败酱草、土茯苓、漏芦各 30g，马齿苋 40g，黄柏 10g，山豆根 20g，枯矾 3g，冰片少许（后下）。水煎，坐浴浸洗，每日 2～3 次。（《抗癌良方》）

2. 乳腺癌 ①五倍子、雄鼠屎、露蜂房各等份。共为末，每次 3g，每日 2 次，开水送服。（《验方新编》）②五倍子、乳香、没药各 60g，鸦胆子（去壳）20g。共捣烂，合醋 1250g，慢火熬成膏，摊于布上外敷，每 2 日换药 1 次。（《肿瘤临证备要》）

3. 宫颈癌 枯矾、明矾、雄黄、五倍子、青盐各 30g，研成细末，混匀备用。撒在棉球上，外敷病灶，隔日 1 换。（《癌症秘方验方偏方大全》）

4. 恶性黑色素瘤 五倍子粉、黄柏粉、青黛、枯矾末、象皮末、生肌散各 2 份，珍珠粉 1 份。混匀过筛备用。每用少许，局部外敷。（《中草药防治肿瘤手册》）

5. 皮肤癌 蜈蚣 10 条，蜂蜜 300g，五倍子 900g，黑醋 2500g。研磨成膏，外敷患处，避免接触金属类用具。（《抗癌良方》）

6. 舌癌 苦参 30g，五倍子 30g，山豆根 30g，龙葵 30g，重楼 30g，白茅根 30g，仙鹤草 30g。入冰片少许煎汤，代水含漱，1 日数次。[中医肿瘤学（上）. 科学出版社，1983：225]

牛蒡子 （《名医别录》）

为菊科植物牛蒡的成熟果实。辛、苦，寒。具有疏散风热、解毒散肿、透疹利咽功能。牛蒡根的乙醇提取物中含有抗肿瘤物质；本品对人子宫颈癌 JTC26、小鼠肉瘤 S180 均有抑制活性。此外，本品尚有抗菌、抗病毒、解热、利尿、镇咳、祛痰等作用。

【用法用量】内服：煎汤，3～12g；或入散剂。

【治癌效验】临床常用治舌癌、扁桃体癌、喉癌、肺癌、直肠癌、宫颈癌、恶性淋巴瘤等癌瘤中属热毒壅盛者。

1. 舌癌、扁桃体癌等 牛蒡子、升麻、连翘、白术、黄芩、桔梗、防风、青皮、葛根各 10g，甘草、黄连各 6g，生地黄、玄参、天花粉各 15g，栀子 9g。水煎服，每日 1 剂。（《中医肿瘤学》）

2. 肺癌　牛蒡子 15g，乌骨藤 30g，薏苡仁、枇杷叶、白花蛇舌草、雀梅藤各 50g。水煎服。(《癌症家庭防治大全》)

3. 直肠癌　牛蒡子根 70%，赤小豆散（当归、赤小豆、大黄、蒲公英各等份，研为细末即成）30%。共为细末，每日 2 次，每次 6g，温开水送下。(《全国部分名老中医验方》)

4. 宫颈癌　牛蒡子根、楮实子各等份，共为细末，每日 2 次，每次 6g。(《全国部分名老中医验方》)

5. 恶性淋巴瘤　牛蒡子、天花粉各 15g，柴胡 9g，土贝母 12g，山豆根、土茯苓、露蜂房、板蓝根、玄参、鬼针草、地锦草、连翘各 30。水煎服，每日 1 剂。[陕西中医，1980，(1)]

蝉蜕 (《药性论》)

为蝉科昆虫黑蚱羽化后的蜕壳，亦称蝉衣。甘、咸，凉。具有疏风清热、透疹止痒、明目退翳、息风止痉功能。体外实验，本品对 JTC26 肿瘤细胞有抑制活性；实验证明对小鼠肉瘤 S180、艾氏腹水癌细胞均有抑制作用；体内自由基能导致细胞癌变，甲壳质能激活和提高体内超氧化物歧化酶（SOD）对自由基的捕获和淬灭作用，故有防癌效果。此外，尚有抗惊厥及镇静、解热等作用。

【用法用量】内服：煎汤，3～6g；或研末冲服。外用：适量，水煎洗，或研末调敷。

【治癌效验】临床常用治脑星形细胞瘤、脑膜瘤、白血病、甲状腺癌、耳鳞状上皮细胞癌等癌瘤中属肝热风动、热邪郁结者。

1. 脑星形细胞瘤　蝉蜕、僵蚕、地龙、重楼、鹿衔草各 10g，白花蛇舌草 60g，半枝莲、野葡萄各 30g，海藻、夏枯草、牡蛎（先煎）各 15g。每日 1 剂，水煎，分 2 次服。随证加法半夏、白术、陈皮、车前子、丹参等。[中西医结合杂志，1981，(6)]

2. 脑膜瘤　蝉蜕、全蝎、磁石各 100g，蜈蚣 50g。共为细末，每日 2～3 次，每次 7.5g，白开水送下。[辽宁中医杂志，1978，(3)]

3. 甲状腺癌　蝉蜕、蜈蚣（去头足）、僵蚕（炒去丝）、全蝎、

夜明砂、穿山甲各等份。为细末，神曲糊为丸，粟米大，朱砂为衣。每服 4.5g，每日 2 次，食酒送下。(《外科正宗》)

4. 耳鳞状上皮细胞癌　蝉蜕、板蓝根、凤凰衣各 6g，射干、炒僵蚕、土贝母、胖大海各 9g，地龙、桔梗 4.5g，败酱草、凤尾草各 12g。水煎服，每日 1 剂。(《当代名医临证精华》)

5. 喉癌　昆布 30g，海藻 30g，蝉蜕 15～30g，菝葜 30～60g，陈皮 15g。水煎，每日 1 剂，分 2 次服用。(中西医结合常见肿瘤临床手册．河南科学技术出版社，1984)

柴胡 (《神农本草经》)

为伞形科植物竹叶柴胡 (北柴胡)、狭叶柴胡 (南柴胡) 的根或全草。苦、辛，微寒。具有疏散风热、疏肝泄热、升阳举陷功能。柴胡皂苷 D 对小鼠艾氏腹水癌细胞，以腹腔或口服给药，均呈强抑制活性；对艾氏腹水癌、肉瘤 S180 的小鼠呈极为显著的生命延长效果；对肝癌细胞、Hela 细胞和肺腺癌细胞均能使癌细胞坏死、裂解；柴胡醇制剂对人体卵巢癌、纤维肉瘤等瘤细胞均有抗癌作用。此外，本品尚有抗辐射损伤、增强体液免疫和细胞免疫、镇痛、镇静、解热、保肝利胆、抗疟、抑菌等作用。

【用法用量】 内服：煎汤，3～10g；或入丸、散。

【治癌效验】 临床常用治肝癌、胃癌、胰腺癌、食管癌、脑瘤、恶性淋巴瘤、乳腺癌、宫颈癌等癌瘤中属肝郁热结者。

1. 肝癌　①柴胡、生白芍、炒白术、茯苓、当归、姜半夏、鸡内金各 10g，丹参 24g，仙鹤草、白英、半枝莲各 30g，炙甘草 6g。水煎服。(浙江省宁波市中医院方) ②黄芪、太子参、茯苓、龟甲、鳖甲、柴胡、茵陈、泽泻各 15g，丹参、白术、三棱、莪术、炒山楂、炒神曲、炒麦芽、炙甘草各 10g，白花蛇舌草 30g。水煎服，每日 1 剂。[中医药导报，2010，(1)]

2. 胃癌　柴胡、旋覆花、党参、川芎、半夏、生姜、白芍各 9g，枳壳、香附、甘草各 6g，大枣 4 枚。水煎服。(《抗癌植物药及其验方》)

3. 胰腺癌　①黄芪、白术、茯苓各 10g，党参、鸡血藤、半枝莲各 60g，牡蛎、薏苡仁、玄参、天花粉各 30g。②柴胡、鸡内金、白豆蔻各 10g，当归、丹参各 15g，生水蛭 6g，夏枯草、天花粉、重楼各 30g，蜈蚣 10 条。③柴胡、乳香、没药、青皮各 30g，桔梗、三棱、枳壳、郁金各 60g，当归、莪术各 90g，制马钱子 10g，蜈蚣 10 条。方①水煎服，每日 1 剂，待正气恢复后用方②调治，每日 1 剂，水煎服，随证加减，同时服用方③，方③药物共为细末，蜜丸 10g，早、晚各服 1 丸，反应重者停药。(《抗癌中草药大辞典》)

4. 恶性淋巴瘤　柴胡、郁金、枳壳、白术、五灵脂、红花、鸡内金、茯苓、杭白芍各 9g，丹参、生牡蛎各 30g，鳖甲 15g，木香、砂仁壳各 6g，甘草 4.5g。水煎服，每日 1 剂。(《肿瘤临床手册》)

5. 乳腺癌　柴胡、木香、砂仁各 7g，当归、赤芍、白芍各 10g，蒲公英、白花蛇舌草、生白术各 12g，半枝莲、茯苓、夏枯草、延胡索、焦山楂各 15g，金银花 30g，陈皮 9g，太子参 20g。水煎服，每日 1 剂。(《抗癌中草药大辞典》)

6. 宫颈癌　柴胡、茜草、天花粉、莪术各 15g，夏枯草、山豆根、重楼各 30g，三棱 9g。每日 1 剂，煎 2 次分服。(河南医学院附属医院方)

珍珠母 (《本草图经》)

为珍珠贝科动物珍珠贝、马氏珍珠贝或蚌科动物几种河蚌贝壳的珍珠层。咸、寒。具有清泻肝火、平肝潜阳、清肝明目、镇心安神功能。珍珠贝壳粉对小鼠肉瘤 S180 有抑制活性。此外，本品尚有中和胃酸、增大离体心脏的心跳幅度、抑制离体肠管和子宫的收缩、防止组胺引起的豚鼠休克及死亡、对四氯化碳引起的肝损害有保护作用等。

【用法用量】内服：煎汤，15～30g，捣碎先煎；或入丸、散。外用：适量，研末调敷或制成滴眼剂。

【治癌效验】临床常用治脑干肿瘤、脑膜纤维母细胞瘤、脑肿瘤、绒毛膜上皮癌、恶性葡萄胎等癌瘤中属热毒内盛，火炽阳亢者。

1. 脑干肿瘤　珍珠母、熟地黄、木通各 30g，赤芍、白芍、当归各 15g，莪术、三棱各 12g，川芎 8g，桃仁 10g，红花 4g，菖蒲 5g，麝香 0.3g（吞服）。水煎服，每日 1 剂，随证加减。[湖南中医杂志，1985，(4)]

2. 脑膜纤维母细胞瘤　珍珠母（先煎）30g，熟地黄、女贞子各 20g，覆盆子、决明子、菊花各 12g，石菖蒲、远志各 9g，菟丝子、钩藤、太子参、茯苓各 15g。水煎服，每日 1 剂。[四川中医，1990，(4)]

3. 脑肿瘤　珍珠母 24g，鱼脑石 15g，广郁金、石决明、钩藤、白芍各 12g，石菖蒲、天竺黄、赤茯苓、地龙、郁李仁各 10g，煅磁石 30g，橘络、橘红各 6g，川牛膝 25g，生赭石 30g。水煎服。（山东省肿瘤防治所方）

4. 绒毛膜上皮癌及恶性葡萄胎　珍珠母、紫草、海浮石、薏苡仁、赭石、土茯苓、半枝莲各 30g，当归、瓜蒌各 15g，党参 12g。水煎服。（四川医学院方）

5. 甲状腺癌　夏枯草、全当归、珍珠母、生牡蛎各 30g，昆布、丹参各 15g。上药共研细末，加蜜制丸，每丸重 9g。每日服药 2 次，每次服 1 丸，用药 3 个月为 1 个疗程。（中医杂志，1981，2：36)

槐花 (《日华子本草》)

为豆科植物槐的花。苦，凉。具有清热解毒、凉血止血、清肝明目功能。体外试验，本品对人子宫颈癌 JTC26 细胞有抑制活性。所含槲皮素能显著抑制促癌剂的作用，抑制离体恶性细胞的生长，抑制艾氏腹水癌细胞 DNA、RNA 和蛋白质的合成，诱发艾氏腹水癌细胞 cAMP 的增多。芸香苷对 X 线照射有保护作用，减少接受致死量照射小鼠的死亡率。此外，大量槐花酊剂可引起某些中枢反射功能的抑制；所含血细胞凝集素，对血细胞有凝集作用；还有保护毛细血管、解痉、抗溃疡、降血脂、降血压、扩张冠状血管、改善心肌循环等作用。

【用法用量】 内服：煎汤，10～15g；或入丸、散。外用：适量，煎水洗或研末撒。

【治癌效验】 临床常用治肠癌、子宫癌等癌瘤中属血热毒聚者。

1. 直肠癌　①槐花、槐角、白花蛇舌草各35g，仙鹤草、地榆各20g，当归、生黄芪、败酱草各10g，穿山甲、昆布各15g，三七、生大黄各5g，黄药子30g。每剂水煎取药液400ml，早、中、晚3次分服。②槐花、鸦胆子各15g，皂角刺、血竭各10g，白花蛇舌草、生大黄、败酱草各40g。水煎，将2次药液混合取汁200ml，一次灌肠保留1～2h，每7日1次。（《抗癌中草药大辞典》）

2. 大肠癌　槐花、败酱草、马齿苋、仙鹤草、白英、黄精、枸杞子、鸡血藤各15g，黄芪30g。水煎服，每日1剂。（中国中医研究院广安门医院方）

3. 子宫癌　槐花、金银花、蒲公英、冬瓜子、生黄芪各20g，白花蛇舌草15g，制乳香、制没药、香附炭、焦山楂曲各10g，当归、紫花地丁、生地各12g，人参粉2g（冲），血竭粉、沉香粉各1g（冲）。水煎服，每日1剂。（《抗癌良方》）

槐角 （《本草备要》）

为豆科植物槐的果实。亦称槐实。苦，寒。具有清肝火、凉血止血、润肠功能。本品对移植性小鼠肉瘤 S180 和人体子宫颈癌 JTC26 癌细胞均有抑制活性。此外，还有抗射线损伤、凝血、升高血糖及抗菌等作用。

【用法用量】 内服：煎汤，6～10g；或入丸、散。外用：适量，烧存性研末调敷。

【治癌效验】 临床常用治肠癌、食管癌、肛门癌、宫颈癌等癌瘤中属血热毒结者。

1. 肠癌 槐角、山豆根、胡麻仁各 15g，重楼 12g，枳壳、川朴各 9g，半枝莲 60g，石见穿、生地榆、薏苡仁、忍冬藤、昆布各 30g。水煎服，每日 1 剂。（湖北中医学院附属医院方）

2. 直肠癌 槐角、金银花各 12g，生地榆、苦参、侧柏叶各 9g，无花果 15g，猫人参 60g，白花蛇舌草、藤梨根、生薏苡仁、土茯苓各 30g。水煎服，每日 1 剂。（《抗癌中草药大辞典》）

3. 食管癌 槐角、威灵仙各 60g，猫眼草、板蓝根各 30g，制南星 9g，人工牛黄 6g，硇砂 3g。制成浸膏干粉，每服 1.5g，每日 4 次。（《抗癌植物药及其验方》）

4. 肛门癌 槐角、夏枯草、海藻、紫草根各 15g，桃仁 12g，厚朴、炮甲珠各 9g，白花蛇舌草、半枝莲各 60g，忍冬藤、薏苡仁、昆布各 30g。水煎服，每日 1 剂。（《抗癌良方》）

5. 宫颈癌 槐角（炒）、白花蛇舌草、败酱草、陈皮各 30g，地榆、仙鹤草、黄芩、白芍、甘草各 15g，诃子 12g，枯矾、罂粟壳各 6g，番泻叶 3g。共研细末，每次服 9g，每日 3 次。（《抗癌植物药及其验方》）

地榆 （《神农本草经》）

为蔷薇科植物地榆的根或根茎。苦、酸，寒。具有清热解毒、凉血止血、解毒敛疮功能。地榆热水提取物对小鼠肉瘤 S180 有抑制活性；地榆热水提取物体外实验对人子宫颈癌细胞-26 有抑制效果；对体外培养的子宫颈癌细胞-17、肝癌细胞-2、Hela 细胞等均有抑制活性。此外，本品尚有止血、抗菌、止吐及治疗实验性烫伤等作用。

【用法用量】内服：煎汤，10～15g；或入丸、散。外用：适量，捣汁或研末调敷。

【治癌效验】临床常用治食管癌、胃癌、肠癌、肝癌、肺癌、膀胱癌、宫颈癌等癌瘤中属热毒内蕴，并有血热出血者。

1. 食管癌 地榆、白英各等份。切碎炒微黑，共为细末，每日 15～25g，布包水煎，空腹分 2 次温服。（《抗癌植物药及

其验方》）

2.胃癌　地榆、槐花各15g，棕榈炭10g，仙鹤草30g，三七粉3g（冲）。水煎服，每日1剂。（《肿瘤临证备要》）

3.十二指肠癌　地榆炭、侧柏炭、藕节、海螵蛸各15g，香附、五灵脂、延胡索各9g，川楝子、川黄连各6g，木香3g，半枝莲30g。水煎服。（《抗癌植物药及其验方》）

4.肠癌　①地榆、生枳实各12g，党参9g，白花蛇舌草、红藤、败酱草、紫丹参、白毛藤、木馒头、生牡蛎、乌蔹莓、瓜蒌仁、金刚刺各30g，八月札、炮山甲各15g。水煎服，每日1剂。（《抗癌中草药制剂》）②当归9g，地榆12g，槐花6g，生黄芪12g，茯苓12g，紫草根12g，天龙2条，三七粉2g。水煎服，每日1剂，三七粉分2次吞服。（肿瘤的辨证施治．上海科学技术出版社，1980：82）

5.肝癌　①制鳖甲30g，炮山甲、桃仁、广木香、青皮、郁金、白芍各12g，红花6g。水煎服，每日1剂。②生地榆15g，半枝莲、夏枯草、白花蛇舌草、生牡蛎、海藻、昆布、紫草各30g，莪术、三棱各12g。①、②方交替使用。（湖北孝感市人民医院方）

6.肺癌　地榆、王不留行、麦冬、百部、天花粉各12g，紫草根、生地黄各15g，五味子6g，鱼腥草30g。每日1剂，水煎，分3次服。（《肿瘤的辨证施治》）

7.宫颈癌　地榆、白槿花各15g，败酱草、土茯苓、丹参各15g，樗根皮、白鸡冠花各12g，白果10g，牡丹皮、黄柏各6g。水煎服，每日1剂。［浙江中医学院学报，1982（增刊）］

8.淋巴细胞性淋巴肉瘤　生地榆、鲜土茯苓各60g，鲜杏香兔耳风根70g，土牛膝15g，全当归、威灵仙各12g。水煎服，每日1剂。（浙江中医，1986，11：490）

白及　（《神农本草经》）

为兰科植物白及的块茎。苦、甘，凉。具有收敛止血、解毒生肌功能。白及所含多聚糖具有抗肿瘤活性，对肿瘤的发生、发展均有抑制作用；白及块茎提取出的黏液质，对移植性肿瘤有抗癌活性，以腹腔注射方式给药，对大鼠瓦克癌 W256、子宫癌 U14、艾氏腹水癌（实体型）、肝癌细胞、小鼠肉瘤 S180 均有抑制效果。此外，本品尚有增强机体免疫功能、止血、抑菌、治疗实验性胃及十二指肠穿孔等作用。

【用法用量】内服：煎汤，3～10g；散剂，每次 2～5g。外用：适量，研末撒或调敷。

【治癌效验】临床常用治食管癌、胃癌、直肠癌、肝癌、鼻咽癌、肺癌、肾癌、甲状腺癌、恶性淋巴瘤、白血病、乳腺癌、绒毛膜上皮癌、宫颈癌、阴茎癌、皮肤癌等癌瘤中属热毒郁结者。

1. 食管癌　白及、广木香、乌梅、硼砂各 15g，白豆蔻（去皮）15g，黄丹 12.5g，雄黄 5g。共研细末，炼蜜为丸，每日 2 次，每次 5～10g。饭前白开水送下，或在口中徐徐含化。（《抗癌良方》）

2. 胃癌　白及 180g，海螵蛸、枯矾各 210g，牵牛子、小苏打各 240g，蛤粉、瓦楞子各 90g，陈皮、香附各 60g。共为细末，每日 12～18g，分 2～3 次饭前用。（《肿瘤临床手册》）

3. 直肠癌　蟾酥、雄黄各 20g，白及粉 15g，研细末后加颠茄浸膏 5g、甘油 75g，调成糊状，倾入已涂过润滑剂的鱼雷形栓膜内，冷凝后取出，以蜡纸包装备用。患者仰卧，取栓剂 1 枚轻轻塞入肛门约 10cm，俯卧 30min，每日 2 次，30 日为 1 个疗程。同时配以八角金莲、生山楂煎服。[上海中医药杂志，1988，(9)：7]

4. 肝癌　白及细粉 0.3g，作为栓塞剂（研微粒并消毒备用），加泛影葡胺进行肝动脉栓塞。（《抗癌植物药及其验方》）

5. 鼻咽癌　白及 15g，仙鹤草 30g，冬虫夏草 5g，雷公藤 10g。水煎服，每日 1 剂。（浙江省中医药研究院方）

6. 肺癌　白及 15g，阿胶 9g（烊化），大蓟炭、小蓟炭、藕节炭各 30g。水煎服，每日 1 剂。（《肿瘤的诊断与防治》）

7. 甲状腺癌、恶性淋巴瘤　白及、硼砂、白硇砂、苏合香油各 15g，轻粉 2g，血竭、蜈蚣、生水蛭、枯矾、雄黄、全蝎各

30g，天花粉、乳香、没药、朱砂各 60g。共研细末，水泛为丸。如绿豆大小，口服，每次 2～10 丸，每日 3 次。(《抗癌中草药大辞典》)

8. 乳腺癌   白及、半夏、穿山甲、皂角刺、乳香、金银花、知母、贝母、天花粉各 3g。水、酒各 1 碗，煎服。剩余的药渣捣烂，加秋芙蓉叶细末 30g、白蜜 5 匙，同渣调敷患处。应用期间，要适当忌口。(《外科大成·乳花》)

9. 绒毛膜上皮癌   白及、黄芪、败酱草各 15g，赤小豆、薏苡仁、冬瓜仁、鱼腥草各 30g，茜草、当归、党参、阿胶珠各 9g，甘草 6g。加减变化：腹中有块者加蒲公英、五灵脂各 9g；阴道出血者加贯众炭 9g；腹胀者加厚朴花 9g；胸痛加郁金、陈皮各 9g；咯血重用白及、茜草。水煎，每日 1 剂，煎 2 次服。(湖北医学院二附院方)

10. 阴茎癌   白及、象皮、紫草各 15g，炉甘石 30g。研细末，加凡士林调和均匀，经干热灭菌后，涂于患处。主要用于癌肿消失后久不愈合的创面。(《实用抗癌验方》)

刺猬皮 (《神农本草经》)

为刺猬科动物刺猬的干燥皮刺。苦，平。具有凉血止血、收敛止血、固精缩尿、化瘀止痛功能。刺猬皮对胃癌细胞有抑制活性；复方应用，对癌变因子 C4-F 有较好的抑制作用；对癌性疼痛有直接镇痛效果。

【用法用量】内服：煎汤，10～15g；或入散剂。外用：适量，研末撒或调敷。

【治癌效验】临床常用治胃癌、肠癌、肺癌、胸膜间皮瘤、膀胱癌等癌瘤中属血热瘀结者。

1. 胃癌   取刺猬 1 只，瓦上焙干，研为细粉，每次 5g，以黄酒送服。(吉林医科大学方)

2. 肠癌   ①刺猬皮、黄柏、牛膝各 12g，苍术、广木香、黄连各 10g，夏枯草、槐花、地榆、海藻、昆布各 15g，玄参、郁金各

20g，薏苡仁、牡蛎各 30g，甘草 3g。每日 1 剂，水煎服。（成都中医学院方）②刺猬皮、木贼草、白头翁、白蔹、黄连各 9g，血见愁 12g，炮山甲、苦参、无花果、紫花地丁、皂角刺、红藤各 15g，蒲公英 30g。每日 1 剂，水煎服。（杭州市肿瘤医院方）

3. 肺癌　刺猬皮 50g，莱菔子 30g，松子 10g。共研细末，每服 6g，白开水送下。（《常见药用动物》）

4. 膀胱癌　刺猬皮、土鳖虫各 10g，白英、半枝莲、仙鹤草各 30g，石韦、大蓟、小蓟各 15g。水煎服，每日 1 剂，分 2 次服。[实用癌症杂志，1986，（2）]

苦茄（《国药的药理学》）

为茄科植物千年不烂心的全草或根或果实。亦称蜀羊泉、千年不烂心。甘、苦，寒。具有清热解毒、祛风除湿功能。所含 β-苦茄碱对小鼠肉瘤 S180 和瓦克癌 W256 均有显著抑制效果。此外，蜀羊泉碱有抗菌作用。

【用法用量】内服：煎汤，30～40g，或鲜品 60～120g 捣汁服。外用：适量，捣烂敷。

【治癌效验】临床常用治宫颈癌、乳腺癌、食管癌、肺癌等癌瘤中属热毒湿邪郁结者。

1. 宫颈癌　蜀羊泉 55.5%，大枣 17.5%，明党参 15.5%，红茜草 9.5%。按上述比例制成口服液，日服 3 次，每次 10ml。（安徽医学院附院肿瘤科方）

2. 食管癌　蜀羊泉、仙鹤草各 30g，龙葵 20g，槟榔 15g，半夏 10g，大枣 5 枚。水煎服。（《抗癌植物药及其验方》）

马蔺子（《唐本草》）

为鸢尾科植物马蔺的种子。甘，微寒。具有清热解毒、利湿消肿功能。马蔺子甲素对急性白血病和实体瘤有抑制作用，其机制是抑制 3H-TdR 掺入，从而影响癌细胞 DNA 的合成。在动物体内，对移植性肿瘤，如小鼠宫颈癌 U14、艾氏腹水癌、恶性淋巴瘤、实体型和腹水型肝癌细胞均有抑制效果。马蔺子的有效成分对体外培养的人子宫颈 Hela 细胞、小鼠 MA737 乳腺癌及裸鼠移植性人肠黏液癌均有显著的放射增敏作用，对乏氧肿瘤细胞的放射增敏作用尤为显著。此外，还能增强非特异性吞噬功能，促进细胞免疫；马蔺子醇浸膏有抗生育、抗着床作用。

【用法用量】 内服：煎汤，3～10g；或入丸、散。外用：适量，捣敷。

【治癌效验】 临床常用治肝癌、宫颈癌、喉癌等癌瘤中属热毒内盛、水湿停聚者。

1. 肝癌　马蔺子、郁金各 6g，酢浆草 9g，山豆根、糯稻根各 12g，马鞭草、四季青各 15g。水煎，送服鳖甲煎丸 6g。（《抗癌植物药及其验方》）

2. 宫颈癌　马蔺子、凤眼草各 6g，木贼草 9g，铁扫帚、鱼腥草、红藤各 15g，海螵蛸、土茯苓各 24g，伏牛花根 30g。水煎服，每日 1 剂。（《肿瘤要略》）

3. 喉癌　牛蒡子 1.8g，马蔺子 2.4g。上药制成散剂，空腹温水送服，每日 2 次，蜜糖水调服。（《抗肿瘤中药的治癌效验》）

蛇莓 （《名医别录》）

为蔷薇科植物蛇莓的全草。亦称龙吐珠。甘、苦，寒，有小毒。具有清热解毒、凉血消肿、化痰止咳功能。动物实验表明，本品有抗细胞突变作用，有较强的抗癌效果。对艾氏腹水癌及小鼠肉瘤 S180 有抑制活性，对人子宫颈癌 JTC26 癌细胞抑制率为 90% 以上。此外，本品尚有抗炎、促进吞噬、增强体液免疫、抗凝、抗菌、中和白喉外毒素等作用。

【用法用量】 内服：煎汤，30～60g，鲜品可用至 150～300g，分 2～4 次服。外用：适量，捣烂外敷或研末撒布。

【治癌效验】 临床常用治食管癌、胃癌、肝癌、直肠癌、鼻咽癌、喉癌、声带息肉癌变、甲状腺癌、胸腺癌、乳腺癌、膀胱癌、皮肤癌等癌瘤中属血热毒盛者。

1. **食管癌** 蛇莓、旋覆花、紫苏梗、竹茹、半枝莲、金刚刺各 15g，半夏、党参各 12g，丁香 3g，赭石 24g，龙葵 30g。水煎服。(《抗癌中草药大辞典》)

2. **胃癌** ①蛇莓、白英、龙葵各 30g，丹参 15g，当归、郁金各 9g。水煎服。(北京市肿瘤研究所方) ②蛇莓 60g，天茄、白英、薏苡仁各 30g，半夏 15g。水煎服。(《云南抗癌中草药》)

3. **肝癌** 蛇莓 25g，龙葵、白英、遍地黄各 50g，半枝莲 15g，徐长卿 9g。水煎服，每日 1 剂。(《抗癌植物药及其验方》)

4. **直肠癌** 蛇莓、山慈菇、八月札、石见穿、败酱草各 30g。水煎服。[湖南中医杂志，1998，(6)]

5. **鼻咽癌** 蛇莓、入地金牛、重楼各 30g，夏枯草、苍耳子、野菊花、玄参、太子参、龙胆各 15g。每日 1 剂，煎 2 次分服。(广州市医药卫生研究所方)

6. **声带息肉癌变** 蛇莓、石见穿、开金锁各 15g，龙葵、白英各 30g，金杯茶匙、麦冬各 12g。水煎服。(《抗癌中草药大辞典》)

7. **甲状腺癌** 蛇莓 20g，夏枯草 30g，黄药子 15g。水煎服。(《中国民间百草良方》)

8. **胸腺癌** 蛇莓、山慈菇、夏枯草各 15g，蜀羊泉、龙葵、菝葜、山海螺、生薏苡仁、生牡蛎各 30g，浙贝母 10g。水煎服，每日 1 剂。(《中医肿瘤学》)

9. **皮肤癌** 蛇莓、苍耳草、葎草、半枝莲、银花藤各 30g，土茯苓 24g，土大黄 15g，重楼、徐长卿各 9g，甘草 6g。水煎服。(《抗癌植物药及其验方》)

金果榄 (《药性考》)

为防己科植物金果榄或青牛胆的块根。苦，寒。具有清热解毒、利咽散结功能。本品体内外实验均对肿瘤细胞有抑制活性。此外，尚有刺激动物垂体-肾上腺皮质分泌、抗肾上腺素、抗 5-羟色胺、抗胆碱酯酶、兴奋未孕家兔离体子宫、抗菌等作用。

【用法用量】 内服：煎汤，5～10g；或研末，或磨汁。外用：

适量，磨汁涂患处，或捣敷。

【治癌效验】临床常用治喉癌、肺癌、胃癌、血管瘤、脂肪瘤等癌瘤中属热毒壅结者。

1. 喉癌　金果榄、龙葵、白茅根各 12g。水煎服，同服神农丸（当归、炮山甲各 9g，川芎、水牛角、全蝎、蜈蚣、制马钱子各 6g，雄黄 3g，甘草 2g。共研细末，炼蜜为丸，每丸 1g），每次 1丸。（《抗癌植物药及其验方》）

2. 肺癌　金果榄、薏苡仁、全瓜蒌、海浮石各 15g，薤白、杏仁、鱼腥草、百部、桑白皮、海藻、昆布、葶苈子、射干、竹沥、半夏各 9g。水煎服。（《抗癌植物药及其验方》）

3. 胃癌　金果榄、半枝莲各 12g，白花蛇舌草 30g。水煎服。（《抗癌植物药及其验方》）

天葵子 （《分类草药性》）

为毛茛科植物天葵的块根。甘、苦，寒。具有清热解毒、消肿散结、利尿通淋功能。本品对多种移植性癌细胞有一定抑制作用；对小鼠肉瘤 S180 有较明显的抑制效果。此外，尚有抑菌作用。

【用法用量】内服：煎汤，3～10g；研末或浸酒。外用：适量，捣敷或研末调敷。

【治癌效验】临床常用治鼻咽癌、肺癌、纵隔肿瘤、甲状腺肿瘤、恶性淋巴瘤、乳腺癌、食管癌、胃癌、肝癌、膀胱癌等癌瘤中属热毒郁结者。

1. 鼻咽癌　天葵子、石上柏、半枝莲各 30g，苍耳子、海藻、昆布各 15g，山豆根、夏枯草各 12g。每日 1 剂，水煎服。另醋制硇砂 15～12g，加入蒸馏水至 200ml，制成溶液，滴鼻。（《抗癌中草药大辞典》）

2. 肺癌　天葵子、石豆蓝各 15g，野荞麦根、抱石莲各 30g。水煎服，每日 1 剂。（《实用抗癌手册》）

3. 纵隔肿瘤　天葵子、牡蛎、姜半夏、茯苓各 12g，制南星、浙贝母各 9g，陈皮、桃仁泥各 6g，生薏苡仁、熟薏苡仁各 24g，玄参 10g。水煎，每日 1 剂，分 3 次服。(《肿瘤的辨证施治》)

4. 恶性淋巴瘤　天葵子、重楼各 12g，菝葜、土茯苓各 24g，水红花子、煅牡蛎、煅瓦楞子各 30g，炙甘草 6g。水煎服，每日 1 剂，分 3 次服。(《肿瘤的辨证施治》)

5. 食管癌　天葵子 0.5kg，研末，加入 5kg 高粱酒或米酒中浸 7 天。每天服天葵酒 50ml，每日 3 次。可同时服硇砂制剂。(《全国中草药新医疗法展览会资料选编》)

6. 膀胱癌　天葵、小石韦各 15g，过路黄、土茯苓各 30g。水煎服，每日 1 剂。(《实用抗癌手册》)

7. 恶性淋巴瘤　天葵子、生牡蛎、玄参、生地黄各 12g，黄柏、黄芩、土茯苓各 9g，牡丹皮、金银花、蒲公英各 6g，甘草 5g。水煎服，每日 1 剂。(江西中医药，1987，5：35)

三白草 (《唐本草》)

为三白草科植物三白草的根或全草。亦称塘边藕。甘、辛，寒。具有清热解毒、利尿消肿功能。三白草煎剂对移植性肿瘤细胞有抑制活性。此外，本品尚有抗菌、利尿、降血压、镇咳等作用。

【用法用量】内服：煎汤，15～30g；或鲜用捣汁饮。外用：鲜品适量，捣敷或煎水洗。

【治癌效验】临床常用治前列腺癌、膀胱癌、肾癌、肝癌等癌瘤中属热毒壅盛，痰热内阻，水湿停聚者。

1. 前列腺癌　三白草、石竹根各 30g，节节草 15g，连钱草 30～60g。水煎服。(《抗癌中草药大辞典》)

2. 肾癌、膀胱癌等　①三白草 100～200g。②三白草 100g，半边莲 60g。③三白草 100g，龙葵 30g，半枝莲 30g。④三白草 100g，大蓟根 100g。上方中任选 1 方，日服 1 剂，分头道、二道煎服，每周服 5 日。(《抗癌中草药大辞典》)

3. 肝癌　①三白草、蒲公英、紫花地丁、半枝莲、半边莲、龙葵、蛇莓、茵陈各 30g，赤芍、陈皮、延胡索、焦三仙各 15g，甘草 10g。每日 1 剂，水煎服。②三白草、龙葵、石见穿、鳖甲各 20g，半枝莲、半边莲、大蓟根、牡蛎各 30g，郁金、丹参各 15g。水煎服，每日 1 剂。(《抗肿瘤中草药彩色图谱》)

【使用注意】 本品利水耗气伤阴，气阴不足者慎用。

椿根皮白皮 (《药性论》)

为苦木科植物臭椿的根部或干部的内皮。亦称臭椿。苦、涩，寒。具有清热燥湿、涩肠止泻、收敛止血、杀虫止痒功能。本品对小鼠肉瘤 S180、肉瘤 S37、白血病-16 及 Hela 细胞均有抑制作用。此外，尚有抑菌、抗阿米巴原虫等作用。

【用法用量】 内服：煎汤，6～12g；或入丸散。外用：适量，煎水洗或敷膏涂。

【治癌效验】 临床常用治肠癌、肝癌、宫颈癌等癌瘤中属湿热蕴结者。

1. 肠癌 ①将椿根皮洗净，烘干，粉碎成细末，加入赋形剂，制成散剂（每 10g 内含椿根皮粉 9g）。口服，每服 10g，每日 3 次。(《抗癌中草药制剂》)②臭椿白皮 120g，苍术、枳壳各 60g。上研细末，醋糊为丸，如梧桐子大，空腹时用米汁送下 30～40 丸。(《普济本事方》)

2. 肝癌 臭椿树皮、五灵脂、榕树叶各 30g，马鞭草根 60g。水煎服，1 日 3 次。(《抗癌中草药大辞典》)

3. 宫颈癌 ①椿根皮、黄柏、白芍各 15g，半枝莲、凤尾草各 30g。随症加减。水煎服，每日 1 剂。(《实用抗癌药物手册》) ②臭椿白皮 1000g，麦糠 500g，加水 3000ml，煎至 1000ml。每次 50ml，每日服 3 次。亦可用煎剂局部外敷。(《实用临床草药》)

扛板归 (《万病回春》)

为蓼科植物贯叶蓼的全草。酸、苦，微凉。具有清热解毒、活血祛瘀、利水消肿功能。体外噬菌体法筛选表明本品有抗癌活性；体内实验对实验性动物移植肿瘤有抑制作用。此外，本品尚能抗菌。

【用法用量】内服：煎汤，15～20g，鲜者35～75g。外用：适量捣敷，煎水熏洗或研末调敷。

【治癌效验】临床常用治阴茎癌、睾丸胚胎瘤、肾癌、肾盂癌、膀胱癌、前列腺癌、乳腺癌、肝癌、胃癌、食管癌等癌瘤中属热毒、瘀血、水湿郁积者。

1. 阴茎癌　扛板归、半边莲、石打穿、淡竹叶各30g，生薏苡仁60g，土贝母20g，泽漆10g。每日1剂，分2次煎服。每周服5日。（《救生苦海》）

2. 睾丸胚胎瘤　扛板归、棉花根各30g，橘核15g，乌药9g。水煎服，每日1剂。（《实用抗癌药物手册》）

3. 肾癌、肾盂癌等　扛板归30～60g，天胡荽60g，白花蛇舌草60～100g。可加瘦肉30g，每日1剂，分2次煎，喝汤吃肉。（《抗癌中草药大辞典》）

4. 膀胱癌、前列腺癌　扛板归、石韦、淡竹叶、葫芦、半边莲各30g，汉防己、泽泻各15g，猪苓30～100g，人参粉2g（另冲）。每日1剂，分2次煎服。（《抗癌中草药大辞典》）

5. 乳腺癌　扛板归、土牛膝、白花蛇舌草各30g。水煎服，每日1剂。（《肿瘤要略》）

6. 肝癌　扛板归、金钱草、茵陈各15g，马尾连、金锦香、大腹皮各9g，老鸦柿根90g，生米仁20g，带皮茯苓12g。水煎服，每日1剂。[浙江中医学院学报，1982（增刊）]

木芙蓉 （《本草纲目》）

为锦葵科植物木芙蓉的叶及花。苦、微辛，微凉。具有清热解毒、消肿排脓、散瘀止痛功能。经药敏试验，本品对胃癌细胞敏感。此外，尚有抗菌作用。

【用法用量】内服：煎汤，10～30g。外用：适量，鲜品捣敷或研末调敷。

【治癌效验】临床常用治食管癌、胃癌、肝癌、直肠癌、肺癌、乳腺癌、宫颈癌等癌瘤中属热毒瘀结者。

1. **肺癌** ①芙蓉叶、铁树叶各 30g，泽漆 15g。水煎服，每日 1 剂。(《实用抗癌药物手册》) ②木芙蓉、通关散、鱼腥草、九里光、对节巴各 30g，苏木 15g。水煎服，每日 1 剂。(《云南抗癌中草药》)

2. **乳腺癌** ①木芙蓉叶、铁树叶各 30g，泽漆 15g。水煎服，每日 1 剂。②取木芙蓉叶烘干后研粉，调敷患处，每日 1～2 次。(《实用抗癌验方》)

3. **宫颈癌** 芙蓉叶、鲜蛇六谷各 30g，一见喜、阿魏、雄黄各 15g。按配方比例，将芙蓉叶和一见喜煎成浸膏，阿魏用水稀释后过 100 目筛，晒干，鲜蛇六谷榨汁过滤，低温烘干。然后将 4 味药混合，烘软，搓成细棒，雄黄为衣，制成栓剂。用时以栓剂插入宫颈管内，每日 1 次或隔日 1 次，60～90 次为 1 个疗程。[浙江中医学院学报，1982（增刊）]

4. **鼻咽癌** 土贝母、山豆根、山慈菇、白花蛇舌草、半枝莲各 20g，重楼、木芙蓉、薜荔果各 10g，龙葵 30g。水煎。每日 1 剂，分 2 次饮服。[浙江中医学院学报，1990，14（4）：56]

向日葵花托 (《浙江中药资源名录》)

为菊科植物向日葵的花盘或茎髓。甘，平。具有清热利湿、祛风通窍功能。向葵花盘中提取的半纤维素，对小鼠肉瘤 S180 和艾氏腹水癌实体型有抑制作用；向葵花茎髓中提取的半纤维素虽然对上两种肿瘤细胞有抑制活性，但较花盘提取物的抑制率为低；茎髓煎剂能破坏与消化系统肿瘤有密切关系的亚硝胺，有利于防治肿瘤。此外，花盘还有降血压作用。

【用法用量】花盘：内服，煎汤，20～30g。茎髓：内服，煎汤，10～15g。外用：适量，捣敷。

【治癌效验】常用治肝癌、胃癌、子宫癌、绒毛膜上皮癌、肺癌、恶性葡萄胎等癌瘤中属湿热蕴结者。

1. **肝癌** 以向日葵秆内之心，泡茶频饮。同时配合半边莲、

白花蛇舌草等药煎汤服。[中国抗癌报，1989，6：20]

2. 胃癌 ①向日葵秆心 6g，每日 1 剂，煎汤代茶饮。(杭州市第二人民医院方) ②向日葵花盘 90g，凤尾草、水杨梅各 60g。水煎 1～2h，成半胶冻状，每日 1 剂。30～60 剂为 1 个疗程。(《抗癌良方》)

3. 子宫癌 向日葵茎髓 4 株，棉花根、藤梨根各 60g，水杨梅根、半边莲各 30g，凤尾蕨、红梅梢根各 15g。煎汤，每日 1 剂，连服一段时间。(《抗癌食药本草》)

4. 绒毛膜上皮癌、恶性葡萄胎 向日葵花盘 1 只，凤尾草、水杨梅各 60g。水煎服，每日 1 剂，连用 6 个月。(《千家妙方》)

5. 肺癌 向日葵茎秆 (干品) 300g，金钱草 (干品) 100g。洗净后加水 1500ml，煎 1h 后，滤渣加水再煎 1h，合并药液，浓缩当茶饮用。[大众卫生报，2006，(4)]

佛甲草 (《本草图经》)

为景天科植物佛甲草的全草。甘、寒。具有清热解毒、消肿止血功能。本品有抑制肿瘤的作用；体外试验表明，对癌细胞生长有抑制作用。

【用法用量】内服：煎汤，10～15g，或鲜品 30～40g；治肿瘤可用 60～120g；或鲜品捣汁饮。外用：适量，捣敷。

【治癌效验】临床常用治口腔癌、唇舌癌、食管癌、贲门癌、胃癌、胆管癌、胰腺癌、鼻咽癌、肺癌、宫颈癌等癌瘤中属热毒壅结者。

1. 口腔癌、唇舌癌 佛甲草汁 12g，玫瑰蜜 30g，没药 6g，龙脑 15g。研和摊棉纱布上，贴患处，常常替换。(《荷兰药镜》)

2. 胆管癌 佛甲草 120～150g，加水久炖煎，每日 1 剂，配合荠菜 120～150g，作辅助治疗。(《抗癌食物本草》)

3. 胰腺癌 ①佛甲草鲜品 60～120g，鲜荠菜 9～18g (干品减半)。水煎服，每日 1 剂。(《肿瘤的辨证施治》) ②佛甲草 60g，金银花 15g，鱼腥草、白英、荠菜各 30g，木香、麦冬、延胡索各

9g。水煎服，每日 1 剂。(《抗癌中草药制剂》)

4. 鼻咽癌　鲜佛甲草 30～60g，昆布、海藻、玄参、生地黄各 12g，夏枯草、墨旱莲各 15g，川楝子、白芍各 9g，青黛 3g。水煎，每日 2～3 次分服。(《抗癌食物本草》)

5. 肺癌　鲜佛甲草 30～60g，昆布、海藻各 15g，黄芩、栀子、连翘各 9g，金银花 12g，生石膏 30g，桑白皮、夏枯草各 15g。每日 1 剂。(《抗癌中草药制剂》)

6. 宫颈癌　佛甲草 45g，白英、山楂炭、土茯苓、大枣各 30g，制龟甲 24g，虎杖 15g。水煎服。局部用佛甲草汁 9g，蜂蜜 30g，没药、冰片各 3g，调成糊状置于纱布上，送至宫颈部，隔日 1 次。(《抗癌植物药及其验方》)

望江南 (《救荒本草》)

为豆科植物望江南的茎叶、根及种子。苦，寒。具有清热解毒、清肝泻肺、消肿散结功能。本品有抑制 EC 及人体肺癌细胞的作用；其所含大黄素对艾氏腹水癌细胞有明显呼吸抑制作用。此外，本品尚能抗细菌、抗真菌，种子能致泻，有明显的毒性反应。

【用法用量】 内服：煎汤，茎叶 15～30g；或捣汁。外用：适量，捣敷。

【治癌效验】 临床常用治肺癌、恶性淋巴瘤、乳腺癌、胃癌、肝癌、肠癌、子宫癌等癌瘤中属热毒壅盛者。

1. 肺癌　望江南、白花蛇舌草、夏枯草、紫草根各 30g，炮山甲、炙鳖甲各 15g，藤梨根 60g，南沙参 9g。水煎服。(《抗癌植物药及其验方》)

2. 恶性淋巴瘤、乳腺癌　望江南、白花蛇舌草、夏枯草、海藻、牡蛎、野菊花、白英、紫丹参、瓜蒌各 30g，昆布、山药各 15g，桃仁、南沙参、王不留行、露蜂房各 12g。每日 1 剂，水煎服。(《抗癌中草药制剂》)

【使用注意】 望江南种子含毒蛋白，误食有明显毒性反应，可出现腹泻、呕吐等症。

蛇葡萄 《救荒本草》

为葡萄科植物蛇葡萄的茎叶、根。亦称蛇白蔹、野葡萄。甘、酸，凉。具有清热解毒、舒筋活血功能。用噬菌体法筛选，本品有抗噬菌体作用，提示有抑制癌细胞活性的作用；对小鼠肉瘤 S180 有抑制活性。此外，本品尚有止血、护肝等作用。

【用法用量】内服：煎汤，15～30g；或捣汁。外用：适量，捣敷或煎水洗。

【治癌效验】临床常用治食管癌、胃癌、肠癌、肺癌、乳腺癌、肾癌等癌瘤中属热毒、瘀血壅结者。

1. 食管癌 野葡萄根、半枝莲、藤梨根各 60g，干蟾皮、急性子各 12g，紫草、丹参、白花蛇舌草各 30g，蜈蚣、姜半夏、甘草各 6g，马钱子 3g。水煎服，每日 1 剂。(《抗肿瘤中药的治癌效验》)

2. 胃癌 野葡萄、水杨梅根、半枝莲、藤梨根（先煎 2h）各 60g，半边莲、凤尾草、白茅根各 15g。水煎服。(《抗癌植物药及其验方》)

3. 肺癌 野葡萄根、半枝莲、半边莲、水杨梅根各 30g，藤梨根 60g，山豆根、重楼各 15g，凤尾草、白茅根各 25g，白术 10g。每日 1 剂，煎服。(《中医肿瘤学》)

4. 乳腺癌 ①野葡萄根、猕猴桃根各 60g，山荷叶根、生南星（先煎半小时）各 9g，蒲公英 30g，橘叶 15g。水煎服，每日 1 剂。(《中草药治疗选编》) ②蛇葡萄根、藤梨根各 30g，八角莲、生南星各 3g。水煎，每日 1 剂。(《全国中草药新医疗法展览会资料选编》)

5. 肾癌 蛇葡萄根 30g，黄药子 9g，半边莲、白茅根、薏苡仁各 15g。水煎服。(《肿瘤的诊断与防治》)

东风菜 《中国药植志》

为菊科植物东风菜的带根全草。苦、微甘，寒。具有清热解毒、消肿止痛功能。本品所含鱼鲨烯具有一定抗肿瘤活性。

【用法用量】 内服：煎汤，10～15g，或鲜品 15～30g。外用：适量，捣敷或研末调敷。

【治癌效验】 常用治食管癌、胃癌、肝癌、肺癌、宫颈癌等癌瘤中属热毒壅聚者。

1. 食管癌　东风菜、白英、石豆各 30g，威灵仙、鬼针草各 9g。水煎，2 次分服，每日 1 剂。(《抗癌治验本草》)

2. 胃癌、肝癌等　东风菜、白英、兰香草、香茶菜各 30g，天葵子 9g。水煎服，每日 1 剂。(《抗癌植物药及其验方》)

3. 肺癌　东风菜、肺形草、兰香草、白英各 30g，羊乳、沙参各 15g，天葵子 9g。水煎，2 次分服，每日 1 剂。(《抗癌治验本草》)

4. 宫颈癌　东风菜、三白草、土茯苓、白英各 30g，龙葵、蛇莓各 15g。水煎，3 次分服，每日 1 剂。局部外敷用鲜东风菜、黄柏各 15g，轻粉、雄黄各 3g，冰片、麝香各 0.03g，蜈蚣 2 条。共为末，放在大棉球中间送入穹窿部，每日或隔日上药 1 次。(《抗癌治验本草》)

马尾连 (《本草纲目拾遗》)

为毛茛科植物多叶唐松草、贝加尔唐松草、香唐松草等的根。苦，寒。具有泻火解毒、清热燥湿功能。本品所含的唐松草碱对白血病细胞有抑制作用。体内试验对小鼠吉田肉瘤、金生肉瘤均有抑制活性；体外试验对肝癌细胞也有抑制作用。此外，本品尚有抗菌、解热、抗利尿、利胆、降压、镇静、镇痛等作用。

【用法用量】 内服；煎汤，3～10g。外用：适量，研末调敷。

【治癌效验】 临床常用治舌癌、胃癌、肝癌、大肠癌、膀胱癌、宫颈癌等癌瘤中属火毒内盛、湿热蕴结者。

1. 舌癌　马尾连、赤芍、龙胆、牡丹皮、黄柏、麦冬、栀子、羊蹄根各 15g，白花蛇舌草 30g。水煎服，每日 1 剂。(《云南抗癌中草药》)

2. 胃癌 马尾连 20g,红藤、藤梨根、马齿苋、土茯苓、半枝莲、白英、败酱草各 30g,儿茶、木香、厚朴、三棱、莪术、川楝子各 10g。每日 1 剂,分 2 次煎服。(《抗癌中草药大辞典》)

3. 大肠癌 马尾连、白头翁、地榆各 15g,儿茶、槐角、五倍子各 9g,马齿苋、败酱草、生薏苡仁、半枝莲、白英各 50g。水煎服,每日 1 剂。(《实用中医学》)

4. 肝癌 马尾连 9g,金锦香 12g,重楼 15g,一枝黄花 20g,四季青 30g,老鸦柿根 60g。水煎服,每日 1 剂。(《肿瘤要略》)

仙人掌 (《本草纲目拾遗》)

为仙人掌科植物仙人掌的根及茎。苦,寒。具有清热解毒、行气活血功能。仙人掌根部提出物,有防止癌细胞扩散和转移的功效;仙人掌及山豆根等复方浸膏连续投给移植肿瘤的小鼠,使小鼠生存率明显提高,和对照组比较有显著差异。此外,本品尚有抑菌作用。

【用法用量】 内服:煎汤,鲜者 30~60g;或研末或浸酒。外用:适量,捣敷或研末调敷。

【治癌效验】 临床常用治肾癌、胃癌、降结肠癌、乳腺癌等癌瘤中属热毒瘀阻气滞者。

1. 肾癌 仙人掌、重楼、穿心莲各 10g,白花蛇舌草、夏枯草、半枝莲各 30g,石见穿 15g,山核桃树枝 30g,红皮鸡蛋 1~2 枚。水煎服,每日 1 剂。鸡蛋捞出,另食。(《中西医结合肿瘤学》)

2. 降结肠癌 仙人掌、大腹皮、大黄、猪苓、全蝎、土鳖虫、小茴香、重楼、莪术、没药、人参各 10g,党参、白花蛇舌草、半枝莲、黄芪、山核桃树枝、海藻各 30g,蟾皮 5g,冰片 1g,红皮鸡蛋 2~3 枚。水煎服,每日 1 剂或制成散剂内服。鸡蛋捞出另食。(《中西医结合肿瘤学》)

3. 乳腺癌 仙人掌、鳖甲各 12g,半枝莲、黄柏、金银花、川楝子各 15g,山桂 50g,穿山甲 6g,野菊花、瓦松各 100g。水煎服,每日 1 剂。(《抗癌良方》)

木槿 (《日华子本草》)

为锦葵科植物木槿的花、果实、茎皮及根皮。甘、苦，寒。具有清热解毒、利湿消肿功能。木槿皮水煎液在动物实验中，能延长移植肿瘤小鼠的生存期。

【用法用量】内服：煎汤，果实 10～15g，皮 5～10g，花 5～10g。外用：适量，煎水洗或研末调敷。

【治癌效验】临床常用治胃癌、肠癌、肺癌、膀胱癌、宫颈癌、皮肤癌等癌瘤中属热毒内盛、湿热蕴结者。

1. 肠癌　木槿花、败酱草、重楼各 15g，马尾黄连 10g，薏苡仁 30g。水煎服，每日 1 剂。(《云南抗癌中草药》)

2. 直肠癌　白槿花、黑木耳、荠菜花、地锦草、地榆各 9g，无花果、甜瓜子、墓头回各 15g，血见愁 12g，木贼草 6g。水煎服，每日 1 剂。(《治肿瘤方剂》)

3. 肺癌　木槿果实、老君须、铁树叶各 15g，生薏苡仁、山海螺、半边莲、白茅根各 30g，大蓟、小蓟各 12g。水煎服，每日 1 剂。[浙江中医学院，1982（增刊）]

4. 膀胱癌　木槿果实、石韦各 9g，贯众 12g，一枝黄花、马齿苋各 15g，虎杖根 30g，鲜三白草根 60g，胡芦巴 4.5g，小茴香 3g，龙胆 3g。水煎服，每日 1 剂。[浙江中医学院，1982（增刊）]

5. 宫颈癌　白槿花、地榆各 9g，椿根皮、白鸡冠花各 12g，丹参、土茯苓、败酱草各 15g，牡丹皮、黄柏各 6g，白果 10 枚。水煎服，每日 1 剂。(《肿瘤要略》)

6. 皮肤癌　木槿、白芥子、陈皮、乌药、僵蚕各 10g，丹参、土茯苓、白鲜皮、山慈菇、夏枯草各 20g，莪术、海藻各 15g，水蛭 6g。水煎服。(《抗癌植物药及其验方》)

猪殃殃 (《野菜谱》)

为茜草科植物猪殃殃或粗叶拉拉藤的全草。亦称拉拉藤、八仙草。辛、苦，凉。具有清热解毒、利尿消肿、活血通络功能。

美蓝试管法体外实验，本品能抑制肿瘤细胞生长；体内实验，对小鼠肉瘤 S180 及白血病有抑制作用。此外，本品尚有抗菌、降压等作用。

【用法用量】 内服：煎汤，10～30g；或捣汁饮。外用：适量，捣敷或捣汁滴耳。

【治癌效验】 临床常用治舌癌、牙龈癌、下颌腺癌、甲状腺癌、乳腺癌、宫颈癌、肠癌、肛门癌、肺癌、膀胱癌、阴茎癌、白血病、恶性淋巴瘤等癌瘤中属热毒内盛、湿热蕴积、瘀血阻滞者。

1. 乳腺癌 ①鲜猪殃殃 60～90g，捣烂，取汁内服。或用猪殃殃 60g，水煎服。(《河南中草药手册》) ②猪殃殃鲜草捣烂敷贴，每日换贴 2 次。(《食物中药与便方》)

2. 肠癌 猪殃殃、白英各 60g，鸦胆子 15 粒（胶囊包吞），败酱草、铁扁担各 30g，水红花子 15g。便血加茜草根 30g；便秘加土大黄 15g，望江南 30g；腹胀加莪术 9g。水煎服，每日 1 剂。(上海徐汇区天平地段医院方)

3. 肛门癌 猪殃殃 45g，半枝莲、银花藤各 30g，白花蛇舌草 60g，蛇果草 24g。水煎服。(《医学卫生普及全书》)

4. 肺癌 猪殃殃、石决明（先煎）、大蒜各 30g，十大功劳叶 15g，全蝎、僵蚕、钩藤各 9g。水煎服，每日 1 剂。[上海中医药杂志，1979，(3)]

5. 膀胱癌 猪殃殃、鲜龙葵、大蓟、小蓟、半边莲各 60g。煎汤代茶饮。另取斑叶兰生吃鲜全草，每日 6 株。(《浙江中医肿瘤研讨会资料选编》)

6. 白血病 ①猪殃殃 45g，银花藤、半枝莲、龙葵、丹参、枸杞子根各 30g，马蹄金、黄精各 15g。水煎服。(《医学卫生普及全书》) ②猪殃殃、半枝莲、蛇六谷、白花蛇舌草、大黄各 30g，马钱子 0.9g。每日 1 剂。(上海第一医学院中山医院内科血液病科方)

7. 恶性淋巴瘤 猪殃殃 60g，龙葵 120g，白花蛇舌草 250g。水煎服。(《肿瘤的防治》)

土黄连 (《滇南本草》)

为小檗科植物九连小檗及同属多个品种的根。亦称三颗针。苦，寒。具有清热燥湿、泻火解毒功能。本品所含的小檗碱体外实验对艾氏腹水癌和淋巴瘤 NK/LY 细胞有一定抑制作用，尚能抑制 S180 细胞的 DNA、RNA、蛋白质、脂类合成；小檗胺对大鼠瓦克癌 W256 有显著的抑制作用。此外，并有升白细胞、抗菌、松弛肌肉、降压、利胆等作用。

【用法用量】 内服：煎汤，10～30g。外用：适量，研末调敷。

【治癌效验】 临床常用治肺癌、肠癌、肝癌、白血病等癌瘤中属湿热内蕴、火毒壅结者。

1. 肺癌　土黄连、鱼腥草、蒲公英各 15g，北沙参、茯苓各 12g，地骨皮、金银花、怀山药、白术各 10g，甘草 3g。水煎服。(《抗癌植物药及其验方》)

2. 肝癌　土黄连、半枝莲、太子参各 15g，半边莲 18g，积雪草、茯苓各 12g，郁金、车前子、黄芪、生晒参各 10g。水煎服。(《抗癌植物药及其验方》)

3. 肠癌、急性白血病等　土黄连、苦参、白头翁各 15g，重楼 25g，鬼箭羽、野菊花、白英各 30g。水煎服。(《肿瘤临证备要》)

苣荬菜 (《中药志》)

为菊科苣荬菜的全草。苦，寒。具有清热解毒、利湿、止咳功能。应用美蓝脱色的方法在试管内测定白血病患者血细胞脱氢酶的活性，发现苣荬菜水煎浓缩乙醇提取液对急性淋巴细胞性白血病、急性及慢性粒细胞性白血病患者血细胞脱氢酶都有明显抑制作用。

【用法用量】 内服：煎汤，15～30g。外用：适量，煎水熏洗。

【治癌效验】 常用治白血病、宫颈癌、直肠癌、肛门癌、肠癌、食管癌等癌瘤中属热毒、湿浊内结者。

1. 白血病　苣荬菜、黄芪、鳖甲、龟甲、熟地黄各 15g，急性子、赤芍各 9g，红花、三棱、莪术各 6g。水煎服。(《抗癌植物药

及其验方》）

2. 宫颈癌　苣荬菜、土茯苓各 30g，香茶菜、墓头回各 15g，海螵蛸、蜀羊泉、生薏苡仁各 24g，黑木耳、茜草根各 9g。水煎服，每日 1 剂。（《肿瘤要略》）

3. 直肠癌、肛门癌　①苣荬菜、白花蛇舌草、白英、龙葵、半枝莲、忍冬藤各 30g，红藤、蒲公英、槐角、地榆各 15g。水煎服，每日 1 剂。（《抗癌植物药及其验方》）②鲜苣荬菜 60g，煎汤熏洗患处。（《河北中药手册》）

4. 食管癌　苣荬菜、山豆根、夏枯草、白鲜皮各 120g，黄药子、拳参各 60g。共研细末，炼蜜为丸，每丸 6g，每服 1～2 丸，温开水送服，每日 2 次。（《抗癌植物药及其验方》）

金边兔耳 （《本草纲目拾遗》）

为菊科植物杏香兔儿风的全草。亦称杏香兔耳风、兔耳风。甘、苦，寒。具有清热解毒、凉血止血、利水除湿功能。本品有抗白血病细胞生长的作用。此外，对金黄色葡萄球菌有明显抑制作用。

【用法用量】内服：煎汤，10～15g。外用：适量，捣敷。

【治癌效验】临床常用治肺癌、白血病、恶性淋巴瘤等癌瘤中属血热毒盛、水湿积聚者。

1. 肺癌　①兔耳风、蜀羊泉各 30g，蛇莓、山海螺、鱼腥草各 15g。水煎服。（《抗癌植物药及其验方》）②杏香兔耳风 90g，水煎代茶，时时饮之。（《辨证施治》）

2. 白血病　兔耳风、野百合各 15g，水煎送服猪脾粉 9g。另用兔耳风鲜品捣烂外敷肝、脾肿大处。（《抗癌植物药及其验方》）

3. 恶性淋巴瘤　鲜杏香兔耳风根 70g，鲜土茯苓、生地榆各 60g，土牛膝 15g，全当归、威灵仙各 12g，有便秘者加大黄 9～12g。水煎 2 次，早、晚分服，每日 1 剂。[浙江中医杂志，1986，(11)]

千里光 (《本草图经》)

为菊科植物千里光或峨嵋千里光的全草。亦称九里明、九里光。苦，寒。具有清热解毒、清肝明目、杀虫止痒功能。峨嵋千里光生物碱 A 对瓦克癌 W256、肉瘤 S180、白血病 615、宫颈癌 U14 及艾氏腹水癌均有抑制效果；千里光灵碱对小鼠肝癌、大鼠肉瘤-45、大鼠肌注型瓦克癌均有抑制作用。此外，本品尚有抗菌、抑制钩端螺旋体及阴道滴虫、收缩子宫、强心、解痉、镇痛等作用。

【用法用量】 内服：煎汤，15～25g，或鲜品 50g。外用：适量，煎水洗、捣敷或熬膏涂。

【治癌效验】 临床常用治眼睑腺癌、鼻咽癌、喉癌、肺癌、食管癌、结肠癌、膀胱癌等癌瘤中属热毒壅结者。

1. 眼睑腺癌　九里光、决明子、薏苡仁各 30g，夏枯草 16g，墨旱莲 10g，黄芩、半夏、辛夷、羊蹄根各 15g。水煎服。(《云南抗癌中草药》)

2. 鼻咽癌　九里光、鱼腥草、通关散各 30g，辛夷、苍耳、夏枯草、桔梗、马鞭草、蔓荆子、六方藤各 15g。水煎服。(《云南抗癌中草药》)

3. 喉癌　九里光、通关散、重楼、鱼腥草、萆薢 30g，虎掌草、辛夷、墨旱莲各 15g，六方藤 10g。水煎服。(《云南抗癌中草药》)

4. 肺癌　①九里光、通关散、薏苡仁、枇杷叶、白花蛇舌草、对节巴各 30g，牛蒡子 15g。水煎服。(《云南抗癌中草药》) ②千里光、蒲公英各 30g，白花蛇舌草、叶下珠各 15g。水煎服，每日 1 剂。(《浙江永嘉县民间方》)。

土贝母 (《本草从新》)

为葫芦科植物假贝母的块茎。苦，凉。具有清热解毒、消肿散结功能。主要抗癌成分为土贝母结晶 D。土贝母正丁醇提取液、上提取液真空浓缩后的沉淀物及上沉淀物中分离出的土贝母结晶 D 对小鼠肉瘤 S180 均有抑制活性。土贝母结晶 D 对小鼠肝癌 H22 有抑制效果；土贝母结晶 D 不造成白细胞减少，反而有升高白细胞作用；土贝母注射液能降低甲基胆蒽的宫颈癌诱发率。

【用法用量】内服：煎汤，15～30g；或入丸、散。外用：适量，研末调敷或熬膏摊贴。

【治癌效验】临床常用治鼻咽癌、食管癌、肠癌、乳腺癌、甲状腺癌、恶性淋巴瘤、软腭乳头状瘤等癌瘤中属热毒郁结者。

1. 鼻咽癌　土贝母、山豆根、山慈菇、白花蛇舌草、半枝莲各 20g，重楼、木芙蓉、薜荔果各 10g，龙葵 30g。水煎，内服，每日 1 剂。另以山豆根 10g 研细粉加冰片 1g，外敷局部。[浙江中医学院学报，1982（增刊）]

2. 食管癌　土贝母、白术、茯苓各 15g，砂仁、郁金、甘草各 3g，蜈蚣、全蝎各 9g，香附、乌梢蛇各 12g，沙参、丹参各 30g。水煎服。(《抗癌植物药及其验方》)

3. 乳腺癌　土贝母 15g，熟地黄 30g，肉桂、生甘草各 3g，麻黄、姜炭各 2g，鹿角胶 9g，白芥子 6g。水煎服，每日 1 剂。(《叶氏经验方》)

4. 恶性淋巴瘤　土贝母研细，陈米醋调和搽；或以土贝母、牛蒡子、全蝎各 15g，紫背天葵根、昆布、海藻各 30g，青皮、蝉蜕各 9g，炒穿山甲片 12g，酒炙蜈蚣 7 条，当归 60g。共为末，炼蜜为丸，每次以砂仁煎汤送服 9g。体虚者可加人参适量。(《本草纲目拾遗》)

5. 甲状腺癌　土贝母、重楼各 12g，金银花、紫草根、薏苡仁、山豆根、白英、丹参、鱼腥草、夏枯草各 30g，生黄芪 15g。水煎服，每日 1 剂，分 2 次服。同时可随汤药吞服六神丸每次 15 粒，每日 3 次。(《抗癌中草药制剂》)

香茶菜 (《宁夏中草药手册》)

为唇形科植物蓝萼香茶菜或日本香茶菜的全草。苦、凉。具有清热解毒、活血祛瘀功能。蓝萼香茶菜对艾氏腹水癌有抑制活性，对食管癌细胞株有明显的细胞毒作用；日本香茶菜乙醇提取物及热水提取物对小鼠肉瘤 S180 均有抑制效果；延命草素能延长小鼠接种艾氏腹水癌后的生命；二乙基延命草素效力更强；并有抗突变的活性。此外，本品尚有抑菌，抑制心脏，引起麻醉犬的呼吸兴奋、血压上升、松弛平滑肌等作用。

【用法用量】内服：煎汤，15～30g。外用：适量，捣敷。

【治癌效验】常用治食管癌、胃癌、乳腺癌等癌瘤中属热毒内盛、瘀血阻滞者。

1. 食管癌、胃癌 ①新鲜全草 90～120g，水煎代茶顿服。②全草 5kg，加 3 倍量水，煮沸 1h 过滤，药渣再加 2 倍量水，再煮沸 1h，合并两次过滤液，浓缩至 3000ml，1ml 含 5g 生药，每日 3 次，每次 10ml。[医学研究通讯，1974，（5）]

2. 乳腺癌 香茶菜、白英、蒲公英各 30g，鹿衔草、凤尾草各 15g。水煎服，每日 1 剂。（《中医外科》）

通关散 （《云南中草药选》）

为萝摩科植物通关藤的藤、根或叶。亦称乌骨藤。苦，凉。具有清热解毒、止咳平喘功能。乌骨藤溶液对肿瘤细胞有明显的抑制作用；以通关散生药 60g/（kg·d）给药，对小白鼠宫颈癌 U14、小白鼠肉瘤 S180 及小白鼠淋巴肉瘤 1 号均有抑制作用。此外，尚有提高机体免疫功能、保肝、利尿、抗组胺、降压、抗菌及恢复肿瘤病人放化疗后白细胞下降等作用。

【用法用量】内服：煎汤，15～30g。外用：适量，捣敷。

【治癌效验】临床常用治消化系统癌症、肺癌、骨癌、鼻咽癌、喉癌、宫颈癌、乳腺癌、白血病、恶性淋巴瘤等癌瘤中属热毒内盛者。

1. 胃癌、肝癌 乌骨藤 60g，虎杖 45g，陈皮、枳壳、海藻、昆布各 15g。水煎服，每日 1 剂。（武汉部队总医院方）

2. 肺癌、骨癌等 ①乌骨藤 30g，白胡椒 10 粒。水煎，分2～

3次服。(《抗癌植物药及其验方》) ②通关散、枇杷叶、鱼腥草、猪苓、薏苡仁、白花蛇舌草各30g。每日1剂，水煎服。(《抗肿瘤中药的治癌效验》)

　　3. 各种癌症　①乌骨藤1000g，金不换1000g，胡椒300g。炼蜜为丸，每丸重5g，口服，每次1丸，每日3次，饭后温水送下。(《实用抗癌验方》) ②乌骨藤、半枝莲各50g，黄药子、蒲公英各15g，经提取制成100ml口服液。口服，每次50ml，每日2次。(《抗癌中草药制剂》)